长沙市妇幼保健院护士专科培训丛书

丛书主编　方玉琦

陈玮璐　魏　静　主编

妇科专科护士培训教程

学苑出版社

图书在版编目（CIP）数据

妇科专科护士培训教程 / 陈玮璐，魏静主编 .
北京 : 学苑出版社，2024. 10. -- ISBN 978-7-5077-7054-4

Ⅰ．R473.71
中国国家版本馆 CIP 数据核字第 2024CE8935 号

出 版 人：洪文雄
责任编辑：黄小龙
出版发行：学苑出版社
社　　址：北京市丰台区南方庄 2 号院 1 号楼
邮政编码：100079
网　　址：www.book001.com
电子邮箱：xueyuanpress@163.com
联系电话：010-67601101（营销部）、010-67603091（总编室）
印 刷 厂：北京虎彩文化传播有限公司
开本尺寸：710 mm×1000 mm 1/16
印　　张：25.125
字　　数：310 千字
版　　次：2024 年 10 月第 1 版
印　　次：2024 年 10 月第 1 次印刷
定　　价：68.00 元

本书编写人员

○ 主 编
陈玮璐　魏　静

○ 副主编
邹丽君　瞿　俊　罗月湘　邱　敏
黄　丹　颜妮娜　肖　佩

○ 编 委
（以姓氏笔画为序）

尹　转　吕白银　向秋红　刘玉洁　刘亦维
孙书芹　杨　佳　杨湘君　杨碧云　何　彬
张　乐　陈常娥　柳红艳　姜芳芳　夏　菁
唐文君　黄宁君　黄　芳　章　灿　喻艺梅
舒　琴　熊丽芳

前　言

近年来，妇科医学技术飞速发展，护理服务模式明显转变，妇科护理知识与要求也应随之相应地提高和完善。为了促进广大妇科护理人员在临床工作中更好地认识、了解妇科疾病，普及和更新妇科的临床及护理知识，不断提升妇科专科护理人员的整体素质、服务能力与水平，我们组织编写了这本书。本书全面、系统地介绍了常见妇科疾病护理、妇科常见操作技术、妇科中医护理及加速康复、妇科应急预案，将专科护理的理论与实践相结合，突出了实用性。在内容上注意收集新理论、新技术、新进展，反映出专科护理的先进性。强调尊重患者生理、心理、社会、文化、精神等多方面的需求，为其提供最佳的整体护理方案。

本书的编写得到了相关单位领导、专家的大力支持，在此，表示衷心的感谢！对各位老师一丝不苟、精益求精的精神表示深深的敬意！

本书可能存在不足之处，热忱欢迎广大读者提出自己的想法和观点，我们将认真听取、吸收，不断改进提高，为本领域的发展提供助力。

编者

2024 年 6 月

目 录

绪 论 ·· 001

第一篇 常见妇科疾病护理

第一章 女性生殖系统炎症的护理 ·································· 011
- 第一节 非特异性外阴炎 ··· 011
- 第二节 前庭大腺炎症 ·· 013
- 第三节 阴道炎症 ·· 015
- 第四节 子宫颈炎 ·· 019
- 第五节 盆腔炎 ··· 021

第二章 女性生殖器官发育异常的护理 ····························· 025
- 第一节 女性生殖系统的构成 ······································· 025
- 第二节 常见的女性生殖器官发育异常 ·························· 026
- 第三节 女性性发育异常 ··· 030

第三章 子宫内膜异位症与子宫腺肌病的护理 ··················· 031
- 第一节 子宫内膜异位症 ··· 031
- 第二节 子宫腺肌病 ··· 035

第四章 盆底功能障碍性疾病的康复 ········ 037

- 第一节 女性盆底组织解剖及功能 ········ 037
- 第二节 盆底功能康复概述 ········ 039
- 第三节 盆底障碍性疾病常用诊疗方法 ········ 042
- 第四节 盆底障碍性疾病患者的康复护理 ········ 045
- 第五节 盆底肌肉康复的个体化护理 ········ 060

第五章 外阴肿瘤的护理 ········ 063

- 第一节 外阴良性肿瘤 ········ 063
- 第二节 外阴鳞状上皮内病变 ········ 064
- 第三节 外阴恶性肿瘤 ········ 065

第六章 子宫颈肿瘤的护理 ········ 068

- 第一节 子宫颈鳞状上皮内病变 ········ 068
- 第二节 子宫颈癌 ········ 069

第七章 子宫肿瘤的护理 ········ 072

- 第一节 子宫肌瘤 ········ 072
- 第二节 子宫肉瘤 ········ 074
- 第三节 子宫内膜癌 ········ 075

第八章 卵巢肿瘤、输卵管肿瘤及原发性腹膜癌的护理 ······ 078

- 第一节 卵巢肿瘤概述 ········ 078
- 第二节 卵巢上皮性与非上皮性肿瘤 ········ 080
- 第三节 卵巢转移性肿瘤 ········ 082

第九章 妊娠滋养细胞疾病的护理 ········ 086

- 第一节 葡萄胎 ········ 086
- 第二节 妊娠滋养细胞肿瘤 ········ 088

第三节　胎盘部位滋养细胞肿瘤 ………………………………… 091

第十章　妇科肿瘤非手术治疗及护理 ………………………… 093
第一节　妇科化疗患者的护理 …………………………………… 093
第二节　妇科放疗患者的护理 …………………………………… 109

第十一章　生殖内分泌疾病的护理 ……………………………… 115
第一节　异常子宫出血 …………………………………………… 115
第二节　闭经 ……………………………………………………… 118
第三节　痛经 ……………………………………………………… 119
第四节　多囊卵巢综合征 ………………………………………… 121
第五节　经前期综合征 …………………………………………… 122
第六节　绝经综合征 ……………………………………………… 124
第七节　高催乳素血症 …………………………………………… 127
第八节　早发性卵巢功能不全 …………………………………… 128

第十二章　妇科急症的护理 ……………………………………… 130
第一节　异位妊娠 ………………………………………………… 130
第二节　卵巢黄体破裂 …………………………………………… 132
第三节　卵巢囊肿蒂扭转 ………………………………………… 135
第四节　先兆流产 ………………………………………………… 137
第五节　妊娠剧吐 ………………………………………………… 140
第六节　瘢痕妊娠清宫术后大出血 ……………………………… 142

第十三章　妇女保健与避孕 ……………………………………… 145
第一节　妇女各阶段保健 ………………………………………… 145
第二节　常见避孕与绝育的方法 ………………………………… 152
第三节　流产后关爱（PAC）…………………………………… 175

第十四章　辅助生殖专科护理及伦理管理……………………… 192

第一节　夫精人工授精护理 …………………………… 192

第二节　附睾 / 睾丸穿刺取精术护理 ………………… 193

第三节　卵巢过度刺激综合征的护理 ………………… 194

第四节　体外受精和胚胎移植护理 …………………… 196

第五节　控制性超排卵护理 …………………………… 197

第六节　经阴道 B 超声引导下穿刺取卵护理 ………… 198

第七节　胚胎移植护理 ………………………………… 200

第八节　多胎妊娠减胎术护理 ………………………… 201

第二篇　妇科常见操作技术

第一章　妇科常见护理技术 ……………………………………… 205

第一节　会阴擦洗 / 抹洗 ……………………………… 205

第二节　阴道灌洗 / 冲洗 ……………………………… 207

第三节　阴道或宫颈上药 ……………………………… 209

第四节　会阴湿热敷 …………………………………… 212

第五节　坐浴 …………………………………………… 213

第六节　膀胱残余尿测定 ……………………………… 215

第七节　间歇导尿 ……………………………………… 216

第二章　妇科患者管路操作技术 ………………………………… 220

第一节　妇科患者输入性管路操作技术 ……………… 220

第二节　妇科患者输出性管路操作技术 ……………… 236

第三节　妇科患者其他管路操作技术 ………………… 239

第三章　盆底康复操作技术 241

第一节　盆底肌肉训练 241
第二节　腹式呼吸训练 242
第三节　盆底电刺激 243
第四节　盆底生物反馈 246
第五节　盆底磁刺激 247
第六节　盆底肌肉康复器 249
第七节　WAFF 运动康复 250

第三篇　妇科中医护理及加速康复

第一章　月经病的中医护理 255

第一节　月经不调的中医护理 255
第二节　痛经的中医护理 264
第三节　行经前后诸证的中医护理 269
第四节　绝经前后诸证的中医护理 273

第二章　带下病的中医护理 277

第一节　带下过多的中医护理 277
第二节　带下过少的中医护理 282

第三章　妊娠病的中医护理 286

第一节　恶阻的中医护理 286
第二节　胎漏、胎动不安的中医护理 290

第四章　妇科杂病的中医护理 294

第一节　不孕症的中医护理 294
第二节　盆腔炎的中医护理 299

第三节　癥瘕的中医护理 …………………………………… 305

第五章　妇女中医保健 …………………………………… 310
第一节　月经期中医保健 …………………………………… 310
第二节　围绝经期中医保健 ………………………………… 316

第六章　加速康复外科理念在妇科临床的应用 …………… 321
第一节　加速康复外科理念概述 …………………………… 321
第二节　加速康复外科理念在妇科的应用 ………………… 322

第四篇　妇科应急预案

第一章　妇科化疗药物应急预案 …………………………… 335
第一节　化疗药物外渗应急预案 …………………………… 335
第二节　配制化疗药物外溢应急预案 ……………………… 337
第三节　紫杉醇过敏性应急预案 …………………………… 339

第二章　妇科急重症应急预案 ……………………………… 342
第一节　人流综合征应急预案 ……………………………… 342
第二节　失血性休克应急预案 ……………………………… 343
第三节　急腹症应急预案 …………………………………… 344
第四节　羊水栓塞应急预案 ………………………………… 345

第三章　妇科其他类型应急预案 …………………………… 348
第一节　导管脱落应急预案 ………………………………… 348
第二节　晕针/晕血应急预案 ……………………………… 350
第三节　雷火灸烫伤应急预案 ……………………………… 351
第四节　电灼伤应急预案 …………………………………… 352

附 录 ... 355

- 一例外阴恶性肿瘤合并重度贫血的案例分享及循证 ... 357
- 一例子宫脱垂合并高血压及慢性支气管炎的案例分享及循证 ... 364
- 一例复合妊娠的案例分享及循证 ... 368
- 一例围绝经期综合征及骨质疏松的案例分享及循证 ... 372
- 一例OAB患者康复的案例分享及循证 ... 378
- 一例不孕症合并高催乳素血症的案例分享及循证 ... 383

参考文献 ... 387

绪 论

一、妇科专科护理的概述

（一）定义与重要性

妇科专科护理是指针对女性生殖系统的疾病和健康问题，提供专业、全面的护理服务。随着女性健康意识的提高，妇科专科护理在保障女性健康、提高生活质量方面发挥着越来越重要的作用。

（二）主要特点

妇科专科护理的对象主要是处在各个生理时期的女性，包括青春期、育龄期、围绝经期和老年期的女性。由于妇科疾病的特殊性，护理过程中常需接触患者的隐私部位。在进行护理操作时，护理人员务必做好解释工作，用温和的语言向患者说明操作的目的、方法和注意事项，同时给予患者有效的遮挡，以保护她们的隐私。这不仅是医疗伦理的要求，也是对患者尊严的尊重。除了身体上的护理，心理护理在妇科护理中同样重要。护理人员应根据患者的情况提供个性化的护理措施，如通过倾听、安慰、鼓励等方式，帮助患者缓解紧张情绪，增强治疗信心。同时，护理人员还应尊重患者的知情权和选择权，确保患者在治疗过程中享有充分的自主权和决策权。最后，妇科护理人员应协助患者建立起有效的社会心理支持。这包括与家人、朋友和社区的联系,以及寻求专业心理咨询等。通过多方面的支持,患者可以更好地应对疾病带来的挑战,提高生活质量。

(三)妇科护理模式的新发展

随着医学技术的持续进步,妇科护理模式也在不断创新和完善。现代的妇科护理工作,不仅关注患者的身体状况,还应高度重视环境、心理、物理等多因素对疾病康复的综合影响。强调以患者为中心,尊重患者生理、心理、社会、文化、精神等多方面的需求,为患者提供全面、细致、个性化的整体护理方案。

在护理实践过程中,应坚持以扎实的理论知识为基础,结合循证护理的原则,运用当前最佳的科学证据,为患者量身定制最合适的护理计划。同时,还应不断提升自身的实践技能,深化妇科护理服务的内涵,以满足患者日益增长的健康需求。

中共中央、国务院印发的《"健康中国 2030"规划纲要》和健康中国行动推进委员会发布的《健康中国行动(2019—2030年)》均明确指出,妇女健康是国家和社会发展的重要基石。因此,在《中国妇女发展纲要(2021—2030年)》中,特别强调了妇女全生命周期享有高质量卫生健康服务的重要性。从延长妇女人均期望寿命、提高妇女生殖健康水平、关注妇女心理健康、提升妇女健康素养水平等方面,提出了具体的目标和策略措施。

为响应这一号召,我们必须将妇科护理工作的重点放在对患者全生命周期的照护上。通过提供连续性的健康管理,加强对妇女疾病的健康教育与保健,以及做好防控工作,及时发现并治疗妇科常见疾病。我们的目标是为妇女创造一个健康、安全、舒适的治疗环境,为实现妇女全生命周期的照护提供坚实保障。

二、妇科专科护理的发展

妇科专科护理的发展是一个长期且不断深化的过程，它随着医学科技的进步和社会对女性健康需求的提升而不断发展。以下是关于妇科专科护理发展的六个关键方面：

第一，历史发展：妇科护理起源于产科护理，其历史可以追溯到古埃及和古希腊时期。古代医学文献，如《黄帝内经》等，就有关于女性生理和妇科疾病的记载。随着医学的发展，妇产科护理学逐渐发展成为医学领域中的一门独立学科。

第二，专业化培训：妇产科护士的专业化培训是确保提供高质量护理服务的关键。护士需要接受严格的培训，包括理论知识和实践技能，以确保能够应对各种复杂的妇科病例。

第三，护理内容扩展：妇产科护理的内容从最初的妊娠、分娩和产后护理，逐渐扩展到包括妇科炎症、恶性肿瘤、孕产期疾病等在内的全面护理服务。护理内容还包括了心理健康、营养指导、健康教育等多个方面。

第四，护理理念的转变：以女性健康为整体性护理的理念逐渐被人们接受，护理模式从传统的"医生—护士—患者"模式转变为"以患者为中心"的整体化、全方位护理。妇科护理注重个体化护理，强调身心并护，同时注重与家庭、社会的互动。

第五，信息化技术应用：随着信息技术的发展，妇科护理也开始应用信息化技术，如电子病历、移动护理、远程医疗等，提高了护理的信息化水平。信息化技术还使得患者信息、护理记录、医疗资源的共享和管理更加便捷和高效。

第六，互联网＋医疗：互联网与医疗行业的融合为妇科护理带来了新的发展机遇，如线上预约、远程诊疗、健康管理等线上服务为患者提供了更加便捷、高效的服务。

综上所述，妇科专科护理的发展是一个不断深化的过程，它随着医学科技的进步和社会需求的提升而不断发展。未来，随着医疗技术的不断创新和患者需求的不断变化，妇科专科护理将继续迎来新的发展机遇和挑战。

三、妇科护理临床实践思维

（一）临床思维的概念

临床思维就是医务人员运用医学、自然科学、人文社会科学和行为科学的知识，以患者为中心，通过充分的沟通和交流，进行病史采集、体格检查和必要的实验室检查，得到全面、详细的第一手资料，结合可利用的最佳证据和信息，结合患者的家庭和人文背景，根据患者的症状等多方面信息进行评判性的分析、综合、类比、判断和鉴别诊断，形成诊断、治疗、康复和预防的个性化方案，并予以执行和修正。

（二）临床思维的特点

1. 相互性。医务人员是认识和行动的主体，在临床思维中起主导作用，由于患者是具有主观能动性的人，其对病痛的感受和叙述等，对医务人员形成诊断具有一定作用。在治疗中患者不仅是一个被医务人员治疗、照护的对象，而且也参与治疗、照护自己。医务人员提出的治疗、照护方案，需要患者的合作才能付诸实施。因此，医务人员既要注意研究疾病的客观表现，又需注意对患者主观能动性的调动和正确引导。

2. 个体性。临床医学的服务对象是具体的患病的个人，疾病固然有共同的特征和规律，但它在每个患者身上的表现会有所不同，因此在研究具体患者时，切不可完全照搬书本理论，犯教条主义的错误。强调临床思维的个体性，不是否认疾病的共性规律，而是强调从患者个体的实际出发来认识一般规律的特殊表现，通过个体的研究来验证、应用，以丰富、发展一般性的理论。

3. 紧迫性。疾病的发展是一个逐步暴露其特点的自然历程，医务人员必须在较短的时间内做出决断，而不可能无时间限制地等待这一自然历程充分展开。尽管临床检查手段多样，医务人员也不可能对每个患者遍行各种检查，因此只能在很不完善、不太完善或接近完善的基础上做出判断和决策。

4. 动态性。临床思维的认识对象是不断发展变化着的疾病和个体，这就要求医务人员的认识必须具有动态性。诊断出来后要不断验证，随着病程的发展进行修正。治疗开始后要不断观察患者的反应，及时调整方案，加速患者的痊愈和康复。如果医务人员的思维停滞、僵化，则常导致误诊、误治。因此，临床思维不是一次性完成的，而是一个反复观察、反复思考、反复验证的动态过程。

5. 盖然性。由于认识对象复杂多变和时间性强，使得临床思维的推理过程中含有较多的不确定成分。从某种意义上说，临床诊断都是假说，而治疗都有一定的试验性。以类比推理来提出拟诊、根据归纳推理来判明疗效等逻辑本身就有或然性，加之患者的个体特异性、资料的不完备性、缺乏特征性强的诊断根据、医务人员本身的知识经验不足或思维方法不当等，都是导致临床思维具有盖然性的原因。明确临床思维的盖然性，不是对医学和临床思维的贬低或采取虚无主义、相对主义的态度，而是按照其本来的面目来认识它。认识临床思维的盖然性，有利于医务人员自觉地培养谦虚、谨慎、实事求是的工作作风，从而使临床思维建立在更科学、更可靠、更有效的基础之上。

6. 统一性。临床思维既是逻辑思维过程，又包含非逻辑因素。临床思维的非逻辑因素表现在两个方面：一是医务人员作为思维的主体，除了逻辑推理外，可能还有"直觉""个体经验"等非逻辑成分；二是作为医疗对象的患者，具有社会心理性。医务人员、患者、家属等相关人员的感情因素和价值因素，都有可能影响到医务人员的认识和判断。因此，不能仅在生物学模式的范围内考虑临床思维，还应在"生物—心理—社会"医学模式更广阔的范围内来研究临床思维。

7. 与其他科学研究相比，临床思维具有周期短、重复多、正误揭晓快的特点。医务人员在临床诊断过程中需优先考虑常见病、多发病，并在整体联系和动态观察中深入认识疾病，在较短的时间内，多次重复从感性具体通过抽象到达思维具体这一不断深化认识的过程，并有机会反复检验自己的主观认识是否同客观实际相符，这对于提高自身的临床思维能力是一个很有利的条件，医务人员应当自觉地加以利用。

（三）临床思维的培养

科学的临床思维方法实质上就是辩证思维在临床工作中的运用，其首要原则是观察的客观性，在此前提下用全面的、联系的、发展的观点去认识疾病，进而做出正确的诊断，提出合理的治疗方案。具体来说，应把握以下四点，即思维的客观性、系统性、实践性和创造性。

1. 客观性。医务人员应当坚持实事求是，全面、客观收集并掌握患者的资料，包括生理、心理、社会、精神、文化等多方面信息，准确地记录观察结果。违背客观真实性的临床资料会误导医务人员的推理和判断，产生错误决策。推理判断的决策过程，不仅要依据学科制定的诊断标准和推荐的治疗方案，还要参考疾病自然发展过程，致病因子的生物学特性以及患者对药物的反应等。

2. 系统性。系统性是临床思维的显著特征，它要求医务人员遵循系统的原则去思考和分析问题，以便对问题的认识更客观、更全面、更准确。

思维的系统性主要包括思维的整体性、层次性、相关性等。其中最主要的就是思维的整体性。从患者的整体考虑问题，全面分析患者的病情资料，同时还要考虑生理疾病和心理状态的关系，更要考虑患者的身心疾病与其所在社会环境之间的关系，在整体中掌握正确决策。

3. 实践性。对于医务人员来说，就是强调临床思维从接触患者开始，在充分了解患者的基础上进行临床思维，然后将思维的产物付诸临床实践，再用临床实践的结果验证临床思维，如此循环往复。把握思维的实践性要注意克服两种倾向：一是轻视通过系统问诊和查体获取第一手资料；二是忽视进行临床思维后的验证和修正。

4. 创造性。创造性是临床思维的制高点，是否善于进行创造性思维是衡量医务人员水平高低的重要标志。科学的临床思维方法是一种理性思维，是在辩证唯物主义指导下的思维。掌握科学的临床思维方法，既是一个理论问题，更是一个实践问题，科学的临床思维方法不是人们头脑中固有的，而是深深根植于实践的沃土之中。作为医务人员要不唯书、不迷信权威，克服思考的惰性，客观、综合、系统地考虑病情资料，提出诊断假设，同时对病情发展具有预见性，以持续验证或修正假设。

第一篇　常见妇科疾病护理

第一章

女性生殖系统炎症的护理

第一节 非特异性外阴炎

非特异性外阴炎（non-specific vulvitis）是指由物理、化学等非病原体因素所致的外阴部皮肤或黏膜炎症。

一、临床表现

常表现为外阴皮肤黏膜瘙痒、疼痛、灼热感，于活动、性交、排尿及排便时加重。急性炎症期检查可见外阴充血、肿胀、糜烂，常有抓痕，严重者可形成湿疹或溃疡，慢性炎症时可见外阴皮肤粗糙增厚、皲裂甚至苔藓样变。

二、护理评估

1. 健康史：注意了解有无诱发因素，有无白带增多，有无粪便刺激皮肤；了解病程，包括疾病史、分娩史、手术史、治疗、用药情况及效果等。

2. 身体评估：有无外阴皮肤黏膜瘙痒、疼痛、烧灼感，是否在排尿、排便、性交时加重。查体有无发现局部充血、肿胀、有无抓痕甚至溃疡；有无局部皮肤增厚、粗糙、皲裂及苔藓样病变。

3. 心理社会评估：了解患者对症状的反应，有无烦躁、不安等心理。了解患者及家属对疾病的看法，有无社交障碍及对疾病的担忧。

三、护理诊断及合作性问题

1. 组织完整性受损：与外阴瘙痒有关。

2. 舒适度的改变：与外阴肿胀、灼痛及瘙痒有关。

3. 知识缺乏：与缺乏预防阴道炎相关知识有关。

四、护理目标

1. 患者受损的皮肤黏膜受到保护。

2. 患者自诉舒适感增强。

五、护理措施

1. 一般护理：保持外阴皮肤的清洁干燥；嘱患者不要搔抓皮肤，避免破溃或合并细菌感染。急性期应注意休息，禁止性生活。

2. 医护治疗配合：可用 0.1% 聚维酮碘液或 1∶5000 高锰酸钾或是中药水坐浴，每次 15～30 分钟，每日 2 次。高锰酸钾结晶颗粒要充分溶化，避免灼伤。局部坐浴时注意溶液浓度、温度及坐浴时间，月经期禁止坐浴。

3. 心理护理：尊重体贴患者，鼓励患者诉说心中感受，消除患者错误的疾病认识，鼓励其积极规范接受治疗。

4. 健康教育：养成良好的个人卫生习惯，每天清洗外阴、更换内裤，尤其是月经期、产褥期等特殊时期。内裤要及时清洗并在日光下晒干、避免悬挂于潮湿处，不穿化纤内裤和紧身衣，着棉织内衣裤，勿用刺激性肥皂。

六、护理评价

1. 患者受损的外阴皮肤经治疗愈合。
2. 患者睡眠良好,生活正常。

第二节　前庭大腺炎症

前庭大腺位于两侧大阴唇下 1/3 深部,其直径为 0.5～1cm,腺体开口于小阴唇与处女膜之间,主要在性兴奋时分泌黏液。前庭大腺炎症包括前庭大腺炎、前庭大腺脓肿和前庭大腺囊肿。多见于生育期妇女,主要病原体为葡萄球菌、链球菌、大肠埃希菌、肠球菌等,随着性传播疾病发病率的增加,淋病奈瑟菌及沙眼衣原体也成为常见病原体。

一、临床表现

1. 症状:起病急,多为一侧。急性期表现为大阴唇下 1/3 处疼痛、肿胀,严重时走路受限,可伴有发热、周身不适、乏力等。在慢性期囊肿小时患者常无自觉症状;囊肿大时,患者可有性交不适或外阴坠胀感。

2. 体征:检查局部可见皮肤红肿、发热、压痛明显。偶见腹股沟淋巴结肿大。当脓肿形成时触之有波动感,脓肿直径可达 3～6cm。脓肿可自行破溃,引流良好者,炎症消退而自愈;如引流不畅,炎症持续不退或反复发作。

二、护理评估

1. 健康史:有无不良卫生习惯,既往有无患前庭大腺炎或外阴阴道炎等病史,既往婚育史、月经史。
2. 身体评估:有无局部肿胀、疼痛、灼热感、行走不便,是否伴有发热、周身不适、乏力等，有无性交不适或外阴坠胀感。查体有无发现局部红肿、压痛及腹股沟淋巴结肿大，有无脓肿或囊肿形成。

3. 心理社会评估：有无因炎症反复发作影响生活，家人的支持程度，患者及家属对该疾病的认识及应对情况。

三、护理诊断及合作性问题

1. 组织完整性受损：与手术或脓肿自行破溃有关。

2. 疼痛：与局部炎性刺激有关。

3. 焦虑：与担心复发有关。

四、护理目标

1. 患者皮肤完整性受保护。

2. 患者自诉疼痛减轻或消失。

五、护理措施

1. 一般护理：急性期卧床休息；加强营养，给予高热量、高蛋白、高维生素及易消化的饮食。

2. 医护治疗配合：切开引流术和造口术后局部放置引流条，应每日更换，指导患者取合适卧位使引流口处于低处；用氯己定（洗必泰）或碘伏溶液擦洗外阴，每日2次；伤口愈合后可用呋喃西林溶液坐浴，每日2次。遵医嘱应用抗生素，必要时给予镇痛药。

3. 心理护理：对待患者耐心细致，讲解病情相关知识，解除思想顾虑。

4. 健康教育：注意外阴部的日常清洁卫生；月经期、产褥期禁止性交，月经期使用消毒卫生巾预防感染。注意休息及个人卫生，如有异常及时就诊。

六、护理评价

1. 患者不适感消失。
2. 体温维持在正常范围。

第三节　阴道炎症

阴道炎症根据病原体的不同可分为滴虫性阴道炎、外阴阴道假丝酵母菌病（vulvovaginal candidiasis，VVC）、细菌性阴道炎、萎缩性阴道炎、婴幼儿外阴阴道炎。阴道微生态系统遭到破坏是导致阴道炎症的重要因素。

一、临床表现

1. 滴虫性阴道炎

（1）症状：滴虫阴道炎的典型症状是阴道分泌物增加及外阴瘙痒，分泌物量多，呈稀薄泡沫状，如有其他细菌混合感染白带可呈黄绿色、血性、脓性且有臭味，瘙痒部位在阴道口和外阴，局部灼热、疼痛、性交痛，如有尿道口感染可有尿频、尿痛甚至血尿。阴道毛滴虫能吞噬精子并能阻碍乳酸生成，影响精子在阴道内存活造成不孕。少数滴虫感染者无症状称带虫者。

（2）体征：检查时可见阴道黏膜充血，严重时有散在的出血点。有时可见后穹窿有呈黄绿色或脓性液性泡沫状的分泌物。

2. 外阴阴道假丝酵母菌病

（1）症状：外阴、阴道瘙痒症状明显，阴道分泌物增多，严重者致坐立不宁，还可有排尿痛、外阴灼热感、性交痛，阴道分泌物为凝乳状白带或豆渣样白带。

（2）体征：小阴唇内侧、阴道黏膜红肿并附着白色块状物，容易剥离，擦除后糜烂及溃疡；外阴皮肤有抓痕。

（3）根据VVC临床评分标准（表1-1-1）可分为轻、中、重度VVC（评分<7分为轻、中度；评分≥7分重度VVC）。又可根据患者情况、是否反复发作及严重程度等分为单纯性VVC和复杂性VVC，后者占发病总数的10%～20%。单纯性VVC是指非孕期妇女发生的散发性、白假丝酵母菌所致的轻或中度VVC；复杂性VVC，包括非白假丝酵母菌所致的VVC、重度VVC、复发VVC、妊娠期VVC或其他特殊患者，如未控制的糖尿病患者、免疫低下者所患VVC。

表1-1-1 VVC临床评分标准

评分项目	0	1	2	3
瘙痒	无	偶有发作、可被忽略	能引起重视	持续发作、坐立不安
疼痛	无	轻	中	重
阴道黏膜充血、水肿	无	轻	中	重
外阴抓痕、皲裂、糜烂	无	/	/	有
分泌物量	无	较正常稍多	量多、无溢出	量多、有溢出
得分				

3.细菌性阴道炎

（1）症状：主要表现为以带有鱼腥臭味的稀薄阴道分泌物增多的混合感染，可伴有轻度外阴瘙痒或烧灼感。

（2）体征：分泌物呈灰白色，均匀一致，稀薄状，很容易将分泌物从阴道壁拭去。阴道黏膜无充血等炎症表现。

4.萎缩性阴道炎

（1）症状：外阴灼热不适、瘙痒，阴道分泌物稀薄，呈淡黄色，感染严重者阴道分泌物呈脓血性，或伴有性交痛。

（2）体征：阴道检查可见阴道皱襞消失、菲薄、萎缩。阴道黏膜出血，表面可有散在小出血点或点状出血斑，严重时可形成表浅溃疡，阴道弹性消失、狭窄，慢性炎症、溃疡还可引起阴道粘连，导致阴道闭锁。若分泌物引流不畅可形成阴道积脓甚至宫腔积液。

5. 婴幼儿外阴阴道炎

（1）症状：主要表现为阴道分泌物增多，呈脓性，患儿哭闹不安或用手搔抓外阴。部分患儿有尿频、尿急、因尿痛而不愿小便症状。

（2）体征：检查可见外阴、阴蒂、尿道口、阴道口黏膜充血、水肿，有时可见脓性分泌物自阴道口流出；严重者外阴表面可见溃疡，小阴唇可发生粘连。

二、护理评估

1. 健康史：了解既往阴道炎病史，白带增多、外阴瘙痒的时间，发作与月经周期的关系，治疗经过及效果；了解个人卫生习惯，分析感染途径；了解患者有无糖尿病，使用抗生素、雌激素的种类、时间，是否妊娠期。

2. 身体评估：了解患者阴道分泌物的量、性状、气味。检查了解阴道黏膜受损程度，有无糜烂、溃疡等。

3. 心理社会评估：了解是否有治疗效果不佳致反复发作造成的烦恼，有无盆腔检查的顾虑，配偶同时治疗有无障碍。

三、护理诊断及合作性问题

1. 组织完整性受损：与阴道炎症有关。

2. 舒适度改变：与外阴、阴道瘙痒，疼痛，分泌物增多有关。

3. 知识缺乏：缺乏预防滴虫阴道炎的知识。

4. 焦虑：与瘙痒、疼痛症状反复出现有关。

四、护理目标

1. 患者阴道分泌物转为正常性状,瘙痒、疼痛症状减轻。

2. 患者能积极参与治疗。

五、护理措施

1. 一般护理:指导患者自我护理,保持外阴清洁、干燥,避免搔抓外阴以免皮肤破损,每天更换内裤,清洗外阴,患者用物应煮沸消毒 5～10 分钟,保证治疗效果,避免交叉感染。

2. 医护治疗配合:指导患者或家属阴道上药方法,注意操作前先洗净双手、消毒器具,尽量将药物放置到后穹窿位置,以更好发挥药效;根据药物给予针对性的药物服用指导和观察护理,口服甲硝唑可有食欲不振、恶心、呕吐、头痛、皮疹、白细胞减少等不良反应,一旦发现应及时报告医生给予处理。

3. 养成良好的卫生习惯:月经期间暂停坐浴、阴道冲洗及阴道用药。治疗期间禁止性生活、禁饮酒。滴虫性阴道炎可经性交直接传播,夫妻或性伴侣应同时治疗。

4. 心理护理:向患者讲解阴道炎的相关知识,鼓励患者说出心中顾虑,帮助其澄清一些错误观念,指导鼓励患者坚持规范治疗。

5. 健康教育

(1) 注意个人卫生,养成良好的卫生习惯。每天清洗外阴并更换内裤,不穿紧身、化纤内裤,注意经期卫生,少吃辛辣刺激食物。

(2) 滴虫性阴道炎患者禁止使用公共坐便器或进入公共游泳池,避免交叉感染。

(3) 积极查找外阴阴道假丝酵母菌病的相关诱因,积极治疗相关疾病,正确使用抗生素、雌激素，避免复发。

（4）围绝经期、老年妇女应掌握老年性阴道炎的预防措施，对于放疗患者、卵巢切除患者应给予激素替代治疗的指导。

（5）新生女婴应注意清洁小阴唇部位，以免粘连；勤洗澡、勤更换尿布，避免局部潮湿、污染。

六、护理评价

1. 患者症状有所减轻或消失。
2. 患者能积极配合治疗。

第四节　子宫颈炎

子宫颈炎症是妇科常见疾病之一，育龄妇女发病率占80％以上，多为慢性宫颈炎，一般无明显症状；50岁以后慢性宫颈炎也时有发生，需警惕宫颈恶性肿瘤发生。子宫颈炎症包括子宫颈阴道部炎症及子宫颈管黏膜炎症，由于子宫颈管黏膜上皮抗感染能力较差，易发生感染，阴道发生炎症均可上行引起子宫颈阴道部炎症。临床常见急性子宫颈炎，未经及时诊治可转成慢性子宫颈炎症。

急性子宫颈炎

急性子宫颈炎指子宫颈发生急性炎症，包括局部充血、水肿，上皮细胞变性、坏死，黏膜、黏膜下组织、腺体周围见大量中性粒细胞浸润，腺腔中可有脓性分泌物。可由病原体侵犯或因物理、化学、机械因素刺激或损伤子宫颈伴发感染所引起的炎症。因起病隐匿，初期症状不典型，常因治疗不及时而被忽视，转成慢性宫颈炎。

1.一般护理

（1）注意身体锻炼，增强体质。

（2）注意个人卫生，禁止盆浴，保持外阴清洁，选择柔软、舒适内裤。

（3）加强心理护理和沟通，了解疾病病因、病机，配合完成治疗。

2.病情观察及医嘱处理

（1）观察阴道分泌物的性状、气味，阴道出血的量、颜色等。

（2）遵医嘱严格静脉使用抗生素治疗并观察药物疗效。

（3）按医嘱指导患者正确服用口服药。

（4）提高助产技术，禁止粗暴接生，指导孕妇用力，减少宫颈裂伤发生。

3.隔离管理

如果是由性传播疾病病原体引起的急性子宫颈炎，其性伴侣也需要一同检查和治疗，治疗期间要暂停性生活。

4.健康教育

（1）养成良好的个人卫生习惯，勤换干净、纯棉内裤，保证外阴清洁。

（2）避免不洁性生活及性生活混乱，性生活时需采取有效的防护措施，如使用避孕套，可有效防止病原体感染。

（3）分娩、流产或宫颈物理治疗后，短期内需避免性生活，预防感染。

（4）避免使用公共坐便器。

慢性子宫颈炎

急性子宫颈炎未经正规治疗，往往迁延成慢性子宫颈炎，也可为病原体持续感染所致。护理要点如下：

1.一般护理

注意体育锻炼，增强身体体质。

2.病情观察

根据治疗方式决定观察重点。物理治疗、手术治疗后要定期复查，因为术后 1～2 周可能出现有少许阴道出血，是创口脱痂所致，如出血量大，应及时就医。

3.隔离管理

由性传播疾病病原体引起者，性伴侣需要同时治疗并暂停性生活。

4.健康教育

慢性子宫颈炎是可以治愈的，但存在复发的可能性，重在预防。

（1）注意个人卫生，禁止盆浴，注意性生活卫生，保持会阴清洁，不主张常规阴道灌洗清洁。

（2）急性子宫颈炎或慢性子宫颈炎急性期要及时治疗。

（3）不建议低龄就开始性生活；树立正确的婚姻观，避免多个性伴侣。

（4）尽量减少宫颈损伤操作：如反复人工流产、宫腔手术、上取环等；宫颈物理、手术治疗术后保持会阴部清洁，暂停性生活、盆浴、阴道灌洗等。

（5）应定期做身体检查，并做宫颈癌前筛查。

（6）避免使用公共坐便器。

第五节　盆腔炎

盆腔炎，又称盆腔炎性疾病，是常见的女性上生殖道一组感染性疾病。炎症可局限于一个部位，也可累及几个部位，但以输卵管炎、输卵管卵巢炎最常见。盆腔炎性疾病多发生在处于性活跃状态的生育期妇女，初潮前、无性生活和绝经后妇女很少发生盆腔炎性疾病，即使发生也常常是邻近器官炎症的扩散。盆腔炎性疾病若未能得到及时、有效、彻底的治疗，可导致一系列的后遗症，严重影响妇女的生殖健康，且增加家庭与社会经济负担。

急性盆腔炎

一、临床表现

根据炎症波及范围表现症状不一，轻者可无症状。

1. 下腹痛：多为持续性隐痛，在活动或者性交后加重，子宫后位患者尾骶部疼痛更明显。

2. 发热：病情严重可有寒战、高热等，出现头痛、食欲不振等症状。

3. 阴道分泌物增多：如伴有宫颈炎或阴道炎，分泌物可出现异味。

4. 月经周期改变：经量增多，经期延长。

5. 精神面貌：可出现急性痛苦病容。

二、护理要点

1. 一般护理

（1）急性期：卧床休息，避免劳累。

（2）饮食：均衡饮食，饮食宜清淡、易消化，忌油腻、辛辣食物。

2. 心理护理

告知患者发病病因及治疗方式，缓解其精神方面的压力，使之积极配合治疗，树立战胜疾病的信心。

3. 病情观察

（1）卧位要求：采取半卧位，以利于分泌物排出。

（2）监测生命体征：体温、脉搏、血压等。

（3）观察内容：自觉症状是否好转，观察分泌物的量和性状。

（4）医嘱执行：准确及时执行医嘱并观察药物反应。

（5）治疗期间应避免无保护性生活。

4.健康教育

（1）注重个人卫生，禁止盆浴，保持会阴清洁，勤换内裤。

（2）避免性生活频繁，注意性生活前后的清洁卫生，治疗期间避免性生活。

（3）指导患者按医嘱正确服药。

慢性盆腔炎

急性盆腔炎如果未能得到及时的诊断和治疗，可能演变为慢性盆腔炎。

一、临床表现

由于急性盆腔炎未能彻底治疗病程迁延所致，可有以下表现：

1.下腹部坠胀、疼痛及腰部酸痛：常在劳累、性交后及经期前后加剧。

2.月经出现异常：月经不规则、淋漓不净等。

3.影响生活质量：可出现精神不振、周身不适、失眠等神经衰弱症状。

4.盆腔脓肿：若盆腔炎症迁延可致炎症包裹，引起局部压迫症状，压迫膀胱可出现尿频、尿痛、排尿困难；压迫直肠可出现里急后重等。

5.不孕、异位妊娠等：因炎症波及输卵管、子宫内膜，可出现不孕、异位妊娠等。

二、护理要点

1.一般护理

（1）增强身体素质，养成健康生活方式。

（2）急性期注意休息，营养均衡，遵守医嘱。

（3）心理干预：告知患者疾病病因及治疗措施，帮助其树立战胜疾病的信心，提高患者依从性，避免恐惧及不良情绪影响治疗效果。

2.健康教育

（1）急性期及时、有效治疗，可减少并发症发生。

（2）注意性生活卫生，减少性传播疾病，避免无保护性生活，减少性传播疾病。

（3）及时治疗盆腔炎性疾病，减少感染机会，防止后遗症发生。妇科手术要充分评估，严格手术适应证，注意无菌操作。术后规范使用抗生素，告知患者术后注意事项，降低感染机会。

（4）盆腔炎治疗结束，应定期随访和复查。

（5）普及公共卫生教育，提高公众对生殖道感染的认识及了解预防感染的重要性。

第二章

女性生殖器官发育异常的护理

第一节 女性生殖系统的构成

女性生殖系统包括内、外生殖器及相关组织。外生殖器显露于体表。内生殖器位于真骨盆内,骨盆的结构与形态和分娩密切相关。

一、外生殖器

女性外生殖器又称外阴,是女性生殖器官的外露部分,前为耻骨联合,后为会阴,包括阴阜、大阴唇、小阴唇、阴蒂和阴道前庭。

二、内生殖器

女性内生殖器包括阴道、子宫、输卵管及卵巢,后两者合称为子宫附件。

三、血管、淋巴及神经

1. 血管:女性内外生殖器官的血液供应,主要来自卵巢动脉、子宫动脉、阴道动脉及阴部内动脉。

2. 淋巴：女性内外生殖器和盆腔组织有丰富的淋巴系统，分为外生殖器淋巴和盆腔淋巴两组。

3. 神经：女性内外生殖器由躯体神经和自主神经共同支配。

四、骨盆

骨盆是躯干和下肢之间的骨性连接，是支持躯干和保护盆腔脏器的重要器官。同时又是胎儿娩出时必经的骨性产道，其大小、形状直接影响分娩过程。通常女性骨盆较男性骨盆宽而浅，有利于胎儿娩出。

五、骨盆底

骨盆底由多层肌肉和筋膜组成，封闭骨盆出口，承载和支持盆腔脏器，使之保持正常的位置。骨盆底的前方为耻骨联合和耻骨弓，后方为尾骨尖，两侧为耻骨降支、坐骨升支及坐骨结节。骨盆底由外向内分为3层。

六、邻近器官

女性生殖器官与尿道、膀胱、输尿管、直肠及阑尾相邻。当生殖器官出现创伤、感染、肿瘤等病变时，易累及邻近器官；反之亦然。

第二节　常见的女性生殖器官发育异常

女性生殖器发育异常主要因染色体、性腺或生殖器发育过程异常所致。染色体和性腺异常最常见的临床表现是外生殖器性别模糊和青春期后性征发育异常，而生殖器发育过程异常主要表现为解剖结构异常。

一、外生殖器发育异常

1. 外生殖器发育异常：最常见的是处女膜闭锁，又称无孔处女膜。系泌尿生殖窦组织未腔化。青春期少女月经来潮时经血无法排出，最初血沉积于阴道，多个月经周期后逐渐发展至子宫腔积血，甚至引起输卵管或腹腔积血。绝大多数患者表现为青春期后出现进行性加重的周期性下腹部疼痛而无月经来潮。严重者可出现便秘、肛门坠胀、尿频或尿潴留等压迫症状。

2. 阴道发育异常：阴道发育异常青春期前一般无症状，多在青春期因原发性闭经、腹痛、婚后性生活困难等原因就医时被确诊，常见的阴道发育异常包括先天性无阴道、阴道闭锁、阴道横隔、阴道纵隔。

二、子宫发育异常

多因形成子宫段副中肾管发育及融合异常所致，包括先天性宫颈发育异常、子宫未发育或发育不良、单角子宫与残角子宫、双子宫、双角子宫、纵隔子宫和弓形子宫等。其中，纵隔子宫是最常见的子宫畸形。

子宫发育异常临床上一般无症状，患者青春期后可因闭经或宫腔积血出现周期性腹痛就诊。亦可影响生育期妇女的妊娠结局，造成反复流产、早产、胎膜早破。

（一）护理评估

1. 健康史：详细询问患者的年龄，有无月经来潮及周期性下腹部疼痛，肛门、外阴胀痛等症状；已婚者有无性生活困难及不孕史、反复流产史。有些患者仅因为产程进展缓慢而确诊。

2. 身体状况：处女膜闭锁患者有周期性下腹部疼痛或肛门、阴道胀痛症状。检查时可见处女膜向外膨隆，表面呈紫蓝色，无阴道开口。肛查阴道呈长形肿物，有囊性感，积血较多时张力大，向直肠突出并有明显的触痛。阴道积血较多时可致宫腔积血，在耻骨联合上方可触及肿块，宫腔积血反流至输卵管可致输卵管粘连，造成输卵管血肿。先天性无阴道的患者无阴道口或在阴道外口处有一浅窝；肛诊时未见子宫或仅有较小的始基子宫，极少数子宫发育正常者有宫腔积血时可扪及增大有压痛的子宫。阴道闭锁的患者直肠指诊可扪及向直肠突出的阴道积血包块。双子宫患者检查可扪及子宫呈分叉状，双角子宫可扪及宫底部有凹陷。

3. 心理—社会状况：患者因原发性闭经、周期性下腹部疼痛、性交困难、反复流产而感到紧张、恐惧。一旦处女膜闭锁并阴道、宫腔积血确诊后，患者会感到自尊低下，已婚者会对丈夫及家庭产生负疚感；家庭成员也会难以接受患者不能生育的现实。护士应评估患者就诊时的心情、家庭支持状况等，已婚或准备结婚者要评估丈夫对生育的态度。

（二）常见护理诊断问题

1. 疼痛：与宫腔积血、手术创伤或更换阴道模型有关。

2. 自尊低下：与不能生育有关。

3. 恐惧：与不了解疾病及缺乏应对能力有关。

（三）护理措施

1. 术前特殊准备

行阴道成形术的患者根据年龄选择适当型号的阴道模型，并为患者准备两个以上的阴道模型及丁字带，消毒后备用。对游离皮瓣阴道成形术者，应准备一侧大腿中部皮肤，皮肤进行剃毛及消毒后，用无菌治疗巾包裹，以备术中使用。对于涉及肠道的手术如乙状结肠阴道成形术，应做好肠道的准备。其他术前准备同一般会阴部手术患者。

2. 术后护理

术后一般护理与会阴部手术相同。宫腔积血患者术后一般采取头高脚低或半卧位，便于积血排出；注意保持阴道引流通畅，防止创缘粘连；术后尽早离床活动。乙状结肠阴道成形术者应观察人工阴道的血运情况，分泌物的量、性状，有无感染，并控制首次排便时间。需使用阴道模型者，应教会患者更换阴道模型的方法。患者第一次更换阴道模型时疼痛明显，需在更换前半小时服用止痛药。阴道模型应选择适当的型号，并在模型表面涂抹润滑剂，以减轻疼痛；阴道模型应每日消毒并更换。

3. 教会患者机械扩张方法

对于有短浅阴道并选用机械扩张方法的患者，应教会其正确使用阴道模型的方法。按顺序由小到大进行阴道模型局部加压扩张，逐渐加深阴道长度，直至能满足性生活要求为止。阴道模型夜间放置，日间取出，便于工作和生活。

4. 心理护理

青春期的女性面对诊断常表现为害怕、恐惧，部分患者及家属知道不能生育时，往往会感到绝望，护士应多与患者及家属沟通交流，通过书面资料、挂图等方式向患者和家属讲解疾病的发生、发展过程，讲解手术的方法及预后，让家属（特别是丈夫）能积极面对现实，理解患者，并鼓励患者及家属参与手术方案的选择和制订过程。术后认真倾听患者的感受，鼓励患者尽快恢复原来的学习和工作，积极参与集体活动，充分认识自己其他方面的才能，使其对今后的生活充满信心。

5. 出院指导

出院前应教会患者保持外阴部清洁、干燥的方法。嘱患者及家属注意观察下一次月经来潮时经血是否通畅，若仍有下腹部胀痛及肛门坠胀等症状，应及时就诊。评估患者是否掌握阴道模型的消毒及放置方法。鼓励患者出院以后坚持使用阴道模型，并每日消毒更换。青春期女性应使用阴道模型至结婚有性生活为止。阴道伤口完全愈合后方可有性生活。

（四）护理评价

1. 手术 24 小时以后患者自诉腹痛症状缓解。

2. 患者能积极面对现实，正确消毒、放置阴道模型。

3. 住院期间，患者能了解病情，积极配合治疗护理，无恐惧感。

第三节 女性性发育异常

女性性发育异常（disorders of sex development, DSD）包括一大组疾病，这组疾病的患者在性染色体、性腺、外生殖器或性征方面存在一种或多种先天性异常或不一致。

一、分类

DSD 的分类较为复杂，目前倾向于根据染色体核型分成三大类，即染色体异常型 DSD、46，XX 型 DSD 和 46，XY 型 DSD。

二、常见的临床病变

根据第二性征与性染色体、性腺或生殖器的相符性，本节以前者为特征，简要介绍部分性分化异常的常见病变。

1. 第二性征发育正常的性发育异常：此类病变的性染色体为 XX 型，第二性征发育、卵巢多属正常，但内生殖器发育异常，如 MRKH 综合征。

2. 第二性征发育不全的性发育异常：此组病变多为染色体异常，核型可为 45，XO、45，XO 的嵌合型或 47，XXX 等。

3. **女性男性化的性发育异常**：此类患者染色体核型为 46，XX，性腺为卵巢，内生殖器为子宫、输卵管、阴道，但于胚胎或胎儿期暴露于过多的雄激素，故其外生殖器可有不同程度的男性化。外生殖器男性化程度取决于胚胎或胎儿暴露于雄激素的时期和雄激素剂量，阴蒂可从中度直至阴唇后部融合和出现阴茎，阴道下段狭窄，难以发现阴道口。雄激素过高的原因主要为先天性皮质增生症和其他来源雄激素。

第三章

子宫内膜异位症与子宫腺肌病的护理

子宫内膜异位症（简称内异症）和子宫腺肌病病理形态相似，均由具有活性的异位子宫内膜所致，但实为不同的疾病，两者流行病学、发病机制、组织发生学均不同，临床表现、对卵巢激素的反应及治疗亦有差异，临床上常可并存，在本章将分别介绍。

第一节 子宫内膜异位症

子宫内膜异位症是指具有生长功能的子宫内膜组织（腺体和间质）生长在子宫体以外的身体任何部位所引起的一种疾病。多见于 25～45 岁育龄妇女，近年来发病率有明显增高的趋势。国内外报道内异症患者的不孕率达 40% 左右，受孕者流产率可高达 40% 以上，是生育期妇女常见的妇科病和不孕的原因之一。

子宫内膜异位症虽是良性病变，但具有类似恶性肿瘤的增生、侵袭、种植、远处转移及复发特点，其病变广泛、形态多样，处理棘手，其发病机制至今未完全阐明。而绝经后、妊娠、使用性激素抑制药或切除卵巢后，由于雌激素水平降低，异位内膜组织可逐渐萎缩吸收，病情趋于缓解，故内异症是激素依赖性疾病。

异位子宫内膜可出现在身体不同部位，但绝大多数位于盆腔内的宫骶韧带、卵巢、直肠子宫陷凹、子宫下段后壁浆膜面、输卵管、腹膜脏层、阴道直肠隔以及乙状结肠的盆腔腹膜；其中卵巢为发生子宫内膜异位症最多的部位，常形成卵巢巧克力囊肿并发卵巢功能失调。其他如宫颈、阴道、膀胱、肾、输尿管、外阴、肺、胸膜、乳腺、淋巴结、脐等处亦可波及。

一、护理评估

1. 健康史评估

（1）详细了解月经情况：子宫内膜异位病灶受周期性卵巢激素影响可出现类似月经期的变化，继发性、进行性痛经为子宫内膜异位症最常见和突出的症状。疼痛程度往往不能反映出疾病程度，粘连严重、卵巢异位囊肿者可能并无疼痛。盆腔充血和卵巢分泌功能失调时可致月经量增多、经期延长及月经周期不规则。

（2）评估全身症状：子宫及附件以外任何部位有异位内膜生长时都可出现局部周期性出血、疼痛、肿块，继而导致炎症及粘连形成，并出现相应症状。直肠子宫陷凹有异位病灶或因病变导致子宫后倾固定时，周围组织肿胀而使月经来潮前性交痛明显；异位病灶累及肺、肠管、膀胱、输尿管、手术瘢痕等部位时，可有周期性的咯血、大便坠胀感、腹泻、便秘或周期性少量便血、尿频、血尿、周期性瘢痕处疼痛或瘢痕深部包块逐渐增大。

（3）询问生育史：有无怀孕、孕次，盆腔内膜异位症常可引起输卵管周围粘连，继而影响排卵或导致管腔堵塞，或因卵巢病变影响排卵而造成不孕。

（4）了解导致经血逆流的因素：如有无生殖道疾患（先天性生殖道畸

形如阴道横隔、残角子宫、处女膜闭锁、宫颈闭锁或后天性炎性阴道狭窄、过度后屈子宫及宫颈管狭窄或粘连等）、经腹子宫腹壁悬吊术或剖宫手术、人流术、输卵管通液术等手术史。

2.心理状况评估

患者常因疼痛、不孕、药物治疗后复发或需手术治疗而产生焦虑、抑郁情绪。应详细了解患者对疾病治疗、预后是否知晓及认识程度，有无生育要求，对手术治疗的接受程度，对术后生理功能改变是否担心及经济承受能力如何。

二、常见护理问题

疼痛；焦虑；知识缺乏，如药物、术后康复知识等。

三、护理措施

（一）非手术患者的护理

1.一般护理：指导患者注意休息，适当活动，保持情绪稳定，避免环境刺激，分散注意力，以减轻不适。

2.心理护理：向患者提供子宫内膜异位症的相关信息及治疗计划，子宫内膜异位病灶生长缓慢，绝经后停止发展，故一般预后较好，鼓励患者树立信心，积极配合治疗；给予患者及家属发问的机会，并予适当的解释与支持，加强患者面对问题的处理能力。子宫内膜异位对妇女最大的影响为不孕，护理人员应了解患者的情绪反应，促进配偶和家属对患者的支持，减少因不孕造成的负疚感。对希望生育的患者应做有关不孕的各项检查，如输卵管通液试验或子宫输卵管碘油造影，特别是在腹腔镜检查下行输卵管亚甲蓝液通液试验，必要时解除输卵管粘连扭曲，以促进正常排卵。需行体外受孕时，亦应利用适当的时机向患者仔细说明。

3. 饮食护理：饮食以高蛋白质、高维生素、富含铁质的食物为宜，避免干硬、刺激性强的食物。

4. 症状护理：与患者讨论减轻疼痛的方法，如听轻音乐、讨论有趣的事情等转移注意力的方法，腹痛严重者可局部热敷或给予前列腺素合成酶抑制药，如吲哚美辛、布洛芬或萘普生等缓解慢性疼痛，进食热的液体如热汤等亦可以促进盆腔血液循环而减轻疼痛。

5. 用药护理：对使用激素治疗的患者，应介绍服药的注意事项及可能出现的不良反应，解除其思想顾虑，增加服药的依从性，提高药物的疗效。

（二）围术期护理

1. 术前护理

根据腹腔镜手术或子宫切除术部位与范围的不同，按腹部手术一般护理要求完善术前检查及肠道、皮肤准备等，手术前3天半流质饮食，术前1天流质饮食，腹腔镜术前尤其注意脐孔的清洁以防伤口感染。

2. 术后护理

（1）饮食护理：腹腔镜术后6小时如无严重的恶心、呕吐等胃肠道反应可给予少量、多次试饮温开水、免奶流质，术后第2天可进半流质饮食以促进体力恢复。全子宫切除术后第2天可进流质饮食，肛门排气后改半流质饮食，如病变广泛涉及肠道部分切除者，术后按肠道手术后护理常规，肛门排气后遵医嘱进流质饮食，并逐渐过渡到普食，以利于肠道组织愈合和功能恢复。

（2）症状护理：严密观察血压、脉搏、呼吸、伤口渗血情况，伤口敷料渗湿及时更换。积极进行伤口镇痛、止吐，可采取更换体位、按摩、热敷等方法缓解肩背、腰部胀痛。

（3）预防并发症：协助按压伤口并指导有效咳嗽、咳痰，预防肺部感染。

全子宫切除术后应注意保持导尿管通畅，观察尿量、颜色、性状，每天会阴抹洗2次，预防尿路逆行感染，并指导盆底肌肉功能主动锻炼，可减轻盆腔空虚感。

3.健康教育

（1）正确对待内异症：诊疗的长期性、依从性，以顽强的毅力、乐观的心态、规律的生活对待。

（2）内异症的预防：月经期避免过度运动、妇科检查及性生活，减少人工流产次数，避免经血逆流。

（3）出院指导：定期复查，妊娠是治疗子宫内膜异位症最好的方法，手术后2年内未妊娠者再妊娠机会甚微。对年轻有生育要求者应把握术后半年的"黄金时期"尽早受孕，产后坚持哺乳，以延迟月经来潮。

第二节 子宫腺肌病

子宫腺肌病为子宫内膜腺体及间质侵入子宫肌层中，伴随周围肌层细胞的代偿性肥大和增生的一种良性病变。多发生于30～50岁经产妇，35%的患者无任何临床症状，一般认为多次妊娠、分娩、人工流产、慢性子宫内膜炎造成的子宫内膜基底层损伤可能是导致此病的主要原因。本病常合并子宫肌瘤和子宫内膜增生，因此也有人认为与高水平雌孕激素的刺激有关。子宫腺肌病者受孕率较低，偶有报道异位子宫内膜发生组织学改变成为癌瘤。

子宫内膜以弥漫型和局限型两种形式侵入子宫肌壁层，因此子宫腺肌病可分为均质型和腺瘤型。

一、护理评估

1.健康史评估：详细询问患者有无月经异常、疼痛部位是否下腹居中。

评估患者经量、经期伴随状况等，40%～50%的患者表现为月经量增多、周期缩短和经期延长，少数可有月经前后点滴出血，这是由于子宫体积增大、子宫腔内膜面积增加及子宫肌壁间异位子宫内膜水肿、出血，刺激肌壁痉挛性收缩所致。继发性、渐重性痛经为中年生育期妇女最常见和突出的症状，占总症状的25%以上。

2. 心理状况评估：评估患者对疾病治疗方法、术前配合、术后康复锻炼、预后等是否了解，有无生育要求及不孕症患者的心理承受能力如何，是否担心手术效果等。

二、常见护理问题

疼痛；焦虑；预感性悲哀；营养失调，如低于机体需要量；自我形象紊乱。

三、护理措施

1. 一般护理：饮食、症状、手术护理及健康教育同"子宫内膜异位症"。

2. 心理护理：子宫腺肌病虽不会立即有生命危险，却更令妇女担忧并有极大的挫折感，因无法正常上班甚至引起不孕，造成严重的情绪压力，因此需要护理人员评估患者的焦虑程度及应对压力的方式，鼓励患者表达疑虑，向子宫腺肌病患者讲解该病的治疗手段，介绍本病用高效激素治疗无法治愈，只能暂时缓解症状、控制病情，大多需要手术治疗且效果较好，以加强患者对病程及治疗的认识，消除紧张、焦虑的心理。

3. 用药护理：（1）临床常用激素药物的注意事项及可能出现的不良反应，解除其思想顾虑，增加服药依从性；（2）为提高手术成功率，均质型腺肌症术前可用促性腺激素释放激素类似物（GnRH-a）治疗3个月以减少子宫血运、缩小病灶，术后辅以药物治疗，除痛经明显减轻或消失外，还能提高术后妊娠率。

第四章

盆底功能障碍性疾病的康复

第一节 女性盆底组织解剖及功能

女性盆底是由封闭骨盆出口的多层肌肉和筋膜组成，尿道、阴道、直肠则经此贯穿而出。盆底肌肉群、筋膜、韧带及其神经构成了复杂的盆底支持系统，其相互作用和支持，承托并保持子宫、膀胱和直肠等盆腔脏器的正常位置。

一、三腔概论

现代盆底结构解剖学的描述中以腔室理论为代表，它从垂直方向将盆底结构分为前腔室（anterior compartment）、中腔室（middle compartment）和后腔室（posterior compartment）。前腔室包括阴道前壁、膀胱、尿道；中腔室包括阴道顶部、子宫；后腔室包括阴道后壁、直肠。

1. 前腔室结构功能障碍主要是指阴道前壁的膨出，同时合并或不合并膀胱膨出。

2. 中腔室结构功能障碍表现为盆腔器官膨出性疾病，主要以子宫或阴道穹窿脱垂以及肠膨出、子宫直肠窝疝形成为特征。

3. 后腔室结构功能障碍主要表现为直肠膨出和会阴体结构的缺陷。

二、"阴道三个水平支持"理论

1994年，Delancey 提出了解释盆底功能的"阴道三个水平支持"理论：水平1为上层支持结构（主韧带-宫骶韧带及宫骶韧带复合体），水平2为旁侧支持结构（肛提肌群及膀胱，直肠阴道筋膜），水平3为远端支持结构（会阴体及括约肌）。

三、盆底的功能

1. 盆底支持系统：盆底支持系统主要包括盆底肌和盆底结缔组织。

（1）盆底肌可分为上、中、下三层。上层包括肛提肌和尾骨肌，有器官支持及开关尿道、阴道和肛门的双重作用；中层为肛管纵形肌，其纤维来自肛提板、耻尾肌侧方以及耻骨直肠肌，下方插入肛门外括约肌的深部和浅部，收缩时可为膀胱颈提供向下的拉力，协助打开排尿通道；下层为会阴浅横肌、球海绵体肌及坐骨海绵体肌，主要起固定远端尿道、阴道及肛门的作用。盆底肌中发挥支持作用的主要是肛提肌。

（2）肛提肌的功能：肛提肌分支的耻尾肌是距离盆腔器官最近的肛提肌组分，其前内侧纤维直接连于阴道和尿道周围，而后侧方纤维连于肛门外括约肌的深部。耻骨直肠肌是一条强有力的"U"形"吊带"，起自耻骨，向后环绕直肠、阴道和会阴体，将其牢固地悬吊在耻骨上。髂尾肌是一片扁平的肌肉，自中线部的肛尾缝至侧盆壁的肛提肌腱弓，形成一个水平面覆盖盆腔后区的开口，其强度较耻尾肌和耻骨直肠肌弱，为盆腔提供了"棚架"样的支持。肛提肌还主动收缩，参与维持脏器的正常功能，静息状态下关闭尿道和肛门括约肌，缩小尿生殖裂孔，为盆腔脏器提供持久支持。在活动量增加时，通过自主收缩提高张力以对抗腹内压的增加。

2. 盆腔脏器括约系统：包括尿道括约肌系统和肛门括约肌系统。

第二节　盆底功能康复概述

盆底功能障碍（PFD）指盆底无法完成其对盆腔器官的支持作用或不能支持这些器官发挥正常的功能，这些功能障碍可能累及一个或多个器官，从而导致出现盆腔痛、盆腔器官脱垂（POP）、大小便失禁和排空障碍以及性功能障碍等一系列症状。盆底肌功能障碍限定为盆底肌肉或相关支持组织损伤或功能下降所导致的一系列盆底症状，但不包括盆腔器官损伤所致的功能障碍。盆底功能康复（PFR）指在整体理论的指导下，对盆底支持结构进行训练，以恢复及加强其功能。PFD是影响人们生活质量的五大疾病之一，曾被称为"社交癌"。受传统观念及对疾病认识程度不足等因素的影响，目前仍有相当多的病例"诊治延迟"，特别是老年PFD的发生风险大大增加。因此，适时对盆底功能进行评估，及早发现异常，及时进行康复治疗，是预防和治疗盆底功能障碍性疾病、提高生活质量的关键。

一、流行病学

盆底功能障碍的发生与年龄增加、肥胖、激素分泌、妊娠、分娩、重体力活动、慢性便秘、慢性咳嗽、神经肌肉损伤等因素密切相关。

尿失禁（UI）指尿液不自主漏出。虽然它会对受累个体产生很大影响，但在全世界范围内仍存在被漏检和治疗不足的情况，国内报道成年女性的尿失禁患病率为38.5%。美国一项调查显示，在每周至少出现1次尿失禁的女性中，仅有45%会因尿失禁症状而寻求治疗。相关统计资料显示，女性尿失禁的患病率较高，其中年龄较大的女性失禁的患病率为17%～55%，而较年轻及中年女性尿失禁的患病率为12%～42%。

二、盆底功能康复治疗的目的

1. 提高肌纤维的运动能力及肌肉本体感受器的敏感性，改善肌肉及盆腔组织内环境等。

2. 增强盆底深层肌肉肌力,减轻其疲劳度。

3. 保证在运动时盆底肌肉一定的张力和阴道压力。

4. 改善盆底肌肉结构、神经电生理异常。

5. 促进神经功能损伤修复,建立神经反射等。

6. 恢复盆腹动力学,纠正腹直肌分离、异常体态及盆腹肌肉的不协调收缩。

三、盆底功能康复的对象及临床表现

(一)盆底功能康复的对象

盆底功能康复的对象主要指具有盆底功能障碍性疾病(包括盆腔器官脱垂、盆腔痛、大小便失禁和排空障碍,以及性功能障碍等)症状的患者。

(二)临床表现

1. 盆腔器官脱垂

脱垂会导致器官功能下降,出现局部疼痛、出血、渗液、排尿排便、感染等症状,以及造成患者排尿排便习惯改变、生活质量下降。一般说来,脱垂的症状晨起较轻,活动后会加重。患者常因主诉盆底异物感而就诊,但异物感程度与脱垂的严重程度并不存在一致性,而是与突出的位置相关。临床上,根据症状以及手法检查可做出诊断,采用盆腔器官脱垂定量分期法(POP-Q)以及相关影像学检查可明确器官脱垂程度。盆腔器官脱垂的具体预防策略目前尚不明确,减轻体重、治疗便秘、避免重体力活动等可以作为推荐预防手段,但尚不清楚剖宫产能否预防盆腔器官脱垂。

2. 慢性盆腔痛

盆腔痛的来源包括胃肠道、泌尿道、妇科疾病、心理因素、肌肉骨骼、神经系统,而疼痛的表现形式并不一致,如可表现为下腹牵拉痛、性交痛、

外阴疼痛、膀胱疼痛综合征等。因此，必须仔细询问患者疼痛病史，并对各系统进行全面的评估，以及分析疼痛是否与月经、情绪、用药、直肠膀胱功能、性交和其他身体活动等相关。内脏疾病所致钝痛常弥漫存在且难以定位，而躯体疼痛可准确描述具体位置，如周期性的盆腔痛与月经以及激素分泌相关，产后盆腔痛可考虑肌肉骨骼损伤，神经卡压可出现电击样或灼烧样疼痛等。

3. 尿失禁

国际尿控协会（ICS）将尿失禁定义为"确定构成社会和卫生问题，且客观上能证实的不自主的尿液流出"，其中以压力性尿失禁（SUI）最为常见。压力性尿失禁指腹压突然增高时尿液不自主流出，而急迫性尿失禁（UUI）表现为不自主漏尿伴尿急，混合性尿失禁（MUI）则以上几种表现合并存在。尿失禁的表现形式有尿急、日间尿频、夜尿、遗尿、尿流缓慢、间歇性排尿、排尿踌躇、排尿费力、尿不净感、持续性尿失禁等。

4. 大便失禁

大便失禁指患者无法控制肠道内容物的释放，从而导致粪便或肠道气体的排泄失控。急迫性大便失禁表现为患者有便意，但控制不住排便而发生失禁；被动性大便失禁表现为患者无意识地发生排便。在排便过程中，人体存在直肠与乙状结肠连接部保卫反射、直肠肛门抑制反射以及腹压增高引起肛门外括约肌收缩的脊髓反射。大便失禁的主要原因有肛门括约肌功能障碍、直肠顺应性异常、直肠感觉减退、大便性状改变等。

5. 性功能障碍

性功能障碍有多种类型，包括性欲缺乏、性唤起障碍、性高潮障碍以及性交痛。疲劳、压力、年龄、激素分泌、药物以及心理等因素均会导致性功能障碍；同时，盆底肌肉功能降低也会导致性生活质量下降，在性行为过程中出现尿失禁或大便失禁会引起性行为回避。此外，脊髓损伤等神经损伤所致的性功能障碍也逐渐受到人们的重视，其可表现为多种形式。

四、盆底功能康复的适应证

1. 预防盆底功能障碍性疾病发生，特别是有盆底组织明显损伤的患者。

2. 已发生轻、中度盆底功能障碍性疾病的患者。

3. 与盆底功能障碍的有关症状，如阴道松弛或痉挛、大小便失禁等。

4. 存在生殖道、膀胱、直肠的脱垂、膨出等临床体征。

5. 如慢性疼痛、性生活质量下降等与盆底功能相关的异常。

6. 围绝经期女性、盆腔手术前后。

7. 不愿或不耐受手术的盆底功能障碍性疾病患者。

五、盆底功能康复的禁忌证

1. 产后恶露未净、生理期、妊娠、计划妊娠者。

2. 患有精神及心理障碍、痴呆、癫痫等神经系统疾病的患者。

3. 盆腔炎症急性期、活动期出血、水肿。

4. 合并有盆腔器官恶性肿瘤的患者。

5. 有泌尿生殖道活动性感染的患者。

6. 安装心脏起搏器的患者。

7. 伤口感染或有手术瘢痕裂开风险的患者。

8. 合并其他病史前应请相关专科会诊，并谨慎评估。

第三节　盆底障碍性疾病常用诊疗方法

在产后 42 天检查及进行盆底康复治疗前，需要对患者进行全面系统的盆底评估，客观地评定盆底功能障碍的性质、范围、严重程度、发展趋势、预后和转归，为患者了解自身的盆底功能情况下后续制订盆底康复治疗计划提供确切的依据。目前常用的盆底功能评估主要有三个方面：临床评估、盆底肌电生理及生物力学评估、盆底康复治疗效果评估及随访。

一、临床评估

临床评估是初步了解评估对象或康复对象盆底功能的首要环节和重要手段。通过病史采集，如个人基本信息、产科病史、既往病史及其他相关情况等，可了解发生盆底功能障碍的可能高危因素；通过盆底功能障碍相关的问卷调查、体格检查及相关辅助检查可对盆底疾病的严重程度分级，建立系统全面的诊断，为后续制订有效的盆底康复治疗方案及健康指导提供依据。

二、盆底肌电生理及生物力学评估

通过盆底肌电生理及生物力学评估可以对女性盆底肌功能进行定性和/或定量描述，能有效反映妊娠、分娩及可诱发盆底损伤的因素对盆底功能的影响。通过检测指标的定性和/或定量描述，可有效、准确地评定盆底功能障碍的种类、性质、部位、范围及严重程度，为制订康复治疗计划和评定疗效提供依据。

（一）肌纤维类型

根据肌纤维的形态和代谢特点，分为Ⅰ型肌纤维和Ⅱ型肌纤维。Ⅰ型肌纤维又称慢缩型肌纤维，其收缩较慢、产生的张力较低，但持续时间长，不易疲劳。Ⅱ型肌纤维又称快缩型肌纤维，其收缩快，产生的张力高，但易疲劳，是高强度运动时的主要动力。盆底肌中的深层肌大多为Ⅰ型肌纤维，对维持盆底的支撑功能起重要作用；盆底肌中的浅层肌多为Ⅱ型肌纤维，在控尿、控便及性功能调控中发挥重要作用。

（二）肌力

分类型盆底肌肌力测试是我国较通用的一种方法。根据盆底肌肉收缩强度及持续的时间对肌力进行定级，可以较为准确地评估盆底肌收缩质量，同时评估盆底肌Ⅰ型肌纤维的持久收缩能力和Ⅱ型肌纤维一定时间内的快速、重复收缩能力。

表1-4-1 分类型盆底肌肌力测试分级

分级	收缩质量	保持时间（Ⅰ型肌，单位：秒）	收缩次数（Ⅱ型肌，单位：次）
0级	无	0	0
1级	颤动	1	1
2级	不完全收缩	2	2
3级	完全收缩，没有抵抗	3	3
4级	完全收缩，有轻微收缩	4	4
5级	完全收缩，有持续抵抗	5	>5

三、盆底康复治疗效果评估及随访

（一）盆底康复治疗效果评估

1. 主观性评估

（1）有效：症状改善，有关症状问卷及生活质量问卷改善。

（2）无效：症状未见改善，有关症状问卷及生活质量问卷未见改善。

2. 客观性评估

（1）有效：症状改善、POP-Q评分改善或盆底肌肌力提高。

（2）无效：症状未见改善，POP-Q评分未见改善或盆底肌肌力未提高。

（二）随访

1. 随访方式：医院盆底康复专科门诊定期复诊。

2. 随访时间在治疗后（干预结束），治疗后1个月、3个月、6个月、12个月各随访一次。

3.随访内容包括目前临床症状、盆底功能系统评估、新出现的异常情况等。

第四节　盆底障碍性疾病患者的康复护理

盆腔器官脱垂

盆腔器官脱垂（pelvic organ prolapse，POP），是指盆腔器官脱出于阴道内或阴道外。

盆腔器官脱垂对女性生活的影响：（1）盆腔器官严重脱垂可以导致排尿、排便异常，外阴部出血、炎症等，程度不等地影响患者的生活质量；（2）暴露在外的宫颈和阴道黏膜长期与衣裤摩擦，可致宫颈和阴道壁发生溃疡出血，甚至感染，影响女性正常生活行走和社交；（3）有慢性咳嗽、便秘、经常重体力劳动等造成长期腹内压增加，可加重或加速脱垂的进展从而降低女性劳动能力。

一、临床表现

轻症患者一般无症状。根据脱垂部位和程度不同表现不同。

1.阴道前壁膨出：常伴有尿频、排尿困难、残余尿增加，包括排尿延迟、尿不尽或需还纳子宫才能排空膀胱；若伴有膀胱逼尿肌功能障碍者可有慢性尿潴留、尿路感染等。部分患者可发生压力性尿失禁。

2.阴道后壁膨出：常表现为便秘，甚至需要手压迫阴道后壁减轻脱垂程度或增加腹压帮助排便。

3.子宫脱垂：盆腔压迫感或坠胀感，腰骶部压迫感或疼痛；暴露在外的宫颈和阴道黏膜长期与衣裤摩擦，可致宫颈和阴道壁发生溃疡而出血、如感染则有脓性分泌物。

4.性交困难：部分患者可伴有性交疼痛、性交困难。

二、盆底器官脱垂的分度

1.传统的长期应用于临床的是子宫脱垂的3度标准。

Ⅰ度轻型：宫颈外口距处女膜缘＜4cm，未达处女膜缘。

Ⅰ度重型：宫颈已达处女膜缘，阴道口可见子宫颈。

Ⅱ度轻型：宫颈脱出阴道口，宫体仍在阴道内。

Ⅱ度重型：部分宫体脱出阴道口。

Ⅲ度：宫颈与宫体全部脱出阴道口外。

阴道前壁、后壁膨出是以患者用力屏气时膨出的程度来分度的：

Ⅰ度：阴道壁达处女膜缘，但未膨出于阴道外。

Ⅱ度：部分阴道壁已膨出于阴道外。

Ⅲ度：阴道壁已全部膨出于阴道外。

2.盆腔器官脱垂定量分期法（POP-Q）：目前国际上多采用。此分期系统是分别利用阴道前壁、阴道顶端、阴道后壁上的2个解剖指示点与处女膜的关系来界定盆腔器官的脱垂程度。与处女膜平行以0表示，位于处女膜以上用负数表示，处女膜以下则用正数表示，可清楚客观地反映盆腔器官脱垂变化的各个部位的具体数值。

表1-4-2　POP-Q分度法分期标准

分期	标准
0	没有脱垂，Aa、Ap、Ba、Bp都是-3cm，C点在tvl和-（tvl-2cm）之间
Ⅰ	脱垂最远处在处女膜内，距离处女膜-3～1cm
Ⅱ	脱垂最远处距处女膜边缘-1～+1cm
Ⅲ	脱垂最远处在处女膜外，距处女膜边缘在+1～（tvl-2）cm
Ⅳ	下生殖道完全或几乎完全外翻，脱垂最远处≥（tvl-2）cm

三、盆腔器官脱垂患者的康复护理

相关研究资料显示，我国中老年妇女人群盆腔器官脱垂的总体患病率约为30%，而美国60岁以上女性群体盆腔器官脱垂的患病率已经高达50%。随着盆腔器官脱垂发病率的逐年上升，其已严重影响患者的工作和日常生活，故对此类患者应进行早期临床干预与健康教育。

1. 生活方式干预

（1）饮食管理：减少咖啡因摄入，增加高蛋白、高纤维食物摄入，多食用易消化的食物，多饮水，规律性排便，尽量减轻盆底肌群的负担，从而避免盆腔器官脱垂的发生。

（2）心理疏导：由于盆腔器官脱垂具有反复性的特点，同时其疗程相对较长，患者在治疗的过程中或多或少会产生焦虑情绪，因此应及时加以疏导，帮助患者正视自身状况，重拾生活信心。

（3）注重个人卫生健康：对于已经出现相应临床症状的患者，应尽量保持会阴等部位清洁卫生，避免因感染而加重疾病，如已发生感染，则应及时治疗。建立规律的作息，养成良好的生活习惯：保证充足的睡眠，有助于缓解焦虑情绪；吸烟的患者应及时戒烟；肥胖患者应控制体重，增加运动，从而增强自身抵抗力；伴有慢性疾病的患者应避免过度活动而使腹压升高，增加腹腔器官脱垂的可能性；长期伴有便秘的患者应及时通便，降低腹压。

2. 康复训练及相关治疗

（1）运用运动疗法和手法治疗加强盆底肌训练，如采取Kegel运动等方式，目的在于改善盆底肌肉收缩的力量、持续时间、速率、疲劳度及重复性。

（2）使用盆底功能康复器（如阴道压力器、阴道哑铃和阴道张力器等）

有助于量化盆底肌肉收缩的力量及患者了解自己锻炼的效果，并帮助患者调整锻炼程度，以起到较好的辅助锻炼作用。

（3）采用盆底肌训练和生物反馈治疗，可以起到准确收缩松弛的盆底肌群，提高治疗效果的作用。

（4）电刺激有效的标准是患者盆底肌肉收缩但无肌肉疼痛，从而达到加强肌肉收缩强度、提高肌力的目的。

（5）磁刺激治疗技术、激光治疗技术无创、无痛，可提高康复效果。

（6）手法治疗技术、针灸、艾灸、中药熏蒸等盆底功能康复治疗联合使用可以缓解症状。

（7）贴扎治疗技术可提高盆底肌肉的控制能力。

压力性尿失禁

国际妇科泌尿协会与国际尿控协会联合提出的压力性尿失禁（stress urinary incontinence，SUI）的定义是喷嚏、咳嗽或劳动、运动等腹压增高时出现不自主的尿液自尿道中漏出。其发病率报告不一，中国成年女性SUI患病率高达18.9%，在50～59岁年龄段女性SUI患病率最高，为28%。

压力性尿失禁对女性生活的影响：（1）压力性尿失禁会使患者排斥社交，产生自尊低下情绪，甚至出现焦虑、抑郁、失眠等一系列心理问题，影响女性的生活质量；（2）长期使用卫生巾可能导致患者局部皮肤湿疹、阴道炎等病变，影响女性正常生活和社交。

一、压力性尿失禁分度

1. 主观分度目前多采用 Ingelman-Sundberg 分度法。

（1）轻度：尿失禁发生在咳嗽和打喷嚏时，不需要使用尿垫。

第四章 盆底功能障碍性疾病的康复

（2）中度：尿失禁发生在跑跳、快走等日常活动时，需要使用尿垫。

（3）重度：轻微活动、平卧体位改变时等发生尿失禁。

2.客观分度采用尿垫试验，推荐1小时尿垫试验。目前1小时尿垫的诊断标准并不统一，我国常用的标准如下：

（1）轻度：漏尿量 0～2 g/h。

（2）中度：漏尿量 2～10 g/h。

（3）重度：漏尿量 10～50 g/h；极重度：漏尿量 ≥ 50 g/h。

北京协和医院分度：

（1）轻度：1小时漏尿量 < 3 g。

（2）中度：3 g ≤ 1小时漏尿量 < 10 g。

（3）重度：1小时漏尿量 ≥ 10 g。

二、尿失禁患者的康复护理

国际尿失禁专家咨询委员会（ICI）与英国国家卫生和临床医疗优选研究所（NICE）建议在专业指导下将盆底肌训练作为对轻、中度压力性尿失禁患者的一线治疗和预防措施，最短疗程为3个月。

有研究显示，年龄、体重指数、孕产史、抑郁、高血压、糖尿病、脑卒中、药物（包括利尿剂、镇静剂等）、肺功能障碍、中重度慢性心功能不全是尿失禁的危险因素。

1.生活方式干预

（1）饮食管理：减少咖啡因、碳酸饮料摄入；推荐每日饮水量在 2500 mL 左右，尽量在白天饮水，18∶00 以后减少饮水以减少夜尿次数。增加水果、蔬菜、粗粮等富含纤维素的食物摄入。

（2）心理疏导：控制体重、放松心情、规律作息。采用行为矫正法，纠正依赖他人取便盆、溢尿后依赖他人清洁等依赖心理，增强控制大小便的信心。转移尿意，减淡尿意，当尿意过频和过强时，可尝试分散注意力，减淡尿意。

（3）注重个人卫生健康：目前常用的尿失禁护理方式有使用护垫及纸尿裤、留置导尿管、采用保鲜袋等，各有利弊。对于女性患者，使用护垫及纸尿裤是最安全的方法。尿失禁患者会阴部常处于潮湿和代谢物侵蚀状态，易致皮肤红肿、溃烂，从而出现失禁性皮炎。因此，及时更换会阴用具，并用温水清洗会阴部，保持皮肤清洁、干燥，在很大程度上能预防会阴部皮肤出现问题。

（4）做好日常防护：注意保暖，预防感冒，防止咳嗽。日常生活中尽量避免突然下蹲、跳跃或大笑等增大腹压的动作，防止漏尿。

2.康复训练及相关治疗

（1）膀胱训练法：改变排尿习惯（适用于急迫性尿失禁、压力性尿失禁和混合性尿失禁患者）。定时排尿，由最初短时间间隔逐渐延长至每隔2～3小时，夜间每隔3小时，在间隔期间，要养成忍尿习惯；到排尿时间，即无尿意，亦应按时排尿；有意识地在排尿中途中断或减缓一下，然后继续排出，可锻炼膀胱括约肌收缩。白天要饮用足量液体，使膀胱能定时充盈，有尿意，为定时排尿创造条件。

（2）盆底肌训练：盆底肌训练不限体位，做收紧肛门及阴道的动作，每次缩紧不少于5～10秒，然后放松5～10秒，坚持15～30分钟；每天150～200次，分2～3组完成，6～8周为一个疗程。同时训练间断排尿，以及在任何尿失禁诱发动作（如咳嗽、弯腰等）前收缩盆底肌。对于同时伴有尿潴留的患者，可以使用Crede手法进行治疗，即用拳头自脐部深挤压，逐渐缓慢向耻骨方向滚动，压迫膀胱，促使尿液排出。

（3）生物反馈治疗：生物反馈治疗可以直接测量所选肌肉的持续时间

和收缩强度及收缩时的电活动，并反馈给医生和患者，以增强肌肉力量和肌耐力，放松肌肉，增加肌肉的协调性。

（4）盆底电刺激治疗：电刺激盆底神经、肌肉的电极有肛门电极、阴道电极、可植入电极和皮肤表面电极。电刺激治疗可提高会阴部神经反应能力和速度，增强会阴肌肉弹性和强度，抑制膀胱过度活动，从而发挥控尿作用。

（5）A型肉毒毒素注射治疗：A型肉毒毒素局部注射可治疗尿失禁，根据患者情况选择膀胱壁注射或尿道括约肌注射。

（6）中医治疗：中医治疗包括针灸、艾灸、中药熏蒸、推拿等。

慢性盆腔痛

慢性盆腔痛（CPP）指与盆腔有关的脏器或组织出现的慢性持续性疼痛。CPP时轻时重，持续时间一般至少6个月，疼痛部位主要位于盆底、脐平面以下、腰骶以及臀部，患者多伴有焦虑、抑郁等心理因素。疼痛涉及的神经主要有盆腔内脏神经、骶丛、交感神经节。CPP常见于子宫内膜异位症、慢性盆腔炎、盆腔淤血综合征、盆腔肿物及其他疾病。

1. 生活方式干预

（1）饮食管理：多饮水，多食用含丰富纤维的食物，保持大便通畅。避免摄入辛辣食物、烟酒、咖啡、茶水、苏打水、碳酸饮料。

（2）心理疏导：疼痛可引起患者焦虑、恐惧等不良心理反应，反射性地引起大脑皮质兴奋，造成肌肉持续、不随意收缩，导致肌肉供血不足，内源性致痛物质释放，引起肌肉疼痛，且肌肉疼痛与缺血程度呈正相关而形成恶性循环。心理和疾病因素相互影响，不利于患者早期康复。嘱患者控制体重，放松心情，规律作息，积极参加社交活动等。

（3）行为治疗：包括膀胱训练、定量饮水等。长期尿频会使膀胱容量逐渐减小，膀胱反射出现异常；定期排尿可使膀胱容量增大，降低膀胱的敏感性，从而达到缓解症状的目的。

2.康复训练及相关治疗

（1）盆底肌训练：借助生物反馈或其他方法定位盆底肌，通过运动疗法或辅助扩张等方拉伸盆底肌肉，以增加肌肉的弹性和伸展性，降低肌肉兴奋性。

（2）电刺激、生物反馈和磁刺激治疗：盆底肌电刺激联合盆底肌训练具有明显的临床疗效。盆底肌电刺激用于镇痛，一般不会引起肌肉强烈收缩，可提高内啡肽水平，在刺激过程不会引起疼痛，具有缓解疼痛的作用；盆底生物反馈可指导盆底肌收缩放松，以达到减轻疼痛的目的；盆底磁刺激治疗的优点是无痛、无创，无须侵入。

（3）肌筋膜触痛点治疗：成功定位触痛点后，对触痛点进行牵拉、手法按压、针灸治疗，以及局部利多卡因、A型肉毒毒素注射治疗也可以取得较好的疗效。

（4）神经阻滞治疗：神经阻滞治疗通过阻断局部感觉神经纤维的传导功能来达到暂时或长时段的镇痛效果。

（5）中医治疗：如针灸、手法治疗、中药熏蒸等有明显的临床疗效。除上述方法外，患者还可以进行瑜伽练习。

肠道功能障碍

肠功能障碍（bowel dysfunction）指肠实质与（或）功能受到损害，导致其消化、吸收营养与（或）黏膜屏障功能发生障碍。作为盆底功能障碍性病中的一组临床表现，肠功能障碍往往伴随着其他症状一并出现，如盆腔器官脱垂、尿失禁以及性功能障碍；长期的肠功能障碍会加重盆底肌群负担，成为其他疾病的导火索，故需要对患者进行早期临床干预

第四章 盆底功能障碍性疾病的康复

和健康宣教。

1. 生活方式干预

（1）饮食管理：对于肠道功能障碍患者，需要重视其饮食管理。增加膳食纤维摄入，主要是增加糙米、全麦等粗纤维食物的摄入。此外，避免过量摄入刺激性食物。

（2）心理疏导：肠功能障碍会严重影响患者的日常生活，功能障碍的康复也需要一定的时间，因此在治疗过程中患者往往面临巨大的心理压力。因此，医护人员应耐心疏导患者，消除他们对疾病的疑惑与恐惧，鼓励他们多参与社会活动以及康复训练，这有助于恢复身心健康。

2. 康复训练及相关治疗

（1）盆底肌训练：嘱患者用力收缩盆底肌肉，主要是夹紧肛门，持续10秒后放松，重复数次；或者餐后半小时进行腹部按摩（可由盲肠开始，顺着结肠走行，顺时针从右到左环形按摩腹部，每次 5～10 分钟），可增强直肠蠕动能力，缩短结肠通过时间，促进感觉反馈的传入和传出，减轻腹胀。

（2）手法治疗及灌肠治疗：对于肠功能障碍患者，需要定期进行辅助肠道排空，主要方法包括服用药物、使用栓剂、手指刺激肛门或使用微型灌肠剂。手指肛门—直肠刺激可增强左半结肠蠕动波，促进结肠蠕动；脉冲式清水间歇灌肠可分解嵌塞的粪便，并促进结肠蠕动。

（3）电刺激治疗：电刺激常应用于治疗大便失禁，如通过电刺激躯体神经系统来影响内脏功能；短时间肛周电极电刺激可增大肛门括约肌收缩压力，以协助排便。

（4）A 型肉毒毒素注射治疗：A 型肉毒毒素注射肛门括约肌或耻骨直肠肌两侧，可以缓解肌肉痉挛，用于治疗出口梗阻型便秘和盆底失弛缓综合征。

（5）药物治疗：栓剂、肠蠕动促进剂等。

性功能障碍

性功能是人们生活质量必要且重要的组成部分。随着正确的性价值观普及，大众性观念的转变，越来越多的性功能障碍为人们所认识。与性功能障碍相关的高发生率的疾病有抑郁症、心脑血管疾病、脊柱脊髓损伤、产后、糖尿病肾病、手术切除子宫和卵巢、前列腺体积增加等，积极开展性功能障碍的康复教育对提高患者的身心健康至关重要。

1. 生活方式干预

（1）调整生活方式和参加体育锻炼：健康的饮食、规律的睡眠与适当的体育锻炼对患者的整体健康和性健康可起到积极的作用。患者需要戒烟戒酒，因为吸烟可抑制平滑肌舒张，增加血小板凝集，增加儿茶酚胺的释放。酒精在减少感官输入的同时破坏女性生理、情感、激素系统的平衡，导致性欲低下。

（2）心理治疗：心理治疗对易焦虑的性功能障碍患者的作用是显著的。

（3）性行为治疗：性行为治疗，在熟悉自身与伴侣的性器官的解剖结构和基本功能，以及性生活的全部过程的基础上进行性感训练。可以通过性感集中训练，使患者逐渐适应、熟悉性交过程，提高患者对性反应的自身感觉，充分享受性交的快感。在治疗过程中，应避免对患者的性体验、性自尊心和性幻想产生不良刺激，以及进行有害的性引诱活动。

2. 康复训练及相关治疗

（1）当进行盆底功能康复治疗时，采用盆底肌训练、电刺激联合生物反馈治疗的方法对女性阴道、盆底结构等进行功能恢复或维持，能显著提高女性盆底肌肉的结构强度，消除性交痛，改善阴道血液循环，增加阴道分泌物，增强阴道弹性。

（2）磁刺激治疗、激光治疗无创、无痛，可提高康复效果。

（3）针灸、手法治疗等传统治疗方法。临床观察发现，针灸是一种治疗性功能障碍的安全、有效、经济、简便的方法。

（4）给予患者雄激素、雌激素、磷酸二酯酶抑制剂、精神类药物、中草药等治疗。

生殖道瘘

由于各种原因导致生殖器官与其毗邻器官之间形成异常通道称为生殖道瘘。临床上以泌尿生殖瘘最为常见，其次是粪瘘。两者可同时存在，称为混合性瘘。

一、尿瘘

尿瘘指生殖道与泌尿道之间形成异常通道，尿液自阴道排出，不能控制。尿瘘可发生在泌尿道与生殖道之间的任何部位，可根据发生的部位分为膀胱阴道瘘、尿道阴道瘘、膀胱尿道阴道瘘、膀胱宫颈瘘、膀胱宫颈阴道瘘、输尿管阴道瘘及膀胱子宫瘘等。

（一）临床表现

1. 漏尿

产后或盆底手术后出现无痛性持续性阴道流液是最常见、最典型的临床表现。根据瘘孔的位置，可表现为持续漏尿、体位性漏尿、压力性尿失禁或膀胱充盈性漏尿等，如较高位的膀胱瘘孔患者站立时无漏尿，而平卧时则漏尿不止；瘘孔极小在膀胱充盈时方会漏尿；一侧输尿管阴道瘘由于健侧输尿管的尿液进入膀胱，因此在漏尿同时仍有自主排尿。漏尿发生的时间也因病因不同而有区别，坏死型尿瘘多在产后及手术后3～7天开始漏尿；手术直接损伤者术后立即开始漏尿；腹腔镜下子宫切除术中使用能量器械所致的尿瘘常在术后1～2周发生；根治性子宫切除的患者常在术后10～21天发生尿瘘，多为输尿管阴道瘘；放射性损伤所致漏尿发生时间晚且常合并粪瘘。

2. 外阴瘙痒和疼痛

由于局部刺激、组织炎症增生及感染和尿液刺激，患者外阴部、臀部甚至大腿内侧常出现湿疹或皮炎，患者感到外阴瘙痒、灼痛、行走不便等。

3. 感染

合并尿路感染者可有尿频、尿急、尿痛及下腹部不适等症状。输尿管阴道瘘上行感染可引起肋下痛。

（二）护理要点

1. 心理护理

由于长期尿液淋漓不尽，衣裤和被褥长期潮湿，严重影响了患者的生活质量及心理健康。身体常有异味的患者表现为不愿意出门，与他人接触减少，常伴有无助感，家属或周围人群的不理解加重了患者的自尊低下、失望等。护士应了解患者及家属对漏尿的感受，耐心解释、安慰患者，不能因异常的气味而疏远患者；指导家属关心、理解患者的感受，应该同时为患者和家属介绍该病的发病原因及治疗方法，重点介绍通过手术能治愈该病，让患者和家属对治疗充满信心。

2. 体位护理

对于有些妇科手术后所致小漏口的尿瘘患者应留置尿管，指导患者保持正确的体位，使小漏口自行愈合。一般采取使漏孔高于尿液面的卧位。

3. 生活护理

由于漏尿，患者往往自己限制饮水，甚至不饮水，造成酸性尿液对皮肤的刺激更大。应向患者解释限制饮水的危害，并告知多饮水可以达到稀释尿液、冲洗膀胱的目的，从而减少酸性尿液对皮肤的刺激，缓解和预防外阴皮炎。一般每日饮水不少于 3000 mL，必要时按医嘱静脉输液以保证液体入量。告知及帮助患者每日用温水清洗会阴部，及时更换床单、内衣和尿垫。指导患者加强营养支持，为术后顺利恢复做好准备。

4. 术前准备

除按一般会阴部手术患者准备要求执行外，应积极控制外阴炎症，为手术创造条件。方法：术前 3～5 日每日用 1：5000 的高锰酸钾或 0.2% 的碘伏液等坐浴，外阴有湿疹者，可在坐浴后行红外线照射，然后涂氧化锌软膏，使局部干燥，待痊愈后再行手术；对老年妇女或闭经者按医嘱术前半月给予含雌激素的药物，如倍美力或阴道局部使用含雌激素的软膏等，促进阴道上皮增生，有利于手术伤口的愈合；有尿路感染者应该先控制感染后再手术，必要时给予地塞米松促进瘢痕软化。

5. 术后护理

术后护理是尿瘘修补术成功的关键。

（1）术后生命体征及病情观察：术后置患者于监护室，6 小时取平卧位，将各种引流管接相应的引流瓶或引流袋。用多参数心电监护仪进行监护，密切观察体温、脉搏、呼吸、血压的变化。

（2）伤口护理：保持伤口敷料清洁干燥，若有渗湿，及时更换。

（3）管道护理：妥善固定尿管、膀胱后硅胶管、膀胱造瘘管、耻骨后引流管，避免牵拉、扭曲，保持引流通畅，密切观察引流物的颜色、性质和量，发现异常及时报告医生。术后必须留置尿管或耻骨上膀胱造瘘 7～14 天，注意避免尿管脱落，妥善固定各种引流管，避免受压、扭曲、成角，翻身及护理操作时避免牵拉，保持其引流通畅，有利于吻合口愈合，如引流不畅，可用无菌空针缓慢抽吸，并注意观察引流液的性质、颜色，记录引流量，以免膀胱过度充盈影响伤口的愈合。2～3天后若耻骨后引流管无引流物则可拔除该管。术后每日补液不少于3000 mL，达到膀胱冲洗的目的，留置导尿管14天后拔除。拔管前注意训练膀胱肌张力，拔管后协助患者每1～2小时排尿1次，然后逐步延长排尿时间。

（4）体位护理：应根据患者漏孔的位置决定体位，膀胱阴道瘘的漏孔在膀胱后底部者，应该采取俯卧位；漏孔在侧面者应该采取健侧卧位，使漏孔居于高位。由于腹压增加可导致尿管脱落，影响伤口的愈合，应积极预防咳嗽、便秘，并尽量避免下蹲等增加腹压的动作。

（5）避免或减轻膀胱痉挛：手术及创伤刺激以及留置尿管、耻骨后引流管、膀胱造瘘管、膀胱后硅胶管等均可导致膀胱敏感性增高，出现膀胱痉挛。另外，精神焦虑也可诱发膀胱痉挛。膀胱痉挛会给患者带来很大痛苦，同时易发生继发性出血、漏尿以及泌尿系统感染等并发症，术后除保持各引流管通畅外，应继续加强心理护理，使患者情绪稳定，以避免或减轻膀胱痉挛。发生膀胱痉挛时及时应用镇痛、镇静剂及抗胆碱类药物等使逼尿肌松弛缓解膀胱痉挛。

（6）会阴部护理：保持会阴部清洁，每日用碘伏棉球行会阴擦洗，认真擦洗尿道口和阴道口周围，按时交班，勤观察阴道是否有尿液外溢，若有异常分泌物及时清除。

6. 健康教育

留置尿管期间，鼓励患者多饮水，保持充足尿量，肛门排气后进高热量、高蛋白、高维生素饮食，避免刺激性食物，保持大便通畅。7～15天分别拔除导尿管和膀胱造瘘管，指导患者自行排尿。由于尿管的刺激，尿道黏膜水肿，初次排尿会感到尿道口疼痛，应向患者讲解这是暂时现象，鼓励患者排尿，观察排尿后有无阴道漏尿。出院后按照医嘱继续服用抗生素或激素药物，3个月内禁止性生活及中等及以上体力劳动。尿瘘修补手术成功者妊娠后应加强孕期保健并提前住院分娩；若手术失败，应教会患者保持外阴清洁的方法，尽量避免外阴皮肤的刺激，并告知下次手术的时间，让患者有信心再次手术。

二、粪瘘

粪瘘指肠道与生殖道之间的异常通道，最常见的是直肠阴道瘘。可以根据瘘孔在阴道的位置，将其分为低位、中位和高位瘘。

（一）临床表现

阴道内排出粪便为主要症状。瘘孔大者，成形粪便可从阴道排出，稀便时持续外流。瘘孔小者，阴道内可无粪便污染，但肠内气体可自瘘孔经阴道排出，稀便时则从阴道流出。

（二）护理要点

1. 心理护理

同"尿瘘"。

2. 术前准备

除按一般会阴部手术患者准备要求执行外，术前3日严格肠道准备，同时口服肠道抗生素3天以抑制肠道细菌。

3. 术后护理

术后5日内控制饮食及不排便，同时给予静脉高营养，禁食后改少渣饮食，同时口服肠蠕动抑制药物。保持会阴清洁，逐渐使患者恢复正常排便。

4. 健康教育

向患者及家属介绍粪瘘的手术治疗的效果，增强患者积极治疗的信心，介绍术前术后的护理注意事项。术前清洁灌肠时后续的排出物状况须有护士进行评估后方可停止；术前术后应进行饮食指导，避免术后进食不当导致大便干燥排便困难造成伤口难以愈合；如手术失败，应教会患者保持外阴清洁的方法，并告知下次手术的时间，让患者有信心再次手术。

5. 预防

分娩时注意保护会阴，防止会阴Ⅲ度裂伤发生。会阴缝合后常规进行肛门指诊，如发现有缝线穿过直肠黏膜，应立即拆除后重缝。

第五节 盆底肌肉康复的个体化护理

由于盆底损伤情况不同，初始的肌肉收缩能力、学习能力有所差异，因此盆底肌肉康复是无法统一治疗标准和固定训练模式的，必须遵循个体化治疗原则，针对每个患者的自身情况及在康复过程中的效果做及时调整，制定个体化的训练模式和方案。

一、盆底康复治疗的总体原则

有疼痛，先镇痛，再提升肌力；先训练Ⅰ型肌纤维，提高综合肌力；在Ⅰ型肌纤维肌力达到3级以上才开始进行针对Ⅱ型肌纤维的训练；整体肌肉功能增强（Ⅰ型肌纤维＋Ⅱ型肌纤维）；随意控制能力的训练及A3反射训练；场景反射（条件反射）训练；腹部与盆底肌肉收缩协调性训练。

二、盆底肌训练的基本原则

需兼顾五个方面。①强度：肌肉收缩可以产生的最大张力。②速率：最大张力和达到最大张力所需时间之比。③持续时间：肌肉收缩可以持续或重复的时间长度。④重复性：可以反复收缩达到一定张力的次数。⑤疲劳度：维持肌肉收缩达到要求或预期张力产生的疲劳。Ⅰ型肌纤维训练主要针对强度、持续时间和重复性这三个方面；Ⅱ型肌纤维训练主要针对强度、速率和疲劳度这三个方面。

三、盆底肌康复训练方法

1. 为唤醒和增强盆底肌肉收缩，采用的电刺激频率、脉宽、强度等都应个体化。特别是对于感觉不到肌肉收缩或只有微弱收缩的患者，应多运用功能性电刺激（functional electrical stimulation，FES）以唤醒本体感觉。

2. 强化盆底肌肉收缩，应区分不同纤维类型，康复原则是先Ⅰ型肌纤维，后Ⅱ型肌纤维。

3. Ⅰ型肌纤维强化训练需兼顾强度和收缩持续时间，其强化锻炼模式以50%左右的最大自主收缩强度收缩，尽可能维持更长时间，休息时间与收缩时间相等。每次锻炼总时长为10分钟。

4. 当Ⅰ型肌纤维收缩持续时间达到10秒，可以进行Ⅱ型肌纤维强化训练。Ⅱ型肌纤维强化训练时需兼顾强度和速率，单次收缩后休息2秒，每次锻炼总时长为5分钟。

5. Ⅰ型肌纤维和Ⅱ型肌纤维强化训练后可以训练协调性收缩。训练模式为在Ⅰ型肌纤维持续收缩的基础上进行Ⅱ型肌纤维的快速收缩，分卧位、坐位、蹲位等不同体位进行。正常情况下，腹压增高时，子宫、阴道上段、尿道、直肠被压向下后方，肛提肌的拉紧和上提归功于肌肉的不自主收缩。

6. 对于脏器脱垂同时合并存在压力性尿失禁的患者，反射性收缩要训练患者在咳嗽、提重物、大笑等原因诱发的腹内压增高前和增高过程中有意识地主动进行Ⅱ型肌纤维收缩，增大尿道闭合压，避免漏尿。

7. 电刺激强度选择以患者可以耐受且不感觉疼痛的上限为最佳，在患者对电刺激不敏感时，不能盲目增大刺激强度。由于电刺激本身存在耐受过程，在康复过程中常常需上调电刺激参数以达到最好的效果，临床上常以每次1%～5%的幅度增加刺激强度。

8.应该调整患者至最舒适的体位进行康复治疗,康复初期患者常于仰卧位(上半身抬起30°~60°)进行锻炼,这种模式下收缩无须对抗重力。

9.治疗师应对患者进行耐心的指导、充分的鼓励,不应限定康复次数或模式,避免患者出现急躁或沮丧心理,提高患者康复治疗的依从性。

第五章

外阴肿瘤的护理

第一节 外阴良性肿瘤

外阴良性肿瘤较少见,主要有来源于上皮的外阴乳头瘤、汗腺腺瘤以及来源于中胚叶的纤维瘤、脂肪瘤、平滑肌瘤和神经纤维瘤。外阴乳头瘤(vular papillomatosis),常见于围绝经期和绝经后妇女。纤维瘤(fibroma)由成纤维细胞增生而成。汗腺瘤(hidradenoma)是一种表皮内的汗腺肿瘤,由汗腺上皮增生而成,较少见,常发生于青春期。脂肪瘤(lipoma)来自大阴唇或阴阜脂肪组织,生长缓慢。平滑肌瘤(leiomyma)来源于外阴平滑肌、毛囊立毛肌或血管平滑肌,多见于育龄期妇女。

一、症状与体征

外阴乳头瘤症状有外阴肿物和瘙痒,肿物多发生于大阴唇,呈多个或单个乳头状突出于皮肤表面,可有破溃、出血和感染。纤维瘤常单发,多位于大阴唇,起初为皮下硬结,继而可增大,形成光滑、质硬的带蒂肿块,表面可有溃疡和坏死。汗腺瘤呈多发的淡黄色丘疹样隆起,边界清楚,生长缓慢，直径在1～2cm。脂肪瘤位于皮下组织内，质软，呈分叶状，大小不等，也可形成带蒂肿物。平滑肌瘤常位于大阴唇、阴蒂及小阴唇，突出于皮肤表面，表面光滑，质硬，可活动。

二、护理要点

1. 保持外阴清洁：外阴局部活检术后，注意保持外阴清洁。大小便后可用碘伏擦拭伤口及周围。

2. 伤口情况观察：若伤口周围出现红肿、渗血等，及时就诊。

3. 健康教育：指导患者按时取病理报告，及时就诊与随访。

第二节 外阴鳞状上皮内病变

外阴鳞状上皮内病变（vulvar squamous intracpithelial lesion）指与HPV感染相关的临床和病理改变，或有进展为浸润癌潜在风险的、局限于外阴鳞状上皮内的一组病变。多见于45岁左右妇女，近年在年轻女性中有增加趋势。

一、症状

症状无特异性，多表现为外阴瘙痒、皮肤破损以及溃疡。部分患者无症状。

二、体征

病变可发生于外阴任何部位，最常见外阴病变为丘疹、斑点、斑块或乳头状疣，单个或多个，呈灰白、粉红色，少数为略高出皮肤的黑色素沉着，严重者可弥漫状覆盖整个外阴。

三、护理要点

1. 活检术后宣教健康教育：指导患者活检术后按时取病理报告，及时就诊，制定治疗方案。指导患者活检术后应注意保持外阴清洁、干燥，大小便后可用碘伏擦拭伤口及周围。注意观察伤口情况，若伤口周围出现红肿、渗血等，及时就诊。

2. 治疗配合健康教育：指导患者配合药物治疗、手术治疗等各种治疗方案，及时复诊。

3. 随访指导：外阴鳞状上皮内病变治疗后可能复发，应该指导患者定期随访。随访方法包括进行妇科检查、HPV检测，必要时阴道镜检查以及活检等。

第三节　外阴恶性肿瘤

外阴恶性肿瘤占女性生殖道原发恶性肿瘤的3%～5%，以鳞状细胞癌最常见，其他包括恶性黑色素瘤、基底细胞癌、前庭大腺癌、疣状癌、肉瘤等。外阴鳞状细胞癌（vulvar squamous cell carcinoma）占全部外阴恶性肿瘤的80%～90%，主要发生于绝经后妇女，年轻女性发病率有升高的趋势。外阴恶性黑色素瘤（malignant melanoma of the vulva）较少见，居外阴原发恶性肿瘤的第2位（2%～4%）。恶性程度高，预后差，多见于65～75岁妇女（常诉外阴瘙痒、出血、色素沉着范围增大）。外阴基底细胞癌（basal cell carcinoma of the vulva）罕见，发病平均为年龄为70岁，恶性程度较低，是一种局限于真皮层内、生长缓慢的肿瘤。

一、症状

外阴鳞状细胞癌最常见的症状是外阴瘙痒、局部肿块或溃疡，合并感染或较晚期癌可出现疼痛、渗液和出血。外阴恶性黑色素瘤常见症状是外阴瘙痒、出血、色素沉着范围增大。外阴基底细胞癌因症状不典型,可有局部瘙痒或无症状。

二、体征

外阴鳞状细胞癌癌灶以大阴唇最多见,其次为小阴唇、阴蒂、会阴、尿道口、肛门周围等。若已转移至腹股沟淋巴结,可扪及增大、质硬、固定淋巴结。外阴恶性黑色素瘤病灶常位于小阴唇,其次是阴蒂周围,呈痣样、结节状生长、有色素沉着,可伴溃疡。外阴基底细胞癌病灶呈湿疹或藓样改变伴有色素沉着,亦可呈结节状肿物。

三、护理要点

1. 术前护理

(1)皮肤准备:备皮范围上至耻骨联合上10cm,向下包括外阴、肛周、腹股沟以及双侧大腿内上1/3。

(2)肠道准备:通常术前3日进无渣饮食,遵医嘱给予肠道抗生素,常用庆大霉素、甲硝唑片口服。术前1日进食流质,并口服导泻剂导泻。

(3)阴道准备:术前3日行阴道外阴冲洗,每日两次。术晨行宫颈阴道消毒。

(4)膀胱准备:术前留置导尿管。

(5)特殊用物准备:根据手术范围,准备消毒的棉垫、绷带。准备软枕、泡沫垫,以备术后使用。

2. 术后护理

(1)体位:外阴癌根治术后应采取平卧位,通常术后3天保持双下肢屈膝外展,膝下垫软枕,促进淋巴及血液回流,减轻腹股沟以及外阴部的张力，利于伤口愈合。患者术后卧床时间较长，为避免压力性皮肤损伤，可在病床上垫泡沫垫，保护皮肤。

（2）切口护理：观察切口有无渗血渗液以及局部皮肤情况，保持外阴清洁干燥。外阴加压包扎时，应注意检查绷带的松紧度，以可容一指为宜，观察双下肢皮温、颜色及足背动脉搏动情况。注意避免增加腹压的动作，以免影响切口愈合。

（3）管道护理：外阴癌术后可能留置多根负压引流管，注意保持引流管通畅，观察引流液的颜色、性状。保持尿管通畅。

（4）疼痛护理：外阴部神经末梢丰富，对疼痛尤为敏感。护士在正确评估疼痛的基础上，应及时给予止痛处理。

（5）排便护理：为防止大便对伤口的污染以及排便时对伤口的牵拉，待肛门排气后可指导进半流质饮食，若无腹胀，逐渐过渡到普通饮食，选择高维生素、高热量、高蛋白等食物，少量多餐。避免排便过于用力，增加缝合线张力使切口开裂。注意排便后保持外阴清洁，避免伤口感染。

3. 健康教育

（1）功能锻炼及康复指导：术后根据患者年龄及病情制订个性化的功能锻炼及康复计划。早期协助翻身，注意活动时避免皮瓣移位。术后第5天行功能锻炼，如双腿合拢、分开、前屈、后伸、伸展、内收。动作轻柔，范围由小到大，每日两次，每次10~20分钟。

（2）复查时间：术后1个月门诊复查，2年内每3~6个月随访一次，第3~5年每6~12个月随访一次，5年后每年随访一次。

第六章

子宫颈肿瘤的护理

子宫颈肿瘤包括良性肿瘤与恶性肿瘤。子宫颈良性肿瘤以肌瘤最为常见,子宫颈癌是最常见的妇科恶性肿瘤,起源于宫颈上皮内病变。

第一节 子宫颈鳞状上皮内病变

子宫颈鳞状上皮内病变(cervical squamous intraepithelial lesion,SIL)是与子宫颈浸润癌密切相关的一组子宫颈病变,常发生于25~35岁妇女。大部分低级别鳞状上皮内病变可自然消退,但高级别鳞状上皮内病变具有癌变潜能。SIL反映子宫颈癌发生发展中的连续过程,通过筛查发现SIL,及时治疗高级别病变,是预防子宫颈癌行之有效的措施。

一、临床表现

无特殊症状。偶有阴道排液增多,伴或不伴臭味。也可在性生活或妇科检查后发生接触性出血。检查子宫颈可光滑,或仅见局部红斑、白色上皮,或子宫糜烂样表现,无明显病灶。

二、护理要点

1. 一般护理：为患者提供舒适、安静的环境，为患者介绍疾病相关知识及治疗方法，进行心理疏导，缓解其焦虑、恐惧的情绪，嘱患者注意休息，保证睡眠和加强营养。

2. 术前护理：向患者讲解围手术期注意事项，使其积极配合手术，术前遵医嘱完善术前准备，如肠道准备、阴道准备、皮肤准备等。

3. 术后护理：根据手术及麻醉方式选择合适的术后体位，鼓励患者床上翻身，体力恢复后尽早下床活动，促进肠蠕动恢复，防止下肢深静脉血栓形成。病情观察：术后监测患者生命体征变化并做好记录。

4. 饮食护理：如行腹腔镜手术，应避免食用牛奶、豆浆等易产气食物，肛门排气后可给予半流质饮食，并逐步过渡到普通饮食，鼓励患者进食高蛋白、富含纤维素的食物，少食多餐。

5. 管道的护理：妥善固定，保持引流通畅，做好患者健康教育，预防计划外拔管。

6. 健康健育：合理饮食，术后患者需加强营养，避免使用活血的食物，多食新鲜蔬菜水果，保持大便通畅。

第二节　子宫颈癌

子宫颈癌（cervical cancer）是最常见的妇科恶性肿瘤。发病率在我国女性生殖道恶性肿瘤中居第一位。高发年龄为 50～55 岁。由于子宫颈癌筛查的普及，得以早期发现和治疗子宫颈癌和癌前病变，其发病率和死亡率已有明显下降。

一、症状

早期子宫颈癌常无明显的症状和体征。随病变发展,可出现以下症状:

1. 阴道流血:常为接触性出血,即性生活或妇科检查后阴道流血。也可表现为不规则阴道流血,或经期延长、经量增多。老年患者常为绝经后不规则阴道流血。出血量根据病灶大小、侵及间质内血管情况而不同,若侵蚀大血管可引起大出血。一般外生型癌出血较早、量多;内生型癌出血较晚。

2. 阴道排液多:多数患者有白色或血性、稀薄如水样或米泔状阴道排液,伴有腥臭味。晚期患者因癌组织坏死伴感染,可有大量米泔样或脓性恶臭白带。

3. 晚期症状:根据癌灶累及范围而出现不同的继发性症状。如尿频、尿急、便秘、下肢肿痛等;癌肿压迫或累及输尿管时,可引起输尿管梗阻、肾盂积水及尿毒症;晚期可有贫血、恶病质等全身衰竭症状。

二、体征

微小浸润癌可无明显病灶,子宫颈光滑或糜烂样改变,随病情发展可出现不同体征。外生型子宫颈癌可见息肉状或菜花状赘生物,常伴感染、易出血;内生型子宫颈癌表现为子宫颈肥大、质硬、子宫颈管膨大。晚期癌组织坏死脱落,形成溃疡或空洞伴恶臭。阴道壁受累时,可见赘生物生长或阴道壁变硬;宫旁组织受累时,双合诊、三合诊检查可扪及子宫颈旁组织增厚、结节状、质硬或形成冰冻骨盆状。

三、护理要点

1. 一般护理:向患者介绍有关宫颈癌的相关知识;认真执行术前护理。术前保持会阴清洁,消毒宫颈及阴道、肠道清洁准备。

2. 心理护理：护士应评估患者的身心状况，进行个体化心理健康指导，对于出现消极情绪的患者及时进行疏导，使患者能够积极配合治疗，提高疗效与生活质量。

3. 饮食护理：评估患者自身营养状况。鼓励患者摄入足够的营养，纠正不良的饮食习惯，进食清淡、易消化食物，积极做好术前肠道准备。

4. 术前护理：

（1）术前健康宣教，根据患者的病情及手术方式，给予针对性指导。

（2）术前认真核对医嘱，完善术前皮肤准备，对于腹腔镜患者应注意脐部的清洁。根据手术的要求及个体情况，给予肠道准备。

（3）预防术后并发症，指导患者深呼吸，及预防坠积性肺炎和深静脉血栓。

5. 术后护理：严密观察患者的生命体征变化，发现异常及时告知医生。术后评估患者的疼痛程度，积极采取措施缓解患者的疼痛。保持导尿管、腹腔引流管通畅，认真观察引流液的颜色、性状及量。鼓励患者早日下床活动，指导卧床患者进行踝泵活动，以预防压力性损伤及深静脉血栓的发生。

6. 出院健康指导：指导患者出院后的休息、活动及生活方式，告知患者根据机体康复情况，应逐渐增加活动量和强度，性生活的恢复需依术后复查结果而定。接受手术的患者，需根据病理报告中显示的高危因素决定后续是否接受化疗和（或）放疗。向出院患者说明按时随访的重要性，出院后1个月行首次随访，治疗后2年内每3~6个月复查1次；3~5年内，每半年复查1次；第6年开始，每年复查1次。

第七章

子宫肿瘤的护理

第一节 子宫肌瘤

子宫肌瘤（myoma of uterus）是女性生殖器官中最常见的良性肿瘤，由平滑肌及结缔组织组成，好发于30～50岁妇女，20岁以下少见。据尸检统计，30岁以上妇女约20%有子宫肌瘤。因肌瘤多无症状或很少有症状，实际发病率远高于临床报道的发病率。

一、症状

多数患者无明显症状，仅在体检时发现。症状与肌瘤部位、大小和有无变性相关，而与肌瘤数量关系不大。常见的症状有：

1. 经量增多及经期延长：是子宫肌瘤最常见的症状。多见于大的肌壁间肌瘤及黏膜下肌瘤。黏膜下肌瘤伴有坏死感染时，可有不规则阴道流血或血样脓性排液。长期经量增多可继发贫血，出现乏力、心悸等症状。

2. 下腹包块：肌瘤较小时在腹部摸不到肿块，当肌瘤逐渐增大使子宫超过3个月妊娠大时，可从腹部触及。较大黏膜下肌瘤可脱出于阴道外，患者可因外阴脱出肿物就诊。

3. 压迫症状：宫颈肌瘤可引起排尿困难、尿潴留；子宫前壁下段肌瘤可压迫膀胱引起尿频；子宫后壁肌瘤可引起便秘等症状。阔韧带肌瘤或宫颈巨大肌瘤向侧方发展，嵌入盆腔内压迫输尿管使上泌尿道受阻，造成输尿管扩张甚至肾盂积水。

4. 白带增多：肌壁间肌瘤使宫腔面积增大，内膜腺体分泌增多，致使白带增多；子宫黏膜下肌瘤感染，可有大量脓样白带。若有溃烂、坏死、出血时，可有血性或脓血性、伴有恶臭的阴道流液。

5. 其他：包括下腹坠胀、腰酸背痛。肌瘤红色样变时有急性下腹痛，伴呕吐、发热和肿瘤局部压痛。浆膜下肌瘤蒂扭转时可引起急性腹痛；子宫黏膜下肌瘤由宫腔外排出时也可引起腹痛。黏膜下肌瘤和引起宫腔变形的肌壁间肌瘤可引起不孕或流产。

二、体征

与肌瘤位置、大小、数目及有无变性有关。较大的肌瘤可在下腹部扪及实质性肿块，妇科检查时扪及子宫增大，表面不规则单个或多个结节状突起。浆膜下肌瘤可扪及单个实质性球状肿块与子宫有蒂相连。黏膜下肌瘤位于宫腔内者子宫均匀增大，脱出于宫颈外口者，窥阴器检查即可看到宫颈口处有肿物，粉红色，表面光滑，宫颈外口边缘清楚。若伴感染时可有坏死、出血，及脓性分泌物。

三、护理要点

1. 一般护理：评估患者心理状况，予以心理护理，帮助患者缓解焦虑的情绪；保持会阴清洁，预防感染。

2. 病情观察：阴道出血多的患者需密切观察出血量及生命体征；遵医嘱用药，老年患者或体弱乏力者应指导其活动，预防跌倒、坠床的发生；

若需要手术者，须按术后护理常规进行护理。

3. 用药指导：向接受药物治疗的患者讲解用药目的、方法、剂量及不良反应等。如使用亮丙瑞林每次 3.75 mg，连续用药 6 个月以上可产生骨质疏松甚至绝经综合征、骨质疏松等副作用，故不可长期用药。

4. 健康教育：向患者讲解疾病相关知识，增强治愈疾病的信心，消除不必要的担忧。敦促患者按时随访；告知术后患者如果出现发热、腹痛、阴道流血多于月经量等症状应及时就诊。

5. 子宫肌瘤合并妊娠者的护理：肌瘤对妊娠及分娩的影响与肌瘤类型及大小有关。黏膜下肌瘤可影响受精卵着床导致早期流产，肌壁间肌瘤过大可使宫腔变形或内膜供血不足引起流产。肌瘤也可影响胎先露下降从而导致胎位异常、胎盘早剥、产道梗阻等。子宫肌瘤合并妊娠者应定期接受孕期检查，大多数能自然分娩，但要预防产后出血。

第二节　子宫肉瘤

子宫肉瘤（uterine sarcoma）少见，恶性程度高，占子宫恶性肿瘤 2%～4%，约占女性生殖道恶性肿瘤 1%。来源于子宫肌层，肌层内结缔组织和内膜间质，也可继发于子宫平滑肌瘤。多见于 40～60 岁妇女。

一、症状

无特异性。早期症状不明显，随着病情发展可以出现以下表现：

1. 阴道不规则流血：最常见，量多少不等。

2. 腹部包块及腹痛：患者常诉下腹部包块迅速增大。肉瘤生长快，子宫迅速增大或瘤内出血、坏死、子宫肌壁破裂可引起急性腹痛。

3. 压迫症状：可压迫膀胱或直肠，出现尿频、尿急、尿潴留及大便困难等症状。

4. 其他症状：晚期患者全身消瘦、贫血、低热或出现肺、脑转移相应症状。宫颈肉瘤或肿瘤自宫腔脱出至阴道内，常有大量恶臭分泌物。

二、护理要点

1. 一般护理：观察用药患者的神志、脉搏、血压、呼吸、唇周及面容等，告知患者进食易消化、高蛋白质、富含维生素、高热量食物，化疗前注意加强营养。注意保暖，加强锻炼，预防感染等。

2. 心理护理：子宫肉瘤复发率高，预后差，5年生存率为20%～30%。预后与肉瘤类型、恶性程度、肿瘤分期、有无转移及治疗方法有关。患者可能出现焦虑、抑郁甚至悲观绝望情绪，应及时发现患者的心理问题，给予心理疏导，帮助患者树立战胜疾病的信心，积极配合治疗。

3. 用药护理：指导患者了解用药方案及各种药物的作用原理、用法和毒性反应，按时、准确、安全给药，使其达到最佳的治疗效果。若化疗患者出现恶心、呕吐等消化道症状时，及时报告医生，严重者遵医嘱使用止吐药物。

4. 出院指导：指导经外周静脉穿刺中心静脉置管（PICC）患者管道护理的相关注意事项。术后每3～6个月随访一次，重视肺部X线或CT检查，发现异常及不适，应随时就诊。术后前3年每3～4个月随访1次，以后每6～12个月随访1次。

第三节　子宫内膜癌

子宫内膜癌（endometrial carcinoma）是发生于子宫内膜的一组上皮性恶性肿瘤，以来源于子宫内膜腺体的腺癌最为常见。为女性生殖道三大恶性肿瘤之一，占女性全身恶性肿瘤7%，占女性生殖道恶性肿瘤20%～30%，近年来发病率在世界范围内呈上升趋势。平均发病年龄为60岁，其中75%发生于50岁以上妇女。

一、症状

约90%的子宫内膜癌患者出现阴道流血或阴道异常排液症状。

1. 阴道流血：主要表现为绝经后阴道流血，尚未绝经者可表现为月经紊乱、经量增多或经期延长。

2. 阴道排液：多为血性液体或浆液性分泌物，合并感染则有脓血性排液、恶臭。因异常阴道排液就诊者约占25%。

3. 下腹部疼痛及其他：若肿瘤累及宫颈内口，可引起宫腔积脓，出现下腹胀痛及痉挛性疼痛。肿瘤浸润子宫周围组织或压迫神经可引起下腹及腰骶部疼痛。晚期可以出现贫血、消瘦及恶病质等相应症状。

二、体征

晚期可有子宫增大，合并宫腔积脓时，有明显压痛；宫颈管内偶有癌组织脱出，触之易出血；癌灶浸润周围组织时，子宫固定或可在宫旁扪及不规则结节状物。

三、护理要点

1. 普及防癌知识：积极开展防癌宣传工作，增强女性的防护意识，提供预防保健知识。对高危人群如肥胖、不育、绝经延迟、长期应用雌激素者应密切随访或监测。有针对性地对女性进行健康教育，早发现、早诊断、早治疗。

2. 用药指导与护理：告知接受孕激素治疗的患者相关不良反应，如水钠潴留，药物性肝炎，轻度的白细胞、血小板计数下降等骨髓抑制表现。

化疗患者应注意药物毒副反应的护理，包括口腔护理、止吐护理、骨髓抑制的护理等。

3. 心理护理：护士应当耐心解答患者疑虑，增强患者信心，鼓励患者以积极的态度配合治疗，早日康复。

4. 围手术期的护理：严密观察患者的生命体征，做好疼痛管理，促进患者舒适。观察术后患者阴道出血情况并记录。做好患者围手术期的饮食指导、管道护理、休息及活动等方面的健康教育。

5. 健康教育指导：敦促患者定期随访，一般术后 2～3 年内每 3 个月 1 次，3 年后每 6 个月 1 次，5 年后每年 1 次。护士应指导患者如果术后出现阴道流血增多、色鲜红，或阴道分泌物异常、增多等症状应及时就诊。

第八章

卵巢肿瘤、输卵管肿瘤及原发性腹膜癌的护理

第一节 卵巢肿瘤概述

卵巢肿瘤是常见的妇科肿瘤，可发生于任何年龄。其中恶性肿瘤早期病变不易发现，晚期病例缺乏有效的治疗手段，致死率居妇科恶性肿瘤首位。卵巢肿瘤组织成分非常复杂，是全身各脏器原发肿瘤类型最多的器官，不同类型的组织学结构和生物学行为，均存在很大差异。按主要组织学类型大致分为四类：上皮性肿瘤、生殖细胞肿瘤、性索间质肿瘤及转移性肿瘤，其中上皮性肿瘤最常见。

一、症状

卵巢肿瘤早期常无症状，当肿瘤增大时，可有腹胀感或腹部扪及肿块。

1. 卵巢良性肿瘤

肿瘤较小时多无症状，常在妇科检查时被偶然发现，肿瘤增大时感腹胀或腹部扪及肿块。肿瘤长大占满盆、腹腔时，可出现尿频、便秘、气急、心悸等压迫症状。

第八章 卵巢肿瘤、输卵管肿瘤及原发性腹膜癌的护理

2.卵巢恶性肿瘤

早期常无症状。晚期主要症状为腹胀、腹部肿块、腹腔积液及其他消化道症状;部分患者可有消瘦、贫血等恶病质表现;功能性肿瘤可以出现不规则阴道流血或绝经后出血。

二、体征

1.卵巢良性肿瘤

妇科检查见腹部膨隆,叩诊为实音,无移动性浊音。双合诊和三合诊检查可在子宫一侧或双侧触及圆形或类圆形肿块,多为囊性,表面光滑,活动,与子宫无粘连。

2.卵巢恶性肿瘤

妇科检查可扪及肿块,多为双侧,实性或囊实性,表面凹凸不平,活动差,常伴有腹腔积液。三合诊检查可在直肠子宫陷凹处触及质硬结节或肿块。有时可扪及上腹部肿块及腹股沟、腋下或锁骨上肿大淋巴结。

三、护理要点

1.心理护理:耐心向患者及家属介绍疾病相关知识,消除其对手术的疑虑,以积极的心态配合治疗。

2.术前护理:向患者及家属介绍手术方法、经过和注意事项,帮助完善各项辅助检查。注意休息,保证充足的睡眠和稳定的情绪;加强营养,给予高蛋白、高热量、高维生素饮食。术前完成阴道准备、肠道准备等术前准备。

3.术后护理

(1)体位:患者术后应取平卧位,全麻未清醒者头偏向一侧,条件允许,可鼓励患者尽早下床活动。

(2)病情观察:术后密切观察患者生命体征和切口情况,保持切口敷料清洁干燥。妥善固定各种引流管,做好标识,保持引流管通畅,每

日观察、记录引流液的颜色、性状和量。认真倾听患者主诉,严密观察和预防术后并发症如肿瘤破裂、蒂扭转、感染等,出现异常及时报告医生并积极处理。

(3)饮食:术后当日禁食,次日开始进全流食,排气后可进半流质,饮食宜循序渐进、保证充足的营养,注意口腔卫生。

(4)活动与休息:保持病室环境安静舒适,卧床休息,指导患者做深呼吸,多翻身,进行床上肢体活动,以防发生压疮、肺部感染及下肢静脉栓塞等并发症。根据病情鼓励患者逐渐增加活动量及活动范围,逐步增强自理能力。

4. 健康教育:加强预防保健知识,宣教卵巢肿瘤的高危因素,加强高蛋白、富含维生素 A 饮食,避免高胆固醇饮食。

5. 随访指导:术后患者根据病理报告结果,良性者术后 1 个月常规复查,恶性肿瘤常辅以化疗,但尚无统一化疗方案,疗程多少需要根据病情而定。卵巢癌易于复发,需长期进行随访和监测。随访时间:术后 1 年内,每 3 个月 1 次;术后第 2 年,每 4~6 个月 1 次;术后第 5 年,每年 1 次。

第二节 卵巢上皮性与非上皮性肿瘤

卵巢上皮性肿瘤分为良性、交界性和恶性。交界性肿瘤的镜下特征为上皮细胞增生活跃、无明显间质浸润,临床表现为生长缓慢、复发迟。卵巢非上皮性肿瘤,多发生于年轻妇女及幼女,青春期前患者占 60%~90%,绝经后期患者占 4%。卵巢非上皮性肿瘤按组织分化程度可分为畸胎瘤(成熟畸胎瘤、未成熟畸胎瘤)、无性细胞瘤、卵黄囊瘤,其中除成熟畸胎瘤外,大多为恶性。

第八章 卵巢肿瘤、输卵管肿瘤及原发性腹膜癌的护理

1. 一般护理：指导患者劳逸结合，保证充足的睡眠和休息时间，适当运动，增强自身的机体抵抗力；加强营养，增加高蛋白、高营养、高维生素、清淡易消化食物的摄入。

2. 病情观察

（1）观察患者腹痛、腹胀情况，伴有腹水的患者定时测量腹围。术后严密观察患者生命体征变化；观察伤口有无渗血、红肿以及阴道出血情况；观察腹腔引流管情况，包括引流液的颜色、量、性质等，妥善固定引流管；观察有无术后并发症的发生，如体温升高、脏器损伤等。

（2）化疗期间严密观察有无过敏反应、厌食、恶心、呕吐、腹泻、便秘、脱发以及白细胞降低引起的感染等。在使用化疗用药过程中观察穿刺点有无药物外渗，一旦发生立即处理。放疗期间观察血常规患者照射野皮肤有无放射性皮肤反应、放射性膀胱炎、放射性肠炎以及血常规情况。

3. 用药护理：随时评估观察化疗药物导致的静脉炎并及时处理。观察有无化疗药液外渗，出现外渗立即积极处理并及时做好记录。观察药物出现的不良反应。给予患者止痛药物的用药指导，并观察用药效果及不良反应。

4. 心理护理：动态观察患者的情绪变化，关心患者，协助患者调整情绪，保持良好的心理状态。

5. 健康教育：放化疗前，告知患者及家属化疗药物名称、治疗时间及可能出现的不良反应；鼓励家属共同参与到患者的治疗和康复中，帮助患者尽快康复。性生活的恢复一般在手术和化疗结束后 3～6 个月，但需要评估阴道伤口恢复情况；告知患者按医嘱定时服药和定期门诊复查的重要性。

第三节 卵巢转移性肿瘤

由其他器官或组织转移至卵巢形成的肿瘤均称为卵巢转移性肿瘤或卵巢继发性肿瘤，占卵巢肿瘤的5%～10%，来源较广泛，体内任何部位的原发性肿瘤均可能转移到卵巢，乳腺、肠、胃、生殖道、泌尿道等是常见的原发肿瘤器官，其中以来自胃肠道的卵巢转移性肿瘤库肯勃瘤（Krukenbergtumor）较常见，预后极差。

一、症状

1. 压迫症状：当肿瘤向周围组织浸润或压迫神经时，可引起腹痛、腰痛或坐骨神经痛等症状；若压迫盆腔静脉，可出现下肢浮肿；肿瘤增大时可压迫膀胱，导致尿频、排尿难、尿潴留；压迫胃肠道可引起上腹不适、食欲减退、排便困难；压迫膈肌可发生呼吸困难，不能平卧。

2. 疼痛：恶性卵巢转移性肿瘤可能由于肿瘤出血性坏死或肿瘤组织迅速增长而引起相当程度的持续性胀痛，或者发生局部有压痛等卵巢癌晚期症状。

3. 恶病质现象：由于卵巢癌的迅速生长，癌细胞从人体固有的脂肪、蛋白质夺取营养构建自身，使机体失去了大量营养物质，患者则表现出明显消瘦，严重出血等卵巢癌晚期症状。

4. 腹部膨胀及肿块：在卵巢癌晚期症状中，下腹膨胀是相当明显的。由于卵巢癌生长迅速，极易扩散，腹部会形成大量腹水乃至肿块。肿块逐渐长大超出盆腔时，腹部可以用手触摸到。

5. 其他：妇科检查时可在阴道后穹窿触及散在的坚硬结节、肿块，多为双侧性、实质性，表面凹凸不平，固定不动，常伴有血性腹水。有时在腹股沟、腋下或锁骨上可触及肿大的淋巴结。

第八章 卵巢肿瘤、输卵管肿瘤及原发性腹膜癌的护理

二、体征

含有转移性肿瘤的卵巢外观改变很大。对诊断最有帮助的特征为双侧性以及卵巢实质或表面出现多发性大结节。肿瘤可能为实性或囊性，表面可光滑，亦可呈结节不平感，有的甚至在盆腔内有散在结节或腹水。

三、护理要点

1. 一般护理：同"卵巢上皮性与非上皮性肿瘤"。

2. 病情观察

（1）观察患者腹痛、腹胀情况，伴有腹水的患者定时测量腹围。术后严密观察患者生命体征变化；观察伤口有无渗血、红肿以及阴道出血情况；观察腹腔引流管情况包括引流液的颜色、量、性质等，妥善固定引流管；观察有无术后并发症的发生，如体温升高、脏器损伤等。

（2）化疗期间严密观察有无过敏反应、厌食、恶心、呕吐、腹泻、便秘、脱发以及白细胞降低引起的感染等。在使用化疗用药过程中观察穿刺点有无药物外渗，一旦发生立即处理。放疗期间观察患者照射野皮肤有无放射性皮肤反应、放射性膀胱炎、放射性肠炎以及血常规情况。

3. 用药护理：化疗首选中心静脉导管，其次选择留置针。根据药物的不同要求严格掌握输入速度。肌肉注射药物时需选择深部肌肉注射，以利药物吸收。

（1）化疗药物外渗的处理

①立即停用化疗药物，给予局封。

②外渗后即给予50%硫酸镁湿敷。

③外渗24小时内局部冷敷，48～72小时热敷。

④班班交接，观察并记录渗液皮肤的情况。必要时会诊处理。

（2）化疗不良反应的护理

①食欲缺乏、恶心、呕吐的护理：鼓励患者多进食，可少食多餐，为患者提供平常喜爱的食物，遵医嘱应用镇静、止吐药，必要时输液。

②腹痛、腹泻的护理：a.严密观察腹痛情况、腹泻次数及大便的色、质、量，同时留取大便标本作细菌培养。b.腹泻严重的患者应严格记录出入量，防止水、电解质平衡紊乱。c.腹泻期间指导患者采取少渣、低油饮食。

③口腔溃疡的护理：a.化疗期间保持口腔清洁，勤漱口，每日用软毛刷刷牙。b.观察患者口腔黏膜变化，出现溃疡给予口腔护理。c.严重口腔溃疡疼痛难忍者，可适当应用止痛药，特别在进餐前。d.口腔溃疡患者每日测3次体温，以尽早发现感染征兆，及时治疗。

（3）造血系统反应的护理

①白细胞减少的护理：当白细胞计数低于3.0×10^9，应立即报告医生，考虑是否停药，同时了解患者白细胞下降程度，防止并发症发生。a.每日定时通风，做好清洁，定期消毒。严格控制家属探视及陪伴人数，必要时对患者实行保护性隔离。患者出院后要严格进行终末消毒。b.定时监测白细胞及分类细胞数目，每日检查易发生感染部位有无炎症反应，如口腔、皮肤、泌尿道等；静脉输液的患者，每天观察注射部位有无红、肿、痛等感染的征兆。c.增加蛋白质、维生素的摄入，同时注意饮食卫生。d.注意卫生，保持口腔清洁，勿用碱性或刺激性洗护用品。e.医务人员在执行各项护理治疗时要严格无菌技术，避免发生医源性感染，每项操作完成前后都要洗手。

②血小板减少的护理：血小板低于50×10^9即有潜在出血，低于20×10^9即有自发性出血的可能。a.了解患者化疗的进程及血常规的变化，血小板下降时，嘱患者适当休息，不做剧烈运动；有颅内出血、阴道

第八章 卵巢肿瘤、输卵管肿瘤及原发性腹膜癌的护理

出血倾向者，绝对卧床休息。b.各项操作动作要轻柔，注射后拔针要用棉签压迫穿刺部位直至无出血为止，以防皮下血肿。c.保持室内空气湿度在 50%～60%，防止空气干燥引起鼻出血；指导患者忌用手挖鼻和用力擤鼻。d.嘱患者用软毛刷刷牙，防止牙龈出血。e.忌辛辣、刺激性、坚硬粗糙的食物，宜使用高营养、易消化食物。f.避免患者发生便秘，必要时予以缓泻剂，以防肠黏膜损伤和潜在性的脑出血。

（4）肾功能损害的护理

①准确记录出入量。

②应用氨甲喋呤、顺铂时，应大量输入液体并嘱患者多饮水；应用环磷酰胺时，交代患者大量饮水，必要时静脉输入液体，以稀释尿液。观察患者有无泌尿系统症状，是否有排尿困难及血尿，发现异常及时通知医生处理。

4.心理护理：卵巢转移性肿瘤多为晚期肿瘤，治愈率低，患者极度痛苦、恐惧、绝望，护士应根据患者不同的心理特点，有针对性地实施心理护理，同时做好家属工作，共同配合给予心理支持。

5.健康教育：同"卵巢上皮性与非上皮性肿瘤"。

第九章

妊娠滋养细胞疾病的护理

第一节 葡萄胎

葡萄胎也称水泡状胎块,因妊娠后胎盘绒毛滋养细胞增生、间质水肿,而形成大小不一的水泡,而水泡间借蒂相连成串,形如葡萄而名之。葡萄胎是一种滋养细胞的良性病变,可以分为完全性葡萄胎和部分性葡萄胎两种。

一、症状

1.完全性葡萄胎

(1)停经后阴道流血:为最常见的症状。一般在停经 8～12 周开始不规则阴道流血,量多少不定。若大血管破裂,可造成大出血和休克,甚至死亡。反复的阴道流血若不及时治疗,可继发贫血和感染。

(2)子宫异常增大、变软:因葡萄胎增长迅速及宫腔内积血导致子宫大于停经月份,质地变软,并伴血清人绒毛膜促性腺激素(HCG)水平异常升高。但部分患者的子宫可与停经月份相符或小于停经月份,可能与水泡退行性变有关。

（3）妊娠呕吐：常发生于子宫异常增大和 HCG 水平异常升高者，出现时间一般较正常妊娠早，症状严重且持续时间长。若呕吐严重且未及时纠正，可导致水电解质平衡紊乱。

（4）子痫前期征象：多发生于子宫异常增大者，可在妊娠 24 周前出现高血压、蛋白尿和水肿，但子痫罕见。若早期妊娠发现子痫前期征象，需要考虑葡萄胎的可能。

（5）卵巢黄素化囊肿：大量 HCG 刺激卵巢卵泡内膜细胞发生黄素化而造成。常为双侧性，但也可单侧，大小不等，囊肿表面光滑，活动度好，切面为多房，囊壁薄。黄素化囊肿一般囊液清亮或呈琥珀色，无症状。通常在葡萄胎清宫后 2～4 个月自行消退。

（6）腹痛：表现为阵发性下腹痛，因葡萄胎迅速增长和子宫过度快速扩张所致。若发生黄素化囊肿扭转或破裂，可出现急性腹痛。

（7）甲状腺功能亢进：如心动过速、皮肤潮湿和震颤，血清游离 T3、T4 水平升高，但突眼少见。

2. 部分性葡萄胎

部分性葡萄胎也常表现为停经后阴道流血，有时与不全流产或过期流产过程相似。其他症状较少，程度也比完全性葡萄胎轻。

二、护理要点

1. 严密观察病情：观察和评估腹痛及阴道流血情况，患者流血过多时，需密切观察生命体征。观察每次阴道排出物，一旦发现有水泡状组织要送病理检查，评估出血量及流出物的性质。

2. 做好术前准备及术后护理：完善术前检查，注意患者有无休克、子痫前期、甲状腺功能亢进及贫血表现，遵医嘱对症处理，稳定病情。术前建立静脉通道，备血，准备好缩宫素、抢救药品及物品，以防出现大出血造成的失血性休克。术后严密观察患者生命体征，观察有无休克征象，注意观察有无羊水栓塞的表现，如呼吸困难、咳嗽等。及时观察阴道出血以及腹痛情况。

3. 健康教育：葡萄胎患者清宫术后必须定期随访，以期尽早发现妊娠滋养细胞肿瘤并及时处理，患者及家属应理解监测 HCG 的意义。指导患者进食高蛋白、富含维生素 A、易消化的食物；日常生活中注意外阴清洁，清宫手术后禁止性生活及盆浴 1 个月以防感染。

4. 随访指导：随访内容包括，①定期 HCG 测定，葡萄胎清宫后每周一次，直至连续 3 次阴性，以后每个月一次共 6 个月，之后每 2 个月一次共 6 个月，自第一次阴性后共计 1 年；②询问月经状况、有无阴道流血、咳嗽、咯血等症状；③妇科检查，必要时可行超声、X 线胸片或 CT 检查等。

5. 避孕指导：葡萄胎患者随访期间应可靠避孕 1 年。HCG 呈对数下降者阴性后六个月可以妊娠，但对 HCG 下降缓慢者，应延长避孕时间。避孕方法可选择避孕套或者口服避孕药，不选用宫内节育器，以免混淆子宫出血的原因或造成穿孔。若再次妊娠，应早期做 B 型超声及 HCG 检查，以明确是否正常妊娠，产后也需要 HCG 随访至正常。

第二节 妊娠滋养细胞肿瘤

60% 的妊娠滋养细胞肿瘤继发于葡萄胎妊娠，30% 继发于流产，10% 继发于足月妊娠或异位妊娠，其中侵蚀性葡萄胎全部继发于葡萄胎妊娠，绒癌可继发于葡萄胎妊娠，也可继发于非葡萄胎妊娠。侵蚀性葡萄胎恶性程度低于绒癌，预后较好。绒癌恶性程度极高，发生转移早而广泛。

第九章 妊娠滋养细胞疾病的护理

一、症状

1. 无转移滋养细胞肿瘤：大多数继发于葡萄胎妊娠。

（1）阴道流血：在葡萄胎排空、流产或足月产后，有持续的不规则阴道流血，量多少不定。也可表现为一段时间的正常月经后再停经，然后又出现阴道流血。长期阴道流血者可继发贫血。

（2）子宫复旧不全或不均匀性增大：常在葡萄胎排空后4～6周子宫尚未恢复到正常大小，质地偏软，也可受肌层内病灶部位和大小的影响，表现出子宫不均匀性增大。

（3）卵巢黄素化囊肿：由于HCG的持续作用，在葡萄胎排空、流产或足月产后，双侧或一侧卵巢黄素化囊肿持续存在。

（4）腹痛：一般无腹痛，但当子宫病灶穿破浆膜层时可引起急性腹痛及腹腔内出血而出现症状。黄素化囊肿发生扭转或破裂时也可出现急性腹痛。

（5）假孕症状：由于HCG及雌、孕激素的作用，表现为乳房增大，乳头及乳晕着色。甚至有初乳样分泌，外阴、阴道、宫颈着色，生殖道质地变软。

2. 转移性滋养细胞肿瘤：易继发于非葡萄胎妊娠，或为经组织学证实的绒癌。肿瘤主要经血行播散，转移发生早而且广泛。最常见的转移部位是肺，其次是阴道，以及盆腔、肝和脑等。局部出血是各转移部位症状的共同特点。

转移性滋养细胞肿瘤可以同时出现原发灶和继发灶症状，但也有不少患者原发灶消失而转移灶发展，仅表现为转移灶症状，容易造成误诊。

二、护理要点

1. 严密观察病情：严密观察患者腹痛及阴道流血情况，准确记录出血量、性状，出血多时除密切观察患者的血压、脉搏、呼吸外，配合医师做好抢救工作，及时做好手术准备。动态观察并记录血 HCG 的变化情况，识别转移灶症状，发现异常立即通知医师并配合处理。

2. 有转移灶者，提供对症护理。

（1）阴道转移患者的护理：禁止做不必要的检查和阴道窥器检查，尽量卧床休息，密切观察阴道转移灶有无破溃出血，配血备用。若发生破溃大出血时，应立即通知医师并配合抢救，如患者用长纱条填塞阴道压迫止血，则需严密观察阴道出血情况及生命体征，同时观察有无感染及休克。填塞的纱条必须于 24～48 小时内如数取出，取出时必须做好输液、输血及抢救的准备。若出血未止，可用无菌纱条重新填塞，记录取出和再次填入纱条数量，给予输血、输液，按医嘱用抗生素预防感染。

（2）肺转移患者的护理：卧床休息，呼吸困难者给予半卧位并吸氧。嘱医嘱给予镇静剂及化疗药物。大量咯血有窒息、休克甚至死亡的危险时，应立即让患者取头低患侧卧位并保持呼吸道的通畅，迅速通知医师，配合进行止血抗休克治疗。

（3）脑转移的护理：让患者尽量卧床休息，观察颅内压增高的症状，记录出入量，观察有无电解质紊乱的症状，一旦发现异常情况立即通知医师并配合处理。遵医嘱给予静脉补液，给予止血剂、吸氧、化疗药物等，严格控制补液总量和补液速度，防止颅内压升高，采取必要的护理措施预防跌倒、吸入性肺炎、压力性损伤的发生。

3. 化疗药物用药护理

（1）准确测量并记录体重：化疗时应根据体重来正确计算和调整药量。

（2）正确使用药物：严格落实"三查八对"，正确溶解和稀释药物，并做到现配现用。如果联合用药应根据药物的性质排出先后顺序。

（3）合理使用静脉血管并注意保护：遵循长期补液保护血管的原则，有计划地穿刺，用药前先注入少量生理盐水，确认针头在静脉中后再注入化疗药物。一旦怀疑或发现药物外渗应重新穿刺。化疗结束前用生理盐水冲管，以降低穿刺部位拔针后的残留的化疗药物浓度，起到保护血管的作用。对经济条件允许的患者建议使用 PICC 及输液港等给药，以保护静脉、减少反复穿刺的痛苦。

4. 健康教育

鼓励帮助患者进食，建议进食高蛋白、高维生素、易消化的饮食，增强机体的抵抗力。注意休息，有转移灶症状出现时应卧床休息，待病情缓解后再适当活动。注意外阴清洁，防止感染，节制性生活，做好避孕指导、出院后严密随访，警惕复发。第一次随访在出院后 3 个月，然后每 6 个月 1 次至 3 年，此后每年 1 次至 5 年，也有推荐低危患者随访 1 年，高危患者可随访 2 年。随访内容同葡萄胎，随访期间需严格避孕，应于化疗停止 ≥ 12 个月方可妊娠。

第三节 胎盘部位滋养细胞肿瘤

胎盘部位滋养细胞肿瘤（placental site trophoblastic tumor，PSTT）指起源于胎盘种植部位的一种特殊类型的滋养细胞肿瘤。临床较罕见，占妊娠滋养细胞肿瘤的 1%～2%。多数不发生转移，预后良好。

一、症状及体征

1. 绝大多数 PSTT 发生于生育期年龄，绝经后罕见，平均发病年龄

31～35岁。可继发于足月产、流产和葡萄胎，但后者相对少见，偶尔合并活胎妊娠。

2. 常见症状为闭经后不规则阴道流血或月经过多。

3. 体征为子宫均匀性或不规则增大。仅少数病例发生子宫外转移，受累部位包括肺、阴道、脑、肝、肾及盆腔和腹主动脉旁淋巴结。一旦发生转移，预后不良。

二、护理要点

1. 心理护理：评估患者心理状态，向患者及家属讲解疾病的相关知识，说明手术的必要性，让患者积极接受治疗。

2. 严密观察病情：观察和评估患者腹痛及阴道流血情况，流血过多时，密切观察血压、脉搏、呼吸等生命体征。

3. 做好围手术期护理：手术前完善检查，建立有效的静脉通路，备血，准备好缩宫素、抢救药品及物品，以防大出血造成的休克。术中严密观察血压、脉搏、呼吸，有无休克征象，术后注意观察阴道出血及腹痛情况。

4. 健康教育：鼓励患者进食高蛋白、高维生素、易消化的饮食，增强机体的抵抗力，注意休息，适当活动。注意外阴清洁，防止感染，节制性生活，做好避孕指导，出院后严密随访，随访内容同"妊娠滋养细胞肿瘤"。

第十章

妇科肿瘤非手术治疗及护理

第一节 妇科化疗患者的护理

一、概述

肿瘤化学治疗是指采用药物治疗恶性肿瘤的方法，狭义的化疗主要指细胞毒性药物治疗，广义的化疗还包括靶向治疗、内分泌治疗、生物免疫治疗及基因治疗。化疗药物能抑制恶性肿瘤的生长和发展，并在一定程度上杀死肿瘤细胞。但在抑制肿瘤细胞的同时对机体增殖旺盛的细胞及中枢神经系统有一定的影响，有些药物还对肝、肾、心功能有损伤，少数药物对皮肤及其附件、肺、内分泌系统有不同程度损伤。此外，多数抗肿瘤药物都有免疫抑制作用，有潜在的致畸和致癌作用。

抗肿瘤药物在抑制恶性肿瘤细胞的生长和发展的同时也对正常细胞起到杀伤作用，且大多数抗肿瘤药物治疗剂量与中毒剂量接近，医务人员在用药前需全面了解患者的病情。评估各系统的功能状态及心理需求，用药过程中严格执行正确的给药方法及用药顺序，密切观察患者的病情变化，做好不良反应的动态观察与护理。

二、一般护理

1. 心理护理：化疗前了解患者的心理情况，做好心理干预，化疗时采取有效方法分散其注意力，减轻患者紧张情绪。

2. 休息与环境：保持病房环境的安静整洁，无异味，减少不良刺激，控制探视人员，创造良好的休养环境；劳逸结合，化疗时建议患者卧床休息，化疗结束后适当在病室内活动，保持充足睡眠。

3. 饮食指导：进食清淡易消化、高蛋白、高维生素食物，在胃肠道反应最轻时进食，少量多餐，多饮水，避免刺激性强、辛辣腌熏食物。

4. 个人卫生及生活习惯：告知患者个人卫生的重要性，饭前便后勤洗手，剪短指（趾）甲并保持清洁，保持口腔、会阴、肛周清洁，穿棉质柔软清洁的内衣内裤；改变不良的生活习惯，如吸烟、酗酒等。

三、药物不良反应的预防及护理

（一）局部不良反应的护理措施

细胞毒性药物静脉给药期间直接刺激静脉内壁造成静脉炎，由静脉渗出扩散至周围组织导致化学性蜂窝组织炎，进一步发展造成组织坏死、皮肤溃烂、肌腱关节功能损伤。

1. 预防

（1）化疗给药前根据药物的发疱性和非发疱性、化疗方案单药或联合、治疗疗程周期、血管情况等做好患者的主动静脉评估。在条件允许的情况下首选中心静脉通路，可采用经外周静脉穿刺中心静脉置管，输液港（PORT）或者中心静脉导管（CVC），持续静脉化疗患者必须经中心静脉通路给药。

（2）非刺激性药物、弱刺激性药物如外周静脉条件允许可经外周静脉留置针穿刺给药，穿刺部位尽量选择粗直便于固定的上肢静脉，避开乳腺癌根治术后患肢、切除性外科手术的肢体末端；避免同一部位重复穿刺及24小时内在穿刺点以下的静脉进行穿刺给药，给药时间小于60分钟。

（3）化疗给药必须由经专业培训的护士执行，给药前输注生理盐水或5%葡萄糖，确认通畅后方可给药；化疗中加强巡视，观察输注是否通畅，输注部位的情况应及时倾听患者的主诉；化疗输注后，输注生理盐水或5%葡萄糖保护静脉。

（4）多种药物输注时，在不违反联合用药输注顺序的情况下，先输注发疱性药物，如果两种均是发疱性药物，先输注稀释量少的一种，两种药物给药之间用生理盐水或5%葡萄糖冲洗导管和留置针。

（5）对患者及家属进行有关药物渗漏可能性出现症状的教育，以便早期发现药物渗漏征象。

2. 处理

（1）对外渗或可疑外渗部位进行评估，包括外渗范围、程度，外渗药物；评估患者症状，如疼痛、肢体活动受限情况。

（2）报告医生，根据化疗药物种类，注入相应拮抗剂，在外渗周围组织行局部皮下封闭注射。

（3）若无相应拮抗剂可拔除针头，直接用2%普鲁卡因（利多卡因）2mL+生理盐水5～10mL+地塞米松5mg行局部皮下封闭注射。封闭注射方法：常规皮肤消毒，沿外渗边缘行多点扇形注射封闭。

（4）根据药物性质局部给予冷敷或热敷。

（5）冷敷或热敷后可酌情在局部使用湿敷药物，如氢化可的松、25%硫酸镁、2%～4%碳酸氢钠、如意金黄散等，促进水肿消退，降低药物对组织的毒性。

（6）抬高患肢24～48小时，促进血液回流，减少局部组织肿胀。

（7）外渗 24 小时以后可行红外线、超短波等理疗，待炎症消退后指导患者进行功能锻炼。

（8）指导患者观察外渗部位，并报告有无疼痛、发热、寒战、水疱、皮肤剥脱等情况，如出现手臂肿胀、僵硬，应立即报告。

（9）如外渗局部持续恶化导致皮肤溃疡、坏死或疼痛未能缓解，须及时通知医生进行清创、换药或植皮等外科治疗。

（10）详细记录，密切观察患者反应，询问患者主诉，每班认真观察局部情况并做好交接班。做好外渗不良事件登记报告。

（11）根据渗出药物性质及渗出情况制订随访时间，一般随访至 10～14 天。

（二）消化系统毒性反应的护理措施

消化系统最常见的早期毒性反应是恶心、呕吐，也是患者最害怕的，严重者可导致脱水、电解质失衡、衰弱及体重减轻，如环磷酰胺、顺铂导致恶心呕吐的发生率为 80%～90%。恶心呕吐根据发生时间不同可以分为五种：①急性恶心呕吐发生于化疗后 24 小时内，一般在化疗后 5～6 小时发生，可持续 10 小时以上；②延迟性恶心呕吐发生于化疗后 24 小时以后至第 5～7 天，发生时间晚、持续时间长、症状相对较轻；③预期性恶心呕吐是指联想到与化疗相关的事件就出现恶心呕吐，主要由精神和心理因素引起，属于条件反射性呕吐，常见于以往恶心呕吐控制不好的患者；④暴发性恶心呕吐指已进行了积极的预防性止吐治疗，但仍然发生了严重的恶心呕吐，须进行挽救性止吐治疗；⑤难治性恶心呕吐指预防性和挽救性止吐治疗均告失败，再次出现的恶心呕吐。

消化系统增殖活跃的黏膜组织影响也较明显，使其增生修复减慢，为寄生细菌提供了入侵窗口，易导致口腔炎、口腔溃疡，常引起疼痛，影响食欲，常见药物有氨甲蝶呤、5-氟尿嘧啶（5-FU）、紫杉醇（PTX）等；也可使肠道内上皮细胞水肿、坏死等，刺激肠蠕动引起腹泻，甚至发生肠黏膜溃疡，常见药物有 5-FU、阿糖胞苷、阿霉素等；盐酸伊立替康抑制乙酰胆碱酯酶活性引起急性腹泻，5-FU 和伊立替康联合方案，腹泻发生率可达 82%，其中 1/3 的患者出现严重腹泻；临床上长春碱类引起便秘相关症状也较常见。

1. 预防

（1）医护人员向患者做好解释工作，提高心理支持，指导患者放松疗法。患者适当活动分散注意力，减轻紧张情绪，倾听轻音乐等。

（2）保持口腔清洁湿润，饮食前后用生理盐水漱口，睡前晨起用软毛刷清洁口腔，动作轻柔；保持肛周及会阴清洁干燥。

（3）在化疗前及时准确地给予止吐药物，根据化疗药物的催吐等级给予止吐药物方案，必要时用二联或三联方案，药物有地塞米松、甲氧氯普胺、5-羟色胺受体拮抗剂、NK-1 受体阻滞剂（阿瑞匹坦）等；使用中医护理干预措施预防恶心呕吐，如耳穴压豆、药物罐、穴位按压等。

2. 处理

（1）饮食宜清淡易消化，指导患者在胃肠道症状最轻时进食，避免在治疗前后进食过多。对已发生呕吐的患者，可在呕吐间歇期进食，少量多餐，多饮水，保持口腔清洁。

（2）患者发生呕吐时给予协助，指导其漱口，放松深呼吸，取舒适卧位，及时清洁床单位；遵医嘱使用止吐药，中医措施干预止吐；对于呕吐严重者，必要时可以使用抗组胺药物或镇静药物辅助治疗。

（3）严密记录出入量，检测电解质及肝肾功情况，对营养严重失调者给予补液，维持水电解质平衡，酌情给予肠内、外营养支持治疗。

（4）发生消化道黏膜炎或溃疡的患者，进食营养丰富的温凉流食或半流食，避免食用刺激性、粗糙的食物，对于口腔溃疡，局部可涂抹锡类散、重组人表皮生长因子（金因肽），用康复新液漱口等。如合并感染，根据感染类型选用漱口液，霉菌感染可用5%碳酸氢钠漱口液，厌氧菌感染用3%过氧化氢漱口液，细菌感染可用庆大霉素漱口液。

（5）便秘、食欲缺乏等对症处理，如给予通便口服液、麻仁丸治疗便秘，如出现腹胀或肠鸣音减弱，警惕肠梗阻发生。孕酮类药物可用于促进食欲。

（6）伊立替康化疗出现急性胆碱能综合征时，给予阿托品治疗，伊立替康所致的迟发性腹泻（用药在24小时发生）为毒性反应，一旦出现稀便或异常肠蠕动，给予盐酸洛派丁胺（易蒙停）治疗，首次口服4mg，以后2mg/2小时，一直用到腹泻停止后12小时，总用药时间不超过48小时，夜间为了保证患者睡眠质量，可以4mg/4小时，同时增加液体摄入，严重者予补液和抗菌治疗。对于顽固性1级或2级、新发生3级或4级腹泻，建议使用生长抑素类似物如奥曲肽。

（7）严密观察患者病情变化，早期发现相关征兆，尽早治疗。

（三）骨髓抑制的护理措施

抗肿瘤药物除了博来霉素、门冬酰胺酶、激素类、长春新碱（一般剂量）对骨髓影响很小外，其他化疗药物通常会引起不同程度的骨髓抑制，一般认为粒细胞减少通常开始于停药后1周，至10~14天达到最低点，在最低点维持2~3天后缓慢回升，至第21~28天恢复正常。

1. 预防

（1）化疗前评估患者情况，查看血常规，如白细胞低于3.5×10^9/L、血小板低于80×10^9/L时，暂停化疗，给予升血治疗；白细胞低于3×10^9/L、血小板低于60×10^9/L时，停用化疗。

（2）给予营养支持，指导患者高蛋白、高热量、维生素丰富的饮食。

（3）化疗后密切关注血常规，了解血常规情况。

2. 处理

（1）白细胞下降时，遵医嘱给予升白药物，如集落细胞刺激因子促进白细胞生长；白细胞特别是粒细胞下降时，感染机会将增加，当白细胞 $< 3.5 \times 10^9$/L 停止化疗，应用紫外线消毒房间，减少探视，密切监测患者体温。当白细胞 $< 1 \times 10^9$/L，容易发生严重感染，需进行保护性隔离，如使用层流床或进层流室。必要时预防性应用抗生素，做血培养，输注全血或成分血。

（2）当血小板 $< 50 \times 10^9$/L 时会有出血危险，观察皮肤有无瘀血、瘀斑及其他出血症状。协助患者做好生活护理，做好预防出血措施，嘱患者少活动、慢活动，避免碰撞，观察出血症状。当血小板下降至 10×10^9/L 以下时，易发生中枢神经系统、胃肠道、呼吸道的自发性出血，女性月经期间出血量及持续时间异常，患者需绝对卧床休息，一旦出现头痛等症状应考虑颅内出血，应立刻通知医生。必要时输注血小板悬液。

（3）嘱血红蛋白下降患者注意休息，给予饮食指导，必要时吸氧，血红蛋白低于 8g/dL 时需要输血治疗，促红细胞生成素皮下注射，促进红细胞生成。

（4）女性月经期注意出血量和持续时间，必要时用药推迟。

（四）心脏毒性的护理措施

蒽环类药物的心脏毒性最明显，交联 DNA 而损伤细胞，影响辅酶 Q 的功能，直接破坏细胞膜造成心肌细胞损伤。轻者可无症状，仅表现为心电图异常，重者可表现为心悸、气短、心前区疼痛、呼吸困难、各种心律失常，甚至心力衰竭。常见引起心脏毒性的药物有阿霉素、柔红霉素、米托蒽醌、顺铂、5-氟尿嘧啶，靶向药物如曲妥珠单抗也有明显的心脏毒性。

1. 预防

（1）化疗前了解患者有无心脏病病史，常规做心电图了解心功能。

（2）注意休息，减少心肌耗氧量，减轻心脏负荷；少量多餐，避免加重心脏负担，反射性引起心律失常。

（3）延长静脉给药时间，可减少心脏毒性，可使用与多柔比星结构相近的表柔比星，减轻心脏毒性。限制蒽环类药物蓄积量，必要时协助医生检测血药浓度，阿霉素累积量超过 $450\sim500mg/m^2$ 时，充血性心力衰竭可达25%，应严格控制阿霉素使用总量。

（4）使用细胞保护剂，右丙亚胺对抗肿瘤药物引起心脏毒性起保护作用。

2. 处理

（1）监测心电图、左心室射血分数（LVEF）和经皮心腔内心肌活检术，及时发现早期心肌损害。

（2）观察病情变化，重视主诉，监测心率、节律变化，必要时做心电监护及心电图，及时发现心衰迹象，遵医嘱给予强心利尿剂治疗。

（3）使用心脏保护剂，FDP、维生素E、辅酶Q10、ATP、钙通道阻滞剂，监测生化相关指标，预防电解质紊乱（血钾失调、钙离子紊乱等）。

（五）泌尿系统毒性的护理措施

可致肾毒性的药物有顺铂、丝裂霉素、环磷酰胺、大剂量氨甲喋呤和亚硝脲类等，尤其是顺铂最易引起肾毒性，发生率高达28%～36%，主要是金属铂离子致肾小管上皮细胞坏死、变性，严重时出现肾衰竭；丝裂霉素在停药后出现蛋白尿，羟喜树碱、环磷酰胺、异环磷酰胺等可引起出血性膀胱炎；联合化疗对化疗敏感的肿瘤细胞迅速大量破坏，血液中尿酸急剧增加，出现尿酸性肾病。

1. 预防

（1）化疗前必须进行有关的肾功能检查。

（2）化疗前和化疗期间多饮水，使尿量维持在每日 2000～3000 mL。

（3）大剂量顺铂化疗需要水化，每日输液 3000 mL 以上，同时予以利尿和脱水剂，保持尿量在 2500 mL 以上，每小时尿量 100 mL 以上，注意电解质平衡。

（4）大剂量氨甲喋呤应用时需水化及碱化尿液，当氨甲喋呤用量高达需用亚叶酸钙解救时，应给予碳酸氢钠碱化尿液（pH＞8），保持尿量＞100 mL/h。

（5）异环磷酰胺（IFO）可产生不同程度肾实质损伤，美司钠在异环磷酰胺后 0 小时、4 小时、8 小时静脉推注应用，可与 IFO 代谢副产物丙烯醛结合，减轻膀胱黏膜损伤，可预防出血性膀胱炎，同时给予足够水分以利尿，碱化尿液，减轻肾脏及膀胱毒性。

2. 处理

（1）化疗期间或化疗后定时监测肾功能、尿常规，指导患者观察尿液性状，早期发现泌尿系统毒性症状及体征，按医嘱对症处理。

（2）尿酸性肾病防治，指导患者大量饮水增加尿量，以利尿液溶解，宜口服碱性食物，多食用新鲜蔬菜、水果，控制嘌呤含量高的食物，如肉类、动物内脏、花生、瓜子等；遵医嘱服用别嘌醇片预防尿酸性肾病。

（3）及时停用进一步损害泌尿系统毒性的相关药物，必要时做好血液透析等相关治疗。

（六）肝功能损害的护理措施

大多数抗肿瘤药物经过肝脏代谢、活化或灭活，损害肝脏，较多肿瘤存在肝转移使肝功能受损，药物应用超过肝脏的代谢负荷，易引起肝脏毒性发生。表现为乏力、恶心呕吐、食欲缺乏、肝大、肝区疼痛、血清转氨酶和胆红素升高，重者出现黄疸甚至急性肝功能衰竭等。

1. 预防

（1）做好心理护理，减轻患者焦虑情绪，注意休息。

（2）给予饮食指导，以清淡易消化饮食为主，适当增加维生素及优质蛋白的摄入。

（3）化疗前进行肝功能检测，如有异常，慎用或停用化疗药，按医嘱予护肝治疗。合并肝炎病毒感染者，遵医嘱运用抗病毒治疗，对于肿瘤出现早期弥漫性肝转移灶时，转氨酶升高护肝治疗无效时，应及时化疗。

2. 处理

（1）加强病情观察，监测肝功能，如有肝区胀痛、黄疸，应及时发现异常，并配合医生对症处理。

（2）出现肝功能损害者，给予护肝治疗，谷胱甘肽、异甘草酸镁注射液，B族维生素、维生素C等药物治疗，指导患者配合中药治疗。

（3）指导患者清淡、高能量、高维生素饮食，根据肝功能情况及时调整患者蛋白质的摄入。

（七）呼吸系统毒性反应的护理措施

化疗药引起的肺损伤以浸润性肺疾病为主要症状，主要表现为干咳、呼吸困难、胸痛和咯血等，可伴有疲劳、发热和低氧血症等，胸片和肺功能检查异常，严重者出现呼吸衰竭。引起肺毒性的药物有全反式维A酸、博来霉素、卡莫司汀、丝裂霉素C和环磷酰胺等。

1. 预防

（1）肺毒性以预防为主，化疗前了解有无肺部疾病，观察肺部症状，进行胸片和肺功能检查，预防呼吸道感染。

（2）化疗期间应密切观察患者有无呼吸道症状，及早诊断、及时停药。

（3）老年患者、胸部放疗史、慢性肺病患者用药过程中应严格执行用药规范，控制药物总量，单次剂量不宜过大，严密观察病情变化。

2. 处理

（1）出现肺毒性，遵医嘱用皮质类固醇、抗生素、维生素等治疗。

（2）遵医嘱使用延缓或减轻肺纤维化的药物，指导患者配合益气养阴、清热润肺、活血化瘀中药治疗。

（3）低流量吸氧、半卧位，鼓励适度活动，做好生活护理，保持室内空气流通，指导患者进行有效的肺功能锻炼。

（八）神经系统毒性反应的护理措施

随着肿瘤治疗方法的进展，患者生存期延长，化疗引起的神经毒性呈增长趋势，分外周、中枢神经损伤。长春碱类、奥沙利铂、鬼白毒类、紫杉醇等常引起神经系统损害，最常见的是外围神经损害，如手足麻木、自主神经障碍等症状；阿糖胞苷、门冬酰胺酶引起的中枢神经系统毒性反应，常表现为感觉异常、震动感减弱、肢体麻木、刺痛、步态失调、共济失调、嗜睡、精神异常等。

1. 预防

（1）做好心理护理，做好应对措施的宣教，创造良好安全的休养环境，避免烫伤、灼伤和冷刺激。

（2）密切观察与神经毒性相关的症状及体征，定期评估神经系统功能，遵医嘱予营养神经的药物，症状严重时停药或换药。

（3）有的药物如依托泊苷、替尼泊苷等可引起直立性低血压，在用药过程中应卧床休息，如厕时应有人陪同，缓慢活动，避免发生直立性低血压，预防跌倒。

（4）奥沙利铂的神经毒性主要表现在周围神经病变，通常遇冷会麻木，用药时及用药后注意保暖，48～72小时内避免冷接触和金属接触。

2. 处理

（1）密切观察药物毒性反应，定期监测神经功能，一旦出现症状应减量、停药或换药，并遵医嘱给予营养神经的药物治疗。

（2）患者出现肢体活动或感觉障碍、手足麻木时，要加强护理，可采用中医疗法，如穴位按摩、针灸、被动活动，或采用中药熏洗浸泡，以加快康复过程。

（3）指导患者日常生活、活动时确保安全，环境光线适宜，避免灼伤、烫伤，减少磕碰，避免单独外出。

（九）脱发和皮肤毒性反应的护理措施

化疗药物抑制头皮毛发基质中生发干细胞而造成脱发，脱发的程度通常与药物的浓度和剂量有关，常见药物多柔比星、阿霉素、环磷酰胺、氨甲喋呤和长春新碱最常引起脱发，博来霉素可引起一些特异性硬化性皮肤改变。对于掌跖感觉异常及红斑性感觉异常症（手足综合征），表现为麻木、感觉迟钝、麻刺感、烧灼感、疼痛及持物行走时触痛等不适，严重者皮肤肿胀、脱皮、皲裂硬结样水疱或严重疼痛，卡培他滨、5-Fu和阿霉素发生率高。

1. 预防

（1）脱发是常见化疗不良反应，给患者带来极大心理创伤，是造成患者惧怕化疗等行为的直接因素之一。建议患者在脱发前选择合适的假发、帽子或头巾，做好心理护理、精神支持，告诉患者脱发是暂时，减轻恐惧心理，选择温和的洗发用品，宽齿梳子，及时清理脱发，减少刺激。

（2）对于手足综合征患者，口服维生素B_6或用中草药浸泡可延缓其发生率并减轻症状，日常生活中保持皮肤清洁、用温水清洗，穿舒适宽松的鞋子，避免抓挠导致皮肤破溃或加重感染，出现严重的手足综合征时停止化疗。

（3）抗肿瘤药物所致皮疹、硬化症多数属光敏感性，指导患者避免日光直晒，可以使用润肤露、维生素E软膏保持皮肤清洁滋润，避免接触碱性和刺激性强的洗漱用品。

2. 处理

（1）开始脱发时先剪短或剃光头，避免每日用洗发剂洗头，用中性洗发剂和温水洗头，选用光滑柔软的枕套减少摩擦，避免使用染发剂、吹风机，以防进一步损害头皮毛囊。

（2）出现手足综合征时应暂时停药和调整用药剂量，出现Ⅱ～Ⅲ级手足综合征可暂停使用化疗药，至症状消失或减轻至Ⅰ级再恢复用药。

（3）加强局部伤口护理，如出现水疱或溃疡时，应及时协同皮肤科医师对症处理。

（十）过敏反应的护理措施

较常引起过敏的化疗药物有紫杉醇、多西他赛、门冬酰胺酶、依托泊苷、博来霉素、多柔比星、金属铂类、吉西他滨等，还有一些单克隆抗体药物，轻者表现为注射局部的荨麻疹、瘙痒等，严重者会发生支气管痉挛、低血压、全身皮疹等。

1. 预防

（1）用药前详细了解患者过敏史和既往用药史，掌握药物性质、使用方法和不良反应，做好预防措施，用药前备好氧气、抗过敏药品、抢救物品及器械，予心电监护，严密观察生命体征变化，详细记录。

（2）在应用PTX前必须做好预处理，用药前12小时和6小时，遵医嘱给予地塞米松20mg口服，用药前30～60分钟给予静脉注射西咪替丁300mg或雷尼替丁50mg，15分钟前肌注苯海拉明50mg，防止过敏反应发生。PTX 需用非聚氯乙烯、过滤器为（0.22 μm 孔道）的专用输液器输注。为避免药物浪费，先用 PTX 30 mg 输注，无不良反应时再给予余量输注。PTX 过敏反应发生率为 11%～20%，多数为 I 型变态反应，表现为支气管痉挛性呼吸困难、荨麻疹和低血压，几乎所有的反应都发生在用药后最初 10 分钟内，严重的发生在 2～3 分钟之内。

（3）多西他赛在第 1 次及第 2 次输注时，应密切注意患者的过敏反应。口服地塞米松 8mg，每日 2 次（用药前 1 天、用药当日、用药后 1 天），减轻水钠潴留和过敏反应。

（4）门冬酰胺酶和博来霉素使用前需皮试，用药前给予地塞米松 5mg 静脉注射，减少过敏反应。

（5）控制输液滴速和输液时间，首次给药治疗速度应缓慢，给药第 1 小时内每 5～15 分钟测血压及脉搏，并做好记录。

2. 处理

（1）一旦发生超敏反应，立即停药，更换输液器，遵医嘱立即皮下注射肾上腺素 1mg 和地塞米松 5mg，如果症状不缓解，每隔 30 分钟皮下注射肾上腺素 0.5mg，直至症状缓解，给予氧气吸入，喉头水肿配合行气管插管，必要时行气管切开，如心搏、呼吸骤停则行心肺复苏（CPR）。

（2）门冬酰胺酶，建议在住院条件下使用，既往对此药有过敏史的患者需要再次用药时先进行脱敏治疗，并谨慎使用。

四、肿瘤化疗患者居家安全管理

化疗是肿瘤治疗的重要组成部分，化疗按治疗时机的不同有新辅助化疗、辅助化疗和姑息化疗，一般化疗需 6～8 个疗程，经过 1 个周期化疗药物治疗后，休息 2～3 周为 1 个疗程。患者化疗在医院住院部或门诊完成，治疗间歇期在家中休息，部分化疗口服药也在家中服用。由于化疗药物的不良反应及患者疾病的原因，会对患者身体、心理和生活质量造成一定的影响，处理不当会影响患者完成整个化疗疗程，从而影响患者完成整个化疗疗程，影响疾病的治疗和预后。因此，化疗间歇期患者的居家安全非常重要，医护人员一定要做好出院宣教并提供延续性护理，使患者的治疗照护不因环境改变而终止或中断，应提高照护质量。

（一）症状管理

1. 教育患者做好骨髓抑制症状监测，按出院医嘱监测血常规、肝肾功能等，做好预防感染的相关措施。

2. 做好消化道症状观察与自我应对，注意有无恶心、呕吐、腹泻、便秘等症状。如呕吐每天3～5次以上，连续2天或1天6次以上，一定要去医院就诊处理，避免出现水电解质紊乱。如有严重恶心影响进食、腹泻大于2天、便秘大于3天，出现腹痛、黑便等症状，应及时去医院就诊。

3. 疼痛管理，遵医嘱服用止痛药物，不随意调整剂量和改变服用时间，疼痛控制不佳时及时到医院就诊，护理人员按规范做好疼痛随访。

（二）导管安全管理

1. 做好导管护理，按时维护，防意外脱管。指导患者严格遵守护士的指导进行自我管理和功能锻炼。

2. PICC、PORT等中心静脉置管，使用规范的维护手册。PICC导管需每周去医院更换敷贴和接头，如有局部红肿热痛、敷贴起翘沾湿等，需立即到医院处理。PORT根据不同产品也需按时维护，一般每4周维护一次。

3. 遵守护士的教育进行血栓预防，每天饮水在2500～3000 mL，选择适当的活动方式，宜选择以慢走和快走结合的运动。

（三）饮食与活动安全管理

1. 合理饮食，加强营养支持。进食清淡易消化富含蛋白质、维生素的新鲜食物，避免生冷刺激性食物，避免进食失效期食品。

2. 合理安排日常活动，适当锻炼，避免疲劳。合适的锻炼方式有慢走、快走、太极、瑜伽和音乐操等，避免剧烈活动。应针对不同疾病进行相应的功能锻炼。

3. 合理安排出行，穿舒适的服装和鞋袜，带好必须服用的药品及防护用品，每小时要活动肢体，避免长途旅行。

4. 预防跌倒，避免意外伤害。消除患者居家环境跌倒危险因素是预防患者跌倒的基本措施，居室家具要摆放合理、稳固，过道不堆放杂物，居室家具边缘或转角处光滑、无直角突出，楼梯安装双向扶手，浴室安装扶手、用防滑垫并保持浴室干燥，卧床时就能开启床头灯开关，站立在地上取储藏物品，不站立在凳子、椅子上取高处物品。活动时穿防滑鞋，裤子、裙子长度合适不拖地。及时排查颈椎病、腰椎病、直立性低血压、高血压等与跌倒相关的慢性病，降低跌倒风险。

（四）社会支持

1. 利用信息网络平台为患者提供信息和帮助，保持电话或微信等通信工具24小时畅通，必要时进行家庭访视，便于联系患者获取信息，帮助患者解决后顾之忧。

2. 指导患者坚持服用治疗性药物，帮助患者建立服药日志，每天记录服药情况及与药物相关的不良反应。

3. 指导合理调适情绪，保持心情愉快，及时疏导不良情绪，获取家庭支持。

第十章 妇科肿瘤非手术治疗及护理

第二节 妇科放疗患者的护理

放射治疗（放疗）是恶性肿瘤的一种局部治疗手段，它利用具有电离辐射能力的放射线直接照射肿瘤所在部位来杀灭肿瘤细胞，它和手术治疗、化学治疗以及分子靶向治疗共同组成了当前肿瘤的主要治疗手段。放射治疗可以单独使用或联合手术、化疗、生物治疗等。

放疗的适应证包括恶性肿瘤及瘢痕疙瘩、血管瘤、皮肤病、顽固性疼痛等良性疾病，绝对禁忌证很少，即使很晚期的肿瘤患者仍可选择低剂量姑息放疗（如止痛），但需进行治疗前的严格评估，避免不必要的放疗。

一、绝对禁忌证

1. 心、肝、肾等重要脏器功能严重损害者。
2. 严重的全身感染、败血症、脓毒血症未得到控制者。
3. 肿瘤晚期恶病质，如消瘦、脱水、临终期患者。
4. 伴高热或肿瘤所在脏器有穿孔或合并大量胸、腹腔积液者。
5. 合并各种传染病，如活动性肝炎、活动性肺结核患者。

二、相对禁忌证

1. 放疗不敏感性肿瘤，如骨肉瘤、某些软组织肉瘤及胃肠道肿瘤等。
2. 放疗中等敏感肿瘤，如肺癌、头颈部肿瘤、宫颈癌等已有远处转移者。
3. 放疗中等敏感的肿瘤，经足量照射后局部复发者。
4. 大面积照射可能严重影响脏器功能者。
5. 有其他疾病不能立即放疗者。
6. 血常规过低者。

三、放疗的常见并发症及处理

1. 乏力：肿瘤本身会造成身体疲乏，放疗可能会加重这一症状，同时，疾病压力以及辐射对正常细胞的影响也会导致疲倦乏力。

2. 外周血常规下降：单纯放疗一般不会引起明显的血常规下降，下降的多少与患者的全身情况、是否接受过化疗以及照射野大小、部位等因素有关。

3. 局部反应：多数放疗不良反应多表现为局部反应，即照射野内的局部组织器官出现的反应，包括：

（1）放射性皮肤反应：主要分为干性皮肤反应和湿性皮肤反应，好发于颈部、腋下及腹股沟等皮肤薄嫩、多皱褶、易出汗的部位。出现干性皮肤反应的患者会感觉皮肤有些干燥，甚至瘙痒，一些患者会出现脱皮等，一般不影响放疗正常进行。湿性皮肤反应表现为局部出现水泡、渗液，如果较为严重需要暂停放疗。

（2）放射性黏膜反应：急性黏膜反应一般于放疗的第二周末或第三周初出现，也就是放疗剂量至 20～30 Gy 时开始出现肉眼的改变，主要表现为红斑样改变；30～40 Gy 时开始出现斑片状黏膜炎的改变；以后随着放疗的继续进行，斑片状黏膜炎可相互融合。

（3）脱发：只有在特定的部位进行放疗才会引起脱发。毛发部位受到放疗会导致不同程度的脱发。基本可以完全恢复，但恢复时间长短因人而异。治疗后头发是否再生，取决于毛发部位接受的剂量和射线能量。

（4）消化道反应：接受腹部放疗的患者可出现厌食、恶心、呕吐、腹泻等消化道症状。临床处理以对症处理、加强支持疗法为主，必要时鼻饲胃管以保证每日的基本营养。

（5）放射性直肠炎：放射性直肠炎是盆腔恶性肿瘤放射治疗，如女性宫颈癌、男性前列腺癌放疗的主要并发症，放疗中表现为腹泻、血样变、里急后重，甚至腹痛，放疗后一定时间内多可自愈，但个别患者可迁延不愈，最后发展至直肠狭窄，影响排便功能。

四、放疗前患者的护理

1. 心理准备：了解患者心理状态，缓解其过度紧张、压抑等负性情绪，培养广泛的兴趣爱好，保持愉悦的心情。

2. 积极治疗放射部位的感染病灶：如头颈部的毛囊炎、疖肿、鼻旁窦炎、口腔炎、咽喉炎等。

3. 评估全身状况：积极处理并发症，控制感染和出血。纠正贫血和营养不良状态，针对高危营养风险的患者，做好营养支持。对患者生活自理能力、跌倒风险进行评估，识别跌倒高风险患者并重点防控。

4. 已婚妇女如有合并妊娠，在医生指导下终止妊娠。

5. 嘱患者在进入放射治疗室前取下所携带的金属制品，以免增加射线吸收。指导放疗患者在腹腔及盆腔放疗时保持膀胱自然充盈。

6. 教育指导发放相关健康教育资料，介绍放疗相关知识及治疗程序、放疗期间可能出现的不良反应以及预防措施，使患者消除焦虑情绪和恐惧，积极配合治疗。

五、放疗期间患者的护理

1. 护士应指导患者皮肤保护的方法，以减轻皮肤反应程度。同时应评估患者皮肤反应程度，采取相应的预防和护理措施。

（1）皮肤反应的分级和表现：根据美国放射肿瘤协作组（RTOG）"急性放射反应评价标准"，将急性皮肤毒性反应分为Ⅳ级。

0级：无变化。

Ⅰ级：轻微红斑，轻度皮肤干性反应。

Ⅱ级：散在红斑，因皮肤皱褶而导致的皮肤湿性反应或中度水肿。

Ⅲ级：融合的皮肤湿性反应，凹陷性水肿，直径≥1.5 cm。

Ⅳ级：皮肤溃疡、坏死或出血。

（2）预防措施和健康指导

①保持皮肤清洁干燥，穿宽松柔软的棉质衣物。放疗的患者应身着便于穿脱的服装，减少皮肤摩擦刺激。

②照射处皮肤禁用肥皂擦洗或热水浸浴。局部皮肤禁用刺激性消毒剂，如碘酒、酒精等；避免热敷、冰敷、按摩、理疗、针灸等；外出时做好防护，避免放疗照射野皮肤在烈日下照射；照射野皮肤禁用化妆品涂抹，不可贴胶布或敷贴，不选作穿刺点，禁止佩戴金属饰品等。

③开始放疗时交代患者遵医嘱使用三乙醇胺软膏涂抹放疗照射部位1～2 mm厚，并轻轻按摩至完全吸收，每日2～3次以防治放射性皮炎。当患者放射野的皮肤出现发红、瘙痒、疼痛、脱皮等干性反应时，嘱其不要用手搔抓，也不要自行处理，及时报告医护人员。当患者照射野皮肤出现湿性反应时，应充分暴露局部皮肤，尽量保持皮肤清洁干燥，遵医嘱局部使用抗感染、促进表皮生长的药物，如康复新液、金因肽等，如溃烂严重，应暂停放疗，局部换药处理。

④嘱患者务必保持放疗照射野皮肤标记的界线清晰可见，切勿洗掉；如发现有褪色情况，应通知医生补划，切勿自行添划，以免造成治疗部位失误或不准确。

（3）皮肤毒性反应的处理

Ⅰ级：局部外用薄荷淀粉、氢地油等药物，可起到清凉止痒作用，芦荟软膏可以使皮肤湿润舒适。勿用抓挠，造成皮肤损伤，减少局部皮肤摩擦刺激，保护照射野皮肤清洁干燥。

Ⅱ级：局部外用氢地油、金因肽或湿润烫伤膏等，可减轻局部炎症反应、促进皮肤愈合。照射区域皮肤充分暴露，切勿覆盖或包扎。避免外伤和感染。

Ⅲ级：当皮肤湿性反应面积较大，患者出现发热等全身中毒症状时，密切观察皮肤局部反应的发展，积极对症处理，预防感染。疼痛较重的患者遵医嘱应用镇痛药物缓解症状，注意观察用药后效果和反应。必要时可暂停放疗，避免损害继续加重。

Ⅳ级：停止放疗，积极对症处理，预防感染，营养支持，促进损伤修复。

2.营养指导及护理

（1）放疗前营养筛查与评估。（2）在放疗期间，合理搭配饮食。指导患者进食清淡、易消化的高蛋白、高维生素、高热量的营养食物，多吃新鲜蔬果，饮食均衡。（3）指导患者多饮水，每日2000 mL以上，保持大便通畅。（4）注意口腔卫生，每日三餐后用软毛牙刷刷牙。口腔反应严重时加强口腔护理，饮食以温凉无刺激流质为宜，加强口腔含漱。若患者进食不足，遵医嘱给予静脉输液补充或行肠内营养支持治疗。（5）嘱患者放疗前后半小时内尽量不进食，以减轻胃肠道反应。

3.功能锻炼

妇科放疗患者阴道冲洗方法：利用阴道冲洗器将冲洗液注入阴道内进行冲洗，以冲洗肿瘤坏死细胞和阴道分泌物，保持阴道清洁，提高放疗敏感度，预防阴道粘连、阴道炎、盆腔炎等。冲洗时动作要轻柔，冲洗压力不宜过高，温度要适宜（35℃～38℃），严格执行消毒隔离制度及无菌技术，防止交叉感染。

六、放疗后患者的护理

1.指导出院后加强营养，继续做好照射野皮肤的保护，保持良好的生活、饮食习惯，保证营养丰富，生活规律，充分休息。

2. 放疗患者需继续坚持功能锻炼，宫颈癌患者放疗治疗结束后需坚持一年以上阴道冲洗，每天 1～2 次。治疗结束后有条件者可使用阴道扩阴棒或治疗后三个月恢复同房，防止阴道狭窄、粘连的发生。性交困难、干燥或疼痛时，可用润滑剂。嘱患者进行肛提肌锻炼，以增强阴道肌张力。

3. 放疗结束后应注意定期复查和随访，一般在放疗后 1 个月应进行第一次复查，以后 2～3 月复查一次，一年后 3～6 月复查一次，随时间延长又无特殊不适者可相应延长复查时间，或按医嘱定时复查，如出现阴道不规则流血等异常情况时，及时来院就诊。

七、妇科常见放疗并发症的护理

1. 放射性膀胱炎的护理

放射性膀胱炎是妇科肿瘤患者最常见的放疗反应，放疗可引起膀胱黏膜充血、水肿、溃疡、出血，患者可出现尿频、尿急、尿痛、血尿、排尿困难的症状。出现上述症状要及时告知医生，对症处理，并鼓励患者多饮水，保证每天 2000～3000 mL。放疗前嘱患者解小便，排空膀胱，可以减轻压力，减少治疗时的辐射受量，增加疗效。放疗后鼓励患者大量饮水，保持外阴及尿道口清洁。

2. 放射性直肠炎的护理

放射性直肠炎是宫颈癌放疗治疗的早期并发症之一，常为引起放疗中断的主要原因之一，应告知患者放疗后期可有腹痛、腹泻、下坠感，甚至脓血便等症状，多发生于放疗 3 周以后，常在第 6 周最重。嘱患者多进食高蛋白、高维生素和矿物质。腹泻者进流质或半流质，食物应少渣、低纤维，避免产气食物，补充大量维生素；便秘应进食含粗纤维及润肠的食物如蜂蜜、新鲜蔬菜、水果，养成定时排便习惯；多饮水，每日 3000 mL 以上，腹泻者用止泻药，注意有无电解质紊乱。

第十一章

生殖内分泌疾病的护理

第一节 异常子宫出血

正常女性月经的周期为 21～35 日，经期持续 2～8 日，平均失血量为 20～60 mL，凡不符合上述标准的均属异常子宫出血（abnormal uterine bleeding，AUB）。本节主要叙述临床上最常见的排卵障碍性异常子宫出血。

排卵障碍性异常子宫出血包括稀发排卵、无排卵及黄体功能不足，主要由于下丘脑—垂体—卵巢轴功能异常引起，常见于青春期、绝经过渡期，生育期也可因多囊卵巢综合征、肥胖、高催乳素血症、甲状腺疾病等引起。常表现为不规律的月经，经量、经期长度、周期频率、规律性均可异常，有时会引起大出血和重度贫血。子宫内膜不规则脱落所致的经期延长是临床常见的病变，虽无明确的归类，但目前国内多认为其与黄体功能异常有关。

一、临床表现

1. 无排卵性异常子宫出血可有各种不同的临床表现。临床上最常见的症状有三种：

（1）月经周期紊乱。

（2）出血间隔长短不一，短则几日，长则几月，可误诊为闭经。

（3）经量多少不一，出血量少者仅为点滴出血，出血量多且时间长者可能继发贫血，大量出血可导致休克。出血期间一般无腹痛或其他不适。

2. 黄体功能异常

（1）黄体功能不足月经周期缩短，表现为月经频发（周期<21日）。

（2）黄体功能异常有时月经周期虽在正常范围内，但卵泡期延长、黄体期缩短（<11日），以致患者不易受孕或在妊娠早期流产。

3. 子宫内膜不规则脱落月经周期正常，经期延长，可达9～10日，出血量可多可少。

二、护理评估

1. 健康史

询问患者年龄、月经史、婚育史、避孕措施、既往有无慢性疾病（如肝病、血液病、高血压、代谢性疾病等）。了解患者发病前有无精神紧张、情绪打击、过度劳累及环境改变等引起月经紊乱的诱发因素。回顾发病经过如发病时间、目前阴道流血情况、流血前有无停经史及诊治经历，包括所用激素名称、剂量和效果、诊断的病理结果。询问有无贫血和感染征象。

2. 身心状况

观察患者的精神和营养状态，有无肥胖、贫血貌、出血点紫癜、黄疸和其他病态。随着病程延长、并发感染或止血效果不佳引起大量出血，患者易产生焦虑和恐惧，影响身心健康和工作学习。绝经过渡期者常常担心疾病严重程度，疑有肿瘤而不安。黄体功能不足常可引起不孕、妊娠早期流产，患者常感焦虑。

三、护理诊断与医护合作性问题

1. 疲乏：与子宫异常出血导致的贫血有关。

2. 有感染的危险：与子宫不规则出血、出血量多导致贫血，机体抵抗力下降有关。

四、护理要点

1. 补充营养。患者机体抵抗力较低，应加强营养，改善全身情况，可补充铁剂、维生素 C 和蛋白质。成人体内大约每 100 mL 血中含 50 mg 铁，月经量多者应额外补铁。行经期妇女每日从食物中吸收 $0.7 \sim 2.0$ mg 铁，应向患者推荐含铁较多的食物如猪肝、豆角、蛋黄、胡萝卜、葡萄干等。按照患者的饮食习惯，为患者制订适合于个人的饮食计划，保证患者获得足够的营养。

2. 遵医嘱使用性激素，告知患者在治疗期间如出现不规则阴道流血应及时就诊。

3. 维持正常血容量。观察并记录患者的生命体征，嘱患者保留出血期间使用的会阴垫及内裤，以便更准确地估计出血量。出血量较多者，督促其卧床休息，避免过度疲劳和剧烈活动。贫血严重者，遵医嘱做好配血、输血、止血等措施，以维持患者正常血容量。

4. 预防感染。严密观察与感染有关的征象，如体温、子宫体压痛等，监测白细胞计数和分类，同时做好会阴部护理，保持局部清洁。如有感染征象，及时与医师联系并遵医嘱进行抗生素治疗。

5. 加强心理护理。鼓励患者表达内心感受，耐心倾听患者的诉说，了解患者的疑虑。向患者解释病情并提供相关信息，帮助患者解除思想顾虑，摆脱焦虑。可通过看电视、听广播、看书等方式分散患者的注意力。

6. 需要接受手术治疗的患者，按手术常规护理。

第二节 闭经

闭经是常见的妇科症状，表现为无月经或月经停止。根据患者既往有无月经来潮，分为原发性闭经和继发性闭经两类。原发性闭经指年龄超过14岁，第二性征未发育；或年龄超16岁，第二性征已发育，月经还未来潮。继发性闭经指正常月经建立后，月经停止6个月，或按自身原有月经周期计算停止3个周期以上。闭经还可分为生理性闭经和病理性闭经，青春期前、妊娠期、哺乳期及绝经后的无月经来潮属生理性闭经，本节不展开讨论。

一、护理评估

1. 健康史：详细询问月经史，包括初潮年龄、月经周期、经期、经量和闭经时间长短及伴随症状等。了解发病前有无导致闭经的诱因，如精神因素、环境改变、体重变化、有无剧烈运动以及各种疾病、用药情况等。已婚妇女需询问生育史及产后并发症史。原发性闭经应询问第二性征发育情况，了解患者生长发育史，有无先天缺陷或其他疾病及家族史。

2. 身心状况：注意观察患者精神状态、营养、全身发育状况，测量身高、体重、智力情况、躯干和四肢的比例，检查五官生长特征及第二性征发育情况，有无多毛、溢乳等。妇科检查应注意内、外生殖器发育，有无先天缺陷、畸形等。闭经对患者的自我认知有较大影响，患者会担心闭经对自己的健康、性生活和生育能力有影响。病程过长及反复治疗效果不佳时会加重患者和家属的心理压力，表现为情绪低落，对治疗和护理丧失信心，这反过来又会加重闭经。

二、护理诊断

1. 长期自尊低下与长期闭经：与治疗效果不明显，月经不能正常来潮而出现自我否定等有关；与担心疾病对健康、性生活、生育的影响有关。

2. 焦虑：与担心丧失女性形象有关。

3. 持续性悲伤。

三、护理要点

1. 减轻或消除诱发闭经的原因，应激或精神因素所致的闭经，应进行耐心的心理治疗，消除精神紧张和焦虑。因体重下降引起的闭经，应供给足够营养，保持标准体重。运动性闭经者应适当减少运动量。

2. 指导合理用药：说明性激素的作用、不良反应、剂量，具体用药方法、用药时间等。嘱患者严格遵医嘱用药，不得擅自停服、漏服，不随意更改药量，并监测用药效果。

3. 加强心理护理：建立良好的护患关系，鼓励患者表达自己的感受，对治疗和预后等提出问题。向患者提供正确的诊疗信息，缓解患者的心理压力。鼓励患者与同伴、亲人交往，参与社会活动，减轻心理压力。

第三节　痛经

痛经（dysmenorrhea）是最常见的妇科症状之一，是指行经前后或月经期出现的子宫痉挛性疼痛，可伴下腹坠痛、腰酸或合并头痛、乏力、头晕、恶心等其他不适，严重者可影响生活和工作质量。痛经分为原发性和继发性两类，前者指生殖器官无器质性病变的痛经，占痛经90%以上，后者指由盆腔器质性疾病如子宫内膜异位症、盆腔炎等引起的痛经。本节只叙述原发性痛经。

一、临床表现

下腹部疼痛是主要症状。疼痛多自月经来潮后开始，最早出现在经前12小时，以行经第1日疼痛最剧烈。疼痛常呈痉挛性，通常位于下腹部耻骨上，可放射至腰骶部和大腿内侧，持续2~3日后缓解。可伴有恶心、呕吐、腹泻、头晕、乏力等症状，严重时面色发白、出冷汗。原发性痛经在青春期多见，常在初潮后1~2年内发病。

二、护理评估

1.健康史：了解患者的年龄、月经史与婚育史，询问诱发痛经的相关因素，疼痛与月经的关系，疼痛发生的时间、部位、性质及程度，是否服用止痛药、用药量及持续时间，疼痛时伴随的症状以及自觉最能缓解疼痛的方法。

2.身心状况：评估下腹痛严重程度及伴随症状，注意与其他原因造成的下腹部疼痛症状相鉴别。妇科检查无阳性体征。因反复疼痛，患者常常会感到焦虑。

三、护理诊断

1.急性疼痛：与月经期子宫收缩、子宫缺血缺氧有关。

2.焦虑：与反复痛经造成的精神紧张有关。

四、护理要点

1.加强保健。进行月经期保健的教育工作，提醒患者注意经期清洁卫生，经期禁止性生活。足够的休息和睡眠、充分的营养摄入、规律而适度的锻炼、戒烟等均对缓解疼痛有一定的帮助。

2.重视精神心理护理。向患者讲解有关痛经的生理知识，阐明痛经是月经期常见的生理表现，关心并理解患者的不适和焦虑心理。

3. 缓解症状。腹部局部热敷和进食热汤或热茶，可缓解疼痛。增加患者的自我控制感，使身体放松，以解除痛经。疼痛不能忍受时可遵医嘱服药。若每一次经期习惯服用止痛剂，则应防止成瘾。

第四节 多囊卵巢综合征

多囊卵巢综合征是最常见的妇科内分泌疾病之一。在临床上以雄激素过高的临床或生化表现、持续无排卵、卵巢多囊改变为特征，常伴有胰岛素抵抗和肥胖。其病因至今尚未阐明，目前研究认为，其可能是由于某些遗传基因与环境因素相互作用所致。

一、临床表现

PCOS 多起病于青春期，主要临床表现包括月经失调、雄激素过量和肥胖。

二、护理评估

1. 健康史：详细询问月经史，包括初潮年龄、月经周期、经期、经量和伴随症状，了解有无精神因素、环境改变、体重变化，有无剧烈运动以及各种疾病、用药情况等，了解生长发育史，有无先天缺陷或其他疾病及家族史。

2. 身心状态：了解有无雄激素过量的表现如多毛、痤疮和油脂性皮肤等，了解体重指数的变化情况等。

三、护理诊断

1. 长期自尊低下：与长期月经紊乱，治疗效果不明显而出现自我否定有关。

2. 焦虑：与担心疾病对健康、性生活、生育的影响有关。

四、护理要点

1. 调整生活方式：对肥胖型多囊卵巢综合征患者，应控制饮食和增加运动以降低体重和缩小腰围。减重可增加胰岛素敏感性，降低胰岛素、睾酮水平，从而恢复排卵及生育功能。

2. 配合药物治疗。

3. 配合手术治疗。

第五节 经前期综合征

经前期综合征是指反复在黄体期出现周期性以情感、行为和躯体障碍为特征的综合征。严重者影响学习、工作和生活质量，月经来潮后，症状自然消失。伴有严重情绪不稳定者称为经前焦虑障碍。

一、临床表现

多见于 25～45 岁妇女，症状出现于月经前 1～2 周，逐渐加重，月经来潮前 2～3 日最为严重，月经来潮后迅速减轻直至消失。周期性反复出现为其临床表现特点，主要症状有：

1. 躯体症状：头痛、背痛、乳房胀痛、腹部胀满、便秘、肢体水肿、体重增加、运动协调功能减退。

2. 精神症状：易怒、焦虑、抑郁、情绪不稳定、疲乏以及饮食、睡眠、性欲改变，易怒是其主要症状。

3. 行为改变：注意力不集中、工作效率低、记忆力减退、神经质、易激动等。

二、护理评估

1. 健康史：了解患者经前期综合征持续的时间，每次发病的影响，是否治疗及治疗效果；了解近期有无诱发因素，处理压力的方法等，了解患者生理、心理方面的疾病史，既往妇科、产科等病史。

2. 身心状况：评估经前期综合征的症状，症状出现的时间与月经的关系以及对日常工作、生活的影响。观察水肿的体征，测量体重，并与之前体重比较。评估妇科检查有无异常，评估时应排除精神疾病。

三、护理诊断

1. 焦虑：与月经前周期性出现不适症状有关。
2. 体液过多：与雌、孕激素失调有关。

四、护理要点

1. 心理护理：给予心理安慰与疏导，使患者精神放松，症状重者可行认知行为心理治疗。指导患者应对压力的技巧，如腹式呼吸、生物反馈训练、渐进性肌肉松弛等。

2. 调整生活状态：摄入高碳水化合物、低蛋白饮食，有水肿者限制摄入盐、糖、咖啡因、酒，多摄取富含维生素 E、维生素 B_6 和微量元素镁的食物，如猪肉、牛奶、蛋黄和豆类食物等。鼓励有氧运动如舞蹈、慢跑、游泳等，可协助缓解神经紧张和焦虑。

3. 健康教育：向患者和家属讲解可能造成经前期综合征的原因和处理措施，指导患者记录月经周期及其症状，帮助患者获得家人的支持，增加自我控制的能力。

第六节　绝经综合征

绝经指卵巢功能停止所致永久性无月经状态。绝经的判断是回顾性的，停经后 12 个月随诊方可判定绝经。绝经综合征指妇女绝经前后出现性激素波动或减少所致的一系列躯体及精神心理症状。绝经分为自然绝经和人工绝经。自然绝经指卵巢内卵泡生理性耗竭，或残余卵泡对促性腺激素失去反应，卵泡不再发育和分泌雌激素，导致绝经；人工绝经指手术切除双侧卵巢或放疗、化疗等损伤卵巢功能，人工绝经者更容易发生绝经综合征。绝经年龄与遗传、营养、地区、环境、吸烟等因素有关。

一、临床表现

1. 近期症状

（1）月经紊乱：月经紊乱是绝经过渡期最早出现的症状，大致分为三种类型：①月经周期缩短、经量减少，最后绝经；②月经周期不规则，周期和经期延长，经量增多，甚至大出血或出血淋漓不断，然后逐渐减少而停止；③月经突然停止，较少见。

（2）血管舒缩症状：主要表现为潮热，为血管舒缩功能不稳定所致，是雌激素低落的特征性症状，其特点是反复出现短暂的面部、颈部及胸部皮肤阵阵发红，伴有潮热，继之出汗，一般持续 1～3 分钟。症状轻者每日发作数次，严重者十余次或更多，夜间或应激状态易促发。该症状可持续 1～2 年，有的长达 5 年或更长。潮热严重时可影响妇女的工作、生活和睡眠，是需要性激素治疗的主要原因。

（3）自主神经失调症状：常出现心悸、眩晕、头痛、失眠、耳鸣等症状。

（4）精神神经症状：常表现为注意力不易集中，并且情绪波动大，如激动易怒、焦虑不安或情绪低落、抑郁、不能自我控制等，记忆力减退也较常见。

2. 远期症状

（1）泌尿生殖器绝经后综合征：主要表现为泌尿生殖道萎缩症状，如阴道干燥、性交困难及反复阴道感染，子宫脱垂、膀胱或直肠膨出，压力性尿失禁，尿频、尿急、反复发生的尿路感染。

（2）骨质疏松：绝经后妇女缺乏雌激素使骨质吸收增加，导致骨量迅速丢失而出现骨质疏松。50岁以上妇女半数以上会发生绝经后骨质疏松，一般发生在绝经后5～10年内，最常发生在椎体。

（3）阿尔茨海默病（Alzheimer's disease）：绝经后期妇女比老年男性患病风险高，可能与绝经后内源性雌激素水平降低有关。

（4）心血管病变：绝经后妇女糖、脂代谢异常增加，动脉硬化、冠心病的发病风险较绝经前明显增加，这可能与雌激素水平低下有关。

二、护理评估

1. 健康史：了解绝经综合征症状持续时间、严重程度及治疗、疗效等信息；了解月经史、生育史；了解既往健康状况，排除肝病、高血压、糖尿病、冠心病、其他内分泌腺体器质性疾病以及精神疾病；了解既往有无切除子宫、卵巢的手术，是否接受盆腔放疗等；注意收集乳腺癌、子宫内膜癌、动静脉血栓、骨折及骨质疏松等病史和家族史。

2. 身心状况：评估患者因卵巢功能减退及雌激素不足引起的相关症状。对患者进行全身体格检查，包括精神状态、心血管、呼吸、血液、生殖及泌尿等系统检查，排除明显的器质性病变。妇科检查可见内、外生殖器呈现不同程度的萎缩性改变，如外阴萎缩，大、小阴唇变薄；阴道萎缩，如合并感染，阴道分泌物增多，味臭；子宫颈及子宫萎缩变小等。工作、家庭、社会环境变化可以加重患者的身体和心理负担，可能诱发和加重绝经综合征的症状。要注意评估近期出现的引起患者不愉快、忧虑、多疑的生活事件。需注意除外相关症状的器质性病变及精神疾病。

三、护理诊断

1. 焦虑：与绝经过渡期内分泌改变，或个性特点、精神因素等有关。
2. 知识缺乏：缺乏绝经期生理心理变化知识及应对技巧。

四、护理要点

1. 调整生活状态：帮助患者建立适应绝经过渡期生理、心理变化的新生活形态，使其安全度过该阶段，帮助患者选择既有营养又符合饮食习惯的食物。鼓励患者多摄入奶制品，可补钙；多摄入豆制品，因为大豆中含有类雌激素物质；鼓励患者加强体育锻炼，保持一定运动量，如散步、打太极拳、骑自行车等，增强体质。鼓励患者增加社交和脑力活动，以促进正性心态。

2. 心理护理：与患者建立良好的相互信任关系，认真倾听，让患者表达自己的困惑和忧虑；帮助患者及其家属了解绝经过渡期的生理和心理变化，以减轻患者焦虑和恐惧的心理，并争取家人的理解和配合，护患双方共同努力，缓解患者的症状。

3. 健康指导：介绍绝经前后减轻症状的方法，以及预防绝经综合征的措施。如规律的运动可以促进血液循环，维持肌肉良好的张力，延缓老化的速度，还可以刺激骨细胞的活动，延缓骨质疏松症的发生；正确对待性生活等。设立"妇女围绝经期门诊"，提供系统的绝经过渡期咨询、指导和知识教育。

第七节 高催乳素血症

各种原因导致血清催乳素（PRL）异常升高，该指标大于 1.14 nmol/L（25 μg/L），称为高催乳素血症。

一、临床表现

1. 月经紊乱及不育：85% 以上患者有月经紊乱。生育期患者可不排卵或黄体期缩短，表现为月经少、稀发甚至闭经。青春期前或青春期早期女性可出现原发性闭经，生育期后多为继发性闭经。无排卵可导致不育。

2. 溢乳：是本病的特征之一，约 2/3 的闭经—溢乳综合征患者中存在高催乳素血症，其中有 1/3 患者为垂体微腺瘤患者。溢乳通常表现为双乳流出或可挤出非血性乳白色或透明液体。

3. 头痛、眼花及视觉障碍：垂体腺瘤增大明显时，由于脑脊液回流障碍及周围脑组织和视神经受压，可出现头痛、眼花、呕吐、视野缺损及动眼神经麻痹等症状。

4. 性功能改变：由于患者垂体 LH 与 FSH 分泌受抑制，出现低雌激素状态，表现为阴道壁变薄或萎缩、分泌物减少、性欲减退。

二、护理评估

1. 健康史：了解有无下丘脑疾病或垂体疾病，有无多囊卵巢综合征、自身免疫性疾病、创伤（垂体柄断裂或外伤）；了解是否长期服抗精神病药、抗忧郁药、抗癫痫药、抗高血压药、抗胃溃疡药和阿片类药物，了解其他可引起血清催乳素轻度或明显升高的病史。

2. 身心评估：评估有无出现月经紊乱及不育、溢乳、闭经、多毛、青春期延迟，有无性激素水平下降等。

三、护理要点

1. 积极心理支持，避免产生心理问题。

2. 配合治疗，以药物治疗为主。

3. 当垂体肿瘤产生明显压迫及神经系统症状或药物治疗无效时，应考虑手术切除肿瘤。手术前短期服用溴隐亭能使垂体肿瘤缩小、术中出血减少，有助于提高疗效。

4. 对不能坚持或耐受药物治疗者、不愿手术者、不能耐受手术者，可行放射治疗，但显效慢，可能引起垂体功能低下、视神经损伤、诱发肿瘤等并发症。

第八节 早发性卵巢功能不全

早发性卵巢功能不全（premature ovarian insufficiency，POI）指女性在40岁以前出现的卵巢功能减退，主要表现为月经异常、FSH水平升高、雌激素波动性下降。发病率为1%～5%，有增加趋势，报道的发病率可能低于实际发病率。

一、临床表现

1. 症状

（1）月经改变：从卵巢储备功能减退至功能衰竭，患者经历数年不等的过渡期，可先后出现月经频发或稀发、经量减少、闭经。

（2）雌激素水平低下表现：原发性闭经患者表现为女性第二性征不发育或发育差。继发性闭经患者可有潮热出汗、生殖道干涩灼热感、性欲减退、骨质疏松、情绪和认知功能改变、心血管症状等。

（3）不孕、不育：生育力显著下降：在卵巢储备减退的初期，由于偶发排卵，仍有5％左右的自然妊娠可能，但自然流产和胎儿染色体异常的风险增加。

（4）其他：因病因而异，如Tuner综合征患者可发生心血管系统发育缺陷、智力障碍等异常。

2. 体征：原发性闭经患者常伴发性器官和第二性征发育不良、体态发育和身高异常，继发性闭经患者有乳房萎缩、阴毛和（或）腋毛脱落、外阴阴道萎缩等。

二、护理评估

1. 健康史：结合病史详细询问家族史、既往史、染色体及其他辅助检查结果，是否进行了遗传性、免疫性、医源性等相关方面病因学诊断。

2. 身心评估：是否年龄＜40岁；月经稀发或停经至少4个月；至少2次血清基础 FSH＞25 IU/L（间隔＞4周）。是否属高危人群（亚临床期POI：FSH值15～25 TU/L）。

三、护理诊断

1. 焦虑：与担心自己过早衰老、失去生育功能及内分泌改变有关。
2. 知识缺乏：缺乏早发性卵巢功能不全知识及应对技巧。

四、护理要点

1. 心理及生活方式干预：缓解患者心理压力，鼓励患者健康饮食、规律运动、戒烟，避免生殖毒性物质的接触。建议患者适当补充钙剂及维生素D，尤其是已出现骨密度降低者。

2. 生育咨询：对有POI或者早绝经家族史或携带POI相关遗传变异的女性，建议尽早生育，或适时进行生育力保存。

第十二章

妇科急症的护理

第一节 异位妊娠

受精卵在子宫体腔以外着床称为异位妊娠,习惯上称为宫外孕。异位妊娠是妇产科常见的急腹症,发病率为2%～3%,是早期妊娠孕妇死亡的主要原因。其中95%患者为输卵管妊娠,表现为停经、腹痛、阴道流血。随着医疗技术手段的提升,阴道后穹隆穿刺结果不再是盆腹腔出血的鉴定标准,血HCG测定和超声检查成为主要的辅助检查手段。输卵管妊娠发生流产或破裂时,患者会突感一侧下腹部撕裂样疼痛,常伴有恶心、呕吐。若血液局限于病变区,主要表现为下腹部疼痛,当血液积聚于直肠子宫陷凹时,可出现肛门坠胀感。随着血液由下腹部流向全腹,疼痛可由下腹部向全腹扩散,血液刺激膈肌,可引起肩胛部放射性疼痛及胸部疼痛。由于腹腔内出血及剧烈腹痛,轻者出现晕厥,严重者出现失血性休克。出血量越多越快,症状出现越迅速,病情越严重,且与阴道流血量不成正比。

第十二章 妇科急症的护理

院前抢救

危重症的快速识别

（1）出血量评估：出血量的评估方法主要有称重法、目测法、休克指数法、血红蛋白测定法等。异位妊娠破裂出血会积聚在盆腹腔内，不会完全经阴道流出，阴道流血量不一定等于患者的失血量，而休克指数可以排除这一干扰因素，对出血量进行较准确的估计。

（2）患者情况监测：患者腹痛情况的变化、意识、脉搏、血压、血氧饱和度、肢端颜色、皮肤温湿度、尿量情况，都是病情变化的观察要点。

院前转运

院内急救

1. 及时启动绿色通道

识别到患者有失血性休克表现或倾向，或出血无法控制时，应迅速启动绿色通道，医生、护士、物业各司其职，缩短应急反应时间，为抢救患者生命赢得时间。

2. 治疗与护理

（1）体温管理：低血容量会引起交感神经兴奋，肾上腺髓质分泌大量儿茶酚胺，并激活肾素—血管紧张素—醛固酮系统，使腹腔内脏和皮肤等小血管强烈收缩，内脏缺血，产热减少，导致体温下降，而低温造成的寒战反应，会增加组织4~5倍的耗氧量，会加重败血症、代谢性酸中毒、各个器官功能衰竭、凝血、心律失常等。因此在抢救过程中，应要做好患者的保暖，予以调高室温、加盖棉被、加温静脉补液等措施。

（2）体位：失血性休克时，应为患者取休克体位。头和躯干抬高20°~30°、下肢抬高15°~20°，使膈肌下移，利于呼吸，同时增加肢体回心血量,改善重要脏器的血液供应。

(3)容量管理:建立有效的静脉通道,迅速扩充血容量,先晶体液后胶体液,胶体液可以使用聚明胶肽或新鲜冰冻血浆。维持有效的体液循环,对于失血性休克的抢救尤为重要。大量失血时,机体为保护重要脏器的供血,肢端静脉会保护性收缩,所以在失血初期,需快速建立2条以上的静脉大通道(最小18 G),以确保在大出血发生时,能够及时有效地补充血容量,挽救患者生命。

(4)术前准备:急诊手术需要通过胃肠减压做好胃肠道准备,尽量减少全麻术中胃食管反流导致的误吸风险;留置尿管可以协助判断患者血容量情况。

3.心理护理

由于患者发病急、进展快,患者及家属缺乏心理准备,大多处于极度恐慌状态,甚至出现情绪休克。医护人员应在充分交代病情的基础上,理解并鼓励患者的情绪表达,做好安慰和解释工作,使患者及家属情绪稳定,配合各项救护工作。

第二节 卵巢黄体破裂

卵巢黄体破裂是临床上较为常见的一种妇科急腹症之一,多发生于生育年龄妇女经后12~32天,通常起病较急且病情进展较快,若不能及时进行抢救,极易引发失血性休克的发生,病情严重的患者甚至会危及生命。临床导致黄体破裂的因素较多,且其临床症状同一些常见的急腹症相似,因此常发生误诊。

卵巢排卵的时间大约在月经前的14天,排卵后卵泡膜内部的血液会逐渐凝结形成血体,随着血体逐步被吸收便形成了黄体,在黄体形成的7天左右发育状态处于最高峰,当黄体的直径超过3cm时,我们称之为黄体囊肿,囊肿覆盖在卵巢的表面,具有较大的张力、质地脆弱且囊肿内含有很多血管,当遭到碰撞、挤压、房事或者其他因素影响时便会破裂,病情较轻的患者通常不存在明显症状,病情严重的患者则会因内出血而引发急腹症,病情严重者还会出现休克危及患者的生命安全。

一、术前护理

在患者就诊后立刻报告给医师,及时组织安排人力进行急救,注意做好患者的保暖工作,对于冬天就诊的患者尽量安排在配有暖气设施的急救室中,及时帮助患者更换衣服。对于病情严重甚至休克的患者应采取休克体位,将患者的头部抬高10~20cm,脚抬高20~30cm,通过心电监护仪对患者进行心电监护,密切关注患者的血压、呼吸、血氧饱和度等情况,氧气吸入量控制在3~4L/min。及时建立好静脉通道同时留置静脉留置针,留置针介于18~20号,以备急救输液之需,减少因反复静脉穿刺而耽误的时间以及患者所遭受的痛苦。必要的情况下还可以建立两条静脉通道以帮助患者及时补充血容量和组织灌注,还应当根据患者的休克情况考虑给予输血以纠正休克。在扩容过程中注意严密监护患者的血压、呼吸、脉搏以及尿路情况,及时询问患者感受,以免出现肺水肿或者心力衰竭。对患者进行血常规、凝血功能以及交叉配血等相关检查,提前做好药敏试验、留置尿管以及其他术前准备工作,尽快安排患者进行手术治疗。

二、术后护理

手术结束后同样应用心电监护仪对患者的心电情况进行监测,每隔15~30分钟进行一次生命体征的监测,在患者的生命体征基本平稳后每隔1小时进行一次生命体征监测，严密监护患者的血压、呼吸、脉搏等的变化情况并做好记录。吸氧流量控制在中流量、及时了解患者的神志、面色、尿路等的变化情况，严密监护患者手术切口部位的变化、阴道出血情况等，一旦患者出现血压降低、面色苍白、尿量减少等情况时，及时报告给主治医师。注意保持导尿管的通畅，详细记录患者每小时的尿量以及尿液的性质，当患者每小时尿量 < 30 mL 时则表示血容量不足，应当提高输液速度同时向主治医师报告，当患者每小时尿量 > 60 mL 时则代表血容量补足，可以适当降低输液速度。注意护理过程中应当做好无菌操作，及时对病房进行消毒、通风。另外还应当做好患者会阴部的清洁护理以免发生泌尿系感染，可以每日应用浓度为 0.2% 的呋喃西林溶液对患者的会阴部进行清洗，2 次/天，同时还要做好对患者的呼吸道、皮肤等的护理工作。

三、饮食指导

在手术的当天告知患者禁食，手术第 1 天可进食流质食物，但是禁食牛奶、糖等产气较多的食物，若患者不存在其他不适，可以在护理人员的协助下适量下床活动，以促进胃肠功能的恢复，在手术后的第 2 天可进食半流质的食物。手术第 3 天在患者肛门排气并且腹胀症状消失后可以适当进食富含蛋白质、维生素等利于消化的普通食物。

四、心理护理

由于该病通常起病较快，腹痛、眩晕、阴道出血以及手术刺激等难免会使患者产生焦虑、不安等不良情绪，这时候护理人员应当注意对患者进行安抚和鼓励，向患者讲解卵巢黄体破裂的病因、治疗措施等，让患者能够安心治疗。同患者沟通交流的过程中应当语气亲切、态度和蔼，护理动作应当轻柔细致，让患者感受到被关爱感，从而排解不良情绪，遵从医嘱配合治疗，进而促进手术预后，降低并发症的发生率。

五、并发症护理

对于切口疼痛的状况，护理人员应当给予鼓励和解释，减少不良刺激，疼痛严重的患者可以应用止痛剂等进行止痛。对于存在发热症状的患者应及时寻找病因并进行物理降温，指导患者掌握正确的排痰方法，保证病房温度、湿度适宜。

在急救及护理的过程中，医护人员应当保持镇静，有条不紊地展开术前的相关准备工作及护理措施，提高效率节省时间，积极为患者的成功救治争取时间。术后做好生命体征监测、留置尿管、饮食指导、心理护理等相关护理工作并积极预防各种并发症，提高患者的康复速率。另外，在患者出院前还应当进行健康指导，向患者介绍导致黄体破裂的相关因素，嘱患者积极治疗原发病，在月经的前半个月尽量减少剧烈运动，养成科学的饮食习惯，改善便秘情况，房事过程中注意幅度不要过大，告知患者其他预防卵巢黄体破裂的注意事项，避免再次发生卵巢黄体。

第三节　卵巢囊肿蒂扭转

蒂扭转为常见的妇科急腹症。约10%卵巢肿瘤并发蒂扭转。好发于瘤蒂长、中等大、活动度良好、重心偏于一侧的肿瘤。常在患者突然改变体位时，或妊娠期、产褥期子宫大小，位置改变时发生蒂扭转。发生急性扭转后静脉回流受阻，瘤内极度充血或血管破裂瘤内出血，致使瘤体迅速增大，后因动脉血流受阻，肿瘤发生坏死变为紫黑色，可破裂和继发感染。有时不全扭转可自然复位，腹痛随之缓解。蒂扭转一经确诊，应尽快行手术。特别是对于中晚期妊娠合并卵巢囊肿蒂扭转患者，如果延误治疗，极易对母婴的生命安全造成威胁。

一、评估及观察要点

1. 评估患者的腹胀、肿瘤压迫等自觉症状,有无家族史。

2. 评估患者心理状态。

3. 观察患者腹痛的部位及程度。

二、护理要点

按妇科手术一般护理常规进行。

(一)术前护理

1. 去枕平卧位,保暖,必要时吸氧。

2. 迅速输液,配血,做好输血准备,备好急救药。

3. 密切观察血压、脉搏、呼吸、体温及一般情况。

4. 做好手术准备,如备皮、留置尿管、药物过敏试验等。

(二)术后护理

1. 术后6小时肛门未排气前禁食,肛门排气后,可予无糖、无乳流质饮食,逐渐改为半流质普食。

2. 体位:术后每小时督促协助患者翻身,术后早期鼓励患者下床活动,防止肠粘连,起床活动要有人搀扶,防止直立性低血压。

3. 病情观察:①固定好尿管、引流管,保持通畅,密切观察并记录引流液的颜色、性质、数量。②腹腔内出血的观察:密切观察引流管引出液和伤口渗出液的数量、颜色、性质,保持引流管通畅,防止折叠、弯曲、受压。若术后引流液增多,颜色鲜红,应及时报告医生处理,并采取相应的护理措施。③保持伤口敷料干燥,如有渗血,渗液及时通知医生更换。

4. 用药护理:①按医嘱应用抗生素,并注意观察用药后的反应,及时做好药物不良反应的处理;②观察术后贫血情况,及时予以纠正贫血的药物。

三、健康教育

1. 术后1个月内禁性生活，禁盆浴，注意个人卫生。

2. 术后采取有效避孕措施，以防再次受孕。再次妊娠时一定要就医检查。已生育患者，应积极采取避孕措施。

3. 坚持适当的体育锻炼，劳逸结合，定期复查。

4. 加强营养，高蛋白、高纤维饮食，保持大便通畅。

第四节 先兆流产

妊娠不足28周、胎儿体重不足1000g而终止妊娠者，称为流产（abortion）。流产发生在12周以前称为早期流产，发生在12周至不足28周者称为晚期流产。先兆流产属于自然流产中的第一阶段，自然流产发生率占全部妊娠的10%～15%，其中80%以上为早期流产。

流产按发展的不同阶段，分为以下四种临床类型：

（1）先兆流产。指妊娠28周前先出现少量阴道流血，常为暗红色或血性白带，无妊娠物排出，随后出现阵发性下腹痛或腰背痛。妇科检查宫颈口未开、胎膜未破、子宫大小与停经周数相符。经休息及治疗后症状消失，可继续妊娠；若阴道流血量增多或下腹痛加剧，可发展为难免流产。

（2）难免流产。指流产不可避免。在先兆流产基础上，阴道流血量增多，阵发性下腹痛加剧，或出现阴道流液（胎膜破裂）。妇科检查宫颈口已扩张，有时可见胚胎组织或羊膜囊堵塞于宫颈口内，子宫大小与停经周数基本相符或略小。

（3）不全流产。难免流产继续发展，部分妊娠物排出宫腔，还有部分残留于宫腔内或嵌顿于宫颈口处，或胎儿排出后胎盘滞留宫腔或嵌顿于宫颈口，影响子宫收缩，导致出血甚至发生休克。妇科检查见宫颈口已扩张，宫颈口有妊娠物堵塞及持续性血液流出，子宫小于停经周数。

（4）完全流产。指妊娠物已全部排出，阴道流血逐渐停止，腹痛逐渐消失。妇科检查宫颈口已关闭，子宫接近正常大小。

此外，流产还有三种特殊情况。

（1）稽留流产。又称过期流产，指胚胎或胎儿已死亡，滞留宫腔内未能及时排出者。表现为早孕反应消失，有先兆流产症状或无任何症状，子宫不再增大反而缩小。若已到中期妊娠，孕妇腹部不见增大，胎动消失。妇科检查宫颈口未开，子宫较停经周数小，质地不软，未闻及胎心。

（2）复发性流产。指与同一性伴侣连续发生3次及3次以上的自然流产。复发性流产大多数为早期流产，少数为晚期流产。虽然复发性流产的定义为连续3次或3次以上，但大多数专家认为连续发生2次流产即应重视并予以评估，因为再次流产的风险与3次者相近。复发性流产的原因与偶发性流产（sporadic abortion）基本一致，但各种原因所占的比例有所不同，如胚胎染色体异常的发生率随着流产次数的增加而下降。早期复发性流产的常见原因为胚胎染色体异常、免疫功能异常、黄体功能不全、甲状腺功能低下等；晚期复发性流产常见原因为子宫解剖异常、自身免疫异常、血栓前状态等。

（3）流产合并感染。流产过程中，若阴道流血时间长，有组织残留于宫腔内或不洁流产有可能引起宫腔感染，常为厌氧菌及需氧菌混合感染，严重感染可扩展至盆腔、腹腔甚至全身，并发盆腔炎、腹膜炎、败血症及感染性休克。

先兆流产的发病原因较多。环境、饮食、情绪等因素以及免疫、内分泌功能异常、生殖器官异常等均会对孕妇的妊娠过程产生影响，从而导致其发生流产。

1. 病情观察

停经、阴道流血和腹痛是流产的主要症状。护士应详细询问孕妇的停经史、早孕反应情况；阴道流血的持续时间与阴道流血量，常规记录24小时阴道出血量，观察有无腹痛，腹痛的部位、性质及程度。此外，还应了解阴道有无水样流液，流液的色、量，有无臭味，以及有无妊娠产物排出等。对于既往病史，应全面了解孕妇在妊娠期间有无全身性疾病、生殖器官疾病、内分泌功能失调及有无接触有害物质等，以识别流产的诱因。

2. 基础护理

（1）先兆流产孕妇需要卧床休息，禁止性生活，禁灌肠。护士需要向孕妇和家属讲明卧床休息的必要性，以取得孕妇和家属的配合。孕妇在病情稳定的情况下，可进行适当的床上活动，如可主动或被动进行腹部仰卧按摩，可以增加肠蠕动，促进排便，有助于增强食欲。

（2）会阴部的护理：伴阴道流血的孕妇，每日需要进行两次会阴擦洗。监测体温、血常规、阴道流血、分泌物性质等。护士应严格执行无菌操作，加强会阴部护理，指导孕妇使用消毒会阴垫，保持会阴部清洁，维持良好的卫生习惯。

（3）预防便秘：指导孕妇进食清淡、易消化的食物及富含维生素的新鲜水果、蔬菜，以及含有粗纤维的糙米、豆类等，以增加肠蠕动。鼓励孕妇多饮水，推荐每日清晨空腹饮淡盐水一杯，以保证大便通畅，预防便秘引起腹压增加而加重流产症状。

3. 健康教育

护士针对孕妇和家属进行健康宣教，讲授先兆流产的病因、预防、治疗以及预后等知识，告知先兆流产孕妇负性情绪对怀孕的不良影响，鼓励其宣泄不良情绪，不能将负性情绪压抑在心底，避免恶性循环。让孕妇及家属了解经保胎治疗后继续妊娠的胎儿与是否畸形无直接关联，消除心理阴影。可适时告诉患者治疗进展及良性检查结果，介绍保胎成功案例，帮助患者树立战胜疾病的信心。帮助孕妇和家属树立正确的生育观，鼓励家人关心理解孕妇，进行持续情感支持，营造良好的家庭氛围，保持健康的心理状态。护士要针对患者心理状态提供个性化心理疏导。

第五节 妊娠剧吐

妊娠剧吐指妊娠早期孕产妇出现的严重持续恶心、呕吐，可引起脱水、酮症甚至酸中毒，需要住院治疗。孕期出现妊娠剧吐的概率为0.3%～1.0%。

妊娠剧吐是妊娠期孕妇最常见的住院原因之一，仅次于早产。妊娠剧吐会显著增加韦尼克脑病、脾撕裂、食管破裂、气胸和急性肾小管坏死等严重并发症的发病率，增加孕妇住院率，还会导致孕妇产生严重心理疾患。妊娠剧吐也会增加小胎龄儿、低出生体重儿及早产儿的发生率。

1. 病情观察

（1）高危因素评估：妊娠剧吐可能与HCG水平升高有关，多胎妊娠孕妇血HCG水平明显升高，妊娠剧吐发病率也高；60%的妊娠剧吐患者可伴有短暂的甲状腺功能亢进，呕吐的严重程度与游离甲状腺激素水平显著相关；精神紧张、焦虑的孕妇易发生妊娠剧吐。

（2）恶心呕吐的评估：妊娠期恶心呕吐是一种排除性诊断，应仔细询问病史，排除导致恶心呕吐的其他疾病，如胃肠道疾病、泌尿生殖系统疾病、代谢性疾病、神经系统疾病等。

对妊娠剧吐患者，需要重点观察恶心呕吐的情况，包括恶心的次数、呕吐的次数、呕吐量及呕吐物的性质。2018版ACOG"妊娠期恶心呕吐诊治指南"中新增了孕期恶心和呕吐量化表,用以评估孕早期恶心和呕吐的严重程度。

表1-12-1 改良版孕期恶心和呕吐量化表

评分(分)	评分条目
1.一般而言,每天有多久感到恶心或反胃?	从不(1),≤1h(2),2~3h(3),4~6h(4),>6h(5)
2.一般而言,每天会呕吐几次?	≥7次(5),5~6次(4),3~4次(3),1~2次(2),从不呕吐(1)
3.一般而言,每天会干吐几次?	从不(1),1~2次(2),3~4次(3),5~6次(4),≥7次(5)
总分(将各项分数相加):	轻度:≤6,中度:7~12,严重:≥13

(3)脱水症状的评估:妊娠剧吐患者持续性呕吐、不能进食,除评估患者生命体征之外还需要观察患者有无出现皮肤弹性降低、眼窝凹陷、口唇干燥、少尿等症状,需警惕脱水的发生。

2. 基础护理

妊娠剧吐的患者应收治在通风好、安静的房间,保持床单元位的整洁,及时清理房间内的垃圾,指导患者选择刺激性小的牙膏刷牙漱口,保持口腔清洁,增加舒适度。

3. 健康教育

(1)饮食及生活指导:妊娠剧吐的患者应注意休息,尽量避免可能引发症状的感官刺激,如气味、高温、潮湿、噪音、闪光灯等。避免早晨空腹,鼓励少食多餐,两餐之间饮水,进食清淡干燥及高蛋白的食物,避免辛辣和油腻食物。部分妊娠剧吐患者会因害怕进食加重呕吐而拒绝进食,造成了营养失衡,体重减轻,水,电解质紊乱。因此,护理人员要向患者解释饮食营养的重要性,鼓励患者少食多餐,进食清淡营养的食物。低钾患者,可以适当增加进食香蕉、苹果、橘子等富含钾的食物。

（2）心理护理：有研究证明，妊娠剧吐患者的抑郁和焦虑量表得分明显高于正常孕妇。护理人员应及时了解患者的心理需求，及时做出心理评估和指导。有研究证明，催眠术、正念冥想认知疗法对于消除恶心呕吐症状有明显效果。护理人员还可以给患者播放舒缓的音乐，指导患者放松，增加患者舒适度，减轻症状。

（3）其他：早期治疗妊娠期恶心呕吐可预防更严重并发症的发生，并降低住院率，应指导患者出院后若再次出现恶心呕吐应及时就医。

第六节 瘢痕妊娠清宫术后大出血

剖宫产术后子宫瘢痕妊娠（cesarean scar pregnancy，CSP）是指受精卵着床于前次剖宫产子宫切口瘢痕处的一种异位妊娠，也被称为切口妊娠，是一个限时定义，仅限于孕早期（＜12周）。CSP的发生率为1∶2216～1∶1800，在至少有一次剖宫产史的育龄妇女中占1.15%，且随着剖宫产率的增加有逐年上升趋势。CSP可导致子宫破裂、胎盘植入及难以控制的子宫出血等严重并发症，严重威胁妇女的生殖健康甚至生命，一经确诊必须尽早终止妊娠。

1. 病情观察

（1）早期识别：CSP早孕期无特异性的临床表现，或仅有类似先兆流产的表现，如阴道少量流血、轻微下腹痛等。有剖宫产史的育龄期妇女再次妊娠时应尽早行超声检查排除CSP。急诊护士在对自诉阴道流血患者进行分诊时应询问患者生育史、停经史及追踪超声检查结果。

（2）出血量估算：出血量估算方法包括称重法、面积法、容积法、血红蛋白测定法、休克指数法等。护士应根据实际情况，选择合适的方法来估算患者的出血量，做出准确的判断及处理。

（3）病情监测：对于切口妊娠的患者要重点观察腹痛、阴道流血等症状。观察患者有无发生失血性休克，要立即安置心电监护，严密监测患者生命体征、血氧饱和度，严密观察并记录患者的意识、瞳孔的变化，四肢循环及尿量情况。

2. 基础护理

（1）体温管理：休克时由于血压低、低容量血症等一系列的应激因素造成交感神经兴奋，大量儿茶酚胺分泌，腹腔的内脏和皮肤等小血管强烈收缩。内脏缺血则产热减少，加之患者在行各类检查和治疗的过程中暴露躯体，液体复苏时输入大量液体等都会造成患者体温逐步下降。严重、持续的低体温会影响凝血功能、肾功能、心肌收缩力和药物代谢，增加护理难度，影响休克转归。因此，应尽量减少患者的暴露，在抢救过程中，要做好患者的保暖，予以调高室温或加盖棉被，禁止使用电热毯或热水袋提高体表温度，避免造成烫伤。有条件的医院可应用充气式加热装置及输血输液加温器，避免输入的大量液体和血液造成"冷稀释"。

（2）体位：失血性休克时，应采取休克体位。头和躯干抬高 20°～30°、下肢抬高 15°～20°，使膈肌下移，利于呼吸，同时增加肢体回心血量，改善重要脏器的血液供应。

3. 健康教育

（1）心理护理：由于对子宫瘢痕妊娠相关知识的缺乏，患者及家属常常会产生焦虑、恐慌等情绪。护理人员应在积极抢救的同时给予人文关怀，鼓励患者，增加患者的信心。

（2）出院指导：嘱患者出院后 1 个月内禁止性生活及盆浴，注意休息；加强营养，进食高蛋白、高维生素、易消化饮食；观察腹痛及阴道流血情况。

如出现异常腹痛，阴道大量流血等异常情况，及时到正规医院就诊，定期门诊复查血 HCG 及 B 超；对于无生育要求的患者应严格避孕，有生育要求的患者需严格避孕 1～2 年（禁用宫内节育器），且再次妊娠时应尽早行超声检查排除 CSP。

第十三章

妇女保健与避孕

第一节　妇女各阶段保健

妇女各期保健是妇女保健工作任务之一，开展贯穿女性各期的保健工作有利于维护女性安全，降低孕产妇及围生儿死亡率，减少患病率、伤残率，降低某些遗传性疾病或出生缺陷的风险，控制性传播疾病的传播，促进妇女身心健康，提高生育质量。

一、青春期保健

青春期保健（adolescence health care）应根据青春期女性的生理、心理、社会行为特点，重视其身心健康与行为方面的问题，有利于促进女性成长发育，提高其心理素质和社会适应能力。

（一）女性性卫生与性健康教育

1. 性卫生（sexual hygiene）

性卫生指通过性卫生保健实现性健康，达到提高生活质量的目的，包括性心理卫生和性生理卫生。性生活是人类正常的生理和心理需求和表现，女性性唤起、性高潮、主观和客观性反应与男性存在差异。应根据青春期女性的生理、心理和社会行为特点，开展心理卫生、生理卫生方面的健康教育，纠正其不良的生活习惯和行为方式，使女性知晓自我保健的重要性并掌握自我保健常识，包括合理营养、培养良好的生活习惯、劳逸结合、注意经期和性生活卫生、避免非意愿妊娠、预防性传播疾病等。

2. 性健康

性健康从知识和道德层面要求女性树立科学的性观念，具有较系统的性知识和健康的性行为，主动预防性传播疾病和消除性犯罪。性健康关系到女性一生，因此，不同年龄段的女性，均应接受有针对性的性健康教育。青少年是性健康教育的关键阶段，应向其传授科学的性知识，纠正与性有关的认识和行为偏差，正确认识月经初潮、性欲和性冲动等。对进入青春期和育龄期的女性，应加强宣传避孕和性传播性疾病预防的知识，帮助女性认识和适应青春期及孕产期的急剧身心变化，能够正确处理两性或夫妻关系，用道德约束自身性行为。对老年妇女的性健康教育也十分重要，应指导老年人正确看待性欲和性反应能力，建立良好的性生活习惯和性行为方式，提高老年人的晚年生活质量。

（二）健康生活行为方式指导

1. 健康的生活方式和体检

加强健康教育，使青少年了解自己生理和心理特点，懂得自尊、自爱，学会保护自己，培养良好的个人生活习惯，合理安排生活和学习，注意劳逸结合；合理营养，注意营养成分的搭配，提供足够的热量，定时定量，三餐有度；体育锻炼对身体健康成长十分重要，要有适当的运动与娱乐。早期发现疾病和行为偏差问题，减少危险因素，定期体格检查有助于及早筛查出健康和行为问题。若已患病，应及时开展疾病治疗和康复，减少并发症的发生，提高生活质量。

2.心理调适

青春期女性的判断力和想象力增强，心理变化也十分明显，对异性有好奇心，关注自我形象，情绪易出现波动，根据青春期心理变化的基本特点，培养其健康的心理素质，循序渐进地耐心引导，谨慎施策，帮助她们克服不良思维与行为，树立正确的行为观念。

二、生育期保健

生育期保健（reproductive health care）根据妇女的生理、心理及社会特征展开的保健工作，重点是维护正常的生殖功能，保证母婴安全，降低孕产妇和围产儿的死亡率。应做好计划生育技术指导，开展宣传、教育、培训和咨询，帮助生育期妇女根据自身情况（包括家庭、身体、婚姻状况等），选择合适、安全有效的避孕方法，减少非意愿妊娠，预防性传播性疾病。尚未生育的新婚夫妇，应选择不影响生育、使用方便的避孕方法，可采用男用避孕套，另外还可采用短效口服避孕药或外用避孕栓、薄膜等，一般暂不选用宫内节育器；生育后期选择长效、可逆、安全的避孕方法，如宫内节育器、阴茎套、复方口服避孕药、皮下埋植剂等。对某种避孕方法有禁忌证者，则不宜使用该方法。

三、围生期保健

围生期保健（perinatal health care）包括孕前期、孕期、分娩期、产褥期、哺乳期保健。

（一）孕前期保健

孕前期保健是指为准备妊娠的夫妇提供以健康教育与咨询、孕前医学检查、健康评估和健康指导为主要内容的保健服务。2021年国家卫生健康委发布《关于统筹推进婚前孕前保健工作的通知》（以下简称《通知》）提出：促进孕前优生健康检查，对于促进生殖健康、预防出生缺陷、提高婚育质量和出生人口素质具有重要作用。应遵循普遍性指导和个体化指导相结合的原则，对计划妊娠的夫妇行孕前健康教育及指导，指导夫妇双方选择最佳的受孕时机，降低或消除导致出生缺陷等不良妊娠结局的危险因素，减少高危妊娠的发生，有利于生育健康和提高人口素质。年龄过小（<18岁）或过大（>35岁）的女性易发生难产、产科并发症及胎儿染色体病，是高危妊娠的危险因素。应重视对年龄较大拟再生育的妇女提供咨询；长时间使用药物避孕者应停药改为工具避孕，半年后再妊娠。患有慢性疾病者应积极治疗对妊娠有影响的疾病，如病毒性肝炎、糖尿病、心脏病及甲亢等；若有不良孕产史、家族遗传病史、传染病史者，应接受产前咨询。评估孕前期女性的心理和社会环境因素十分重要，生活中的不良事件与妊娠期高血压疾病及产后抑郁症有关；为减少出生缺陷，《通知》中指出孕妇在孕前3个月应补充叶酸或含叶酸的复合维生素，既往生育过神经管缺陷（NTD）儿的孕妇，应加强遗传学咨询；夫妇应戒烟酒，避免接触有毒有害物质和放射线，以免影响胎儿正常发育。

（二）孕期保健

孕期保健是指从确定妊娠之日开始至临产前为孕妇及胎儿提供的系列保健服务。目的是加强母婴监护，预防和减少孕产期并发症，开展出生缺陷产前筛查和产前诊断，及早干预，确保母婴安全。

1. 孕早期保健

孕早期是胚胎与胎儿发育的重要阶段，受有害因素影响，易导致胎儿畸形或流产。主要保健内容包括：加强孕妇孕期卫生、性生活、旅行、工作、饮食营养、休息与活动、心理适应等方面的健康教育，识别和预防流产的发生。首先应确诊早孕并登记建立保健卡，确定基础体重和血压，定期测量体重,监测体重增长情况。应加强营养和膳食指导,孕期保证多样化的平衡膳食,保证孕期合理营养对母体下一代的正常身心发育具有重要意义。应要求孕妇继续补充叶酸 0.4～0.8 mg/d 至孕 3 个月,有条件者可继续服用含叶酸的复合维生素,可降低早产、胎膜早破的发生率。进行高危妊娠和遗传性疾病的初筛,特别是我国《人口与计划生育法》修正案实施后,对于再生育的高龄孕妇,应开展妊娠风险评估,筛查危险因素,识别高危孕妇和新生儿。指导孕妇避免接触有毒、有害物质和宠物,慎用药物;避免高强度工作、高噪声环境和家庭暴力。指导孕妇改变不良生活习惯及生活方式,戒烟、酒,禁吸毒;避免精神刺激,保持心理健康,预防孕期及产后心理问题的发生。

2. 孕中期保健

孕中期是胎儿生长发育较快的时期,主要的保健内容包括:进行妊娠生理知识、预防贫血和早产的健康教育。加强营养,补充铁、钙等矿物质;监测胎动、宫缩。保证充足的睡眠,每日应有 8 小时睡眠,午休 1～2 小时。对于没有运动禁忌证的孕妇,建议根据自身情况,每天进行 20～30 分钟中等强度、适宜的有氧运动,如散步、快走、孕妇瑜伽等。开展唐氏综合征的遗传筛查(适宜孕周为 12～22^{+6} 周)、神经管畸形血清学筛查(妊娠 15～20 周)、妊娠期糖尿病筛查(建议妊娠 24～28 周)和胎儿结构畸形筛查(妊娠 20～24 周)。检查孕早期各种影响因素对胎儿是否有损伤,必要时进一步做产前诊断。监测胎儿生长发育的各项指标,预防和及早发现胎儿发育异常,并预防和治疗生殖道感染,可以减少妊娠晚期、产时、产后的并发症。

3. 孕晚期保健

孕晚期胎儿生长发育最快的时期。此期应开展分娩、产褥相关知识的教育以及新生儿免疫接种指导；加强胎儿宫内生长发育的监护及孕妇胎盘功能的监测，防治妊娠并发症。定期产前检查，检测胎儿生长发育的各项指标；及早发现并纠正胎儿宫内缺氧；指导孕妇注意补充营养；做好分娩前身体、心理和物质方面的准备，选择对母婴合适的分娩方式。做好乳房准备，提供母乳喂养等方面知识，有利于产后哺乳。有高危因素的孕妇应遵医嘱提前住院待产。

（三）分娩期保健

分娩期提倡住院自然分娩。分娩期保健应做到"五防、一加强"，即防滞产、防感染、防产伤、防出血、防新生儿窒息，加强对高危妊娠的产时监护和产程处理，保证母婴平安。

（四）产褥期保健

产褥期是产妇全身器官恢复正常的时期，也是产妇角色适应与心理调适的重要时期。目的是预防产后出血、感染等并发症的发生，促进产妇产后生理功能恢复。产后访视共3次，分别于产妇出院后3天内、产后14天和28天进行，若有必要，可酌情增加访视次数；产后42天母婴应到医院进行产后健康检查。

（五）哺乳期保健

哺乳期是指母乳喂养婴儿的时期，WHO建议，婴儿在出生后的最初6个月内应该接受纯母乳喂养，6个月以后逐渐添加辅食至2岁或者更长时间。保护母婴健康，降低婴幼儿死亡率，保护、促进和支持母乳喂养是哺乳期保健的中心任务。WHO提出"促进成功母乳喂养的十项措施"（2018年更新版）：①完全遵守《国际母乳代用品销售守则》和世界卫生大会相关决议；制定书面的婴儿喂养政策，并定期与员工及家长沟通；建立持续的监控和数据管理系统。②确保工作人员有足够的知识、能力和技能以支持母乳喂养。③与孕妇及其家属讨论母乳喂养的重要性和实现方法。④分娩后即刻开始不间断的肌肤接触,帮助母亲尽快开始母乳喂养。⑤支持母亲开始并维持母乳喂养及处理常见的困难。⑥除非有医学上的指征,否则不要为母乳喂养的新生儿提供母乳以外的任何食物或液体。⑦让母婴共处,并实践24小时母婴同室。⑧帮助母亲识别和回应婴儿需要进食的迹象。⑨告知母亲使用奶瓶、人工奶嘴和安抚奶嘴的风险。⑩出院协调,以便父母与其婴儿及时获得持续的支持和照护。哺乳期宜采取工具避孕。

四、绝经过渡期保健

绝经过渡期是指从卵巢功能衰退到最后一次月经的时期,卵巢功能衰退可从40岁开始,历时可长可短,短则1~2年,长则10余年。中国妇女平均绝经年龄在50岁左右。绝经过渡期女性出现的一系列躯体和精神心理症状,均与卵巢功能下降导致体内性激素的减少或波动有关。此期保健的主要内容包括:①合理安排生活起居,注意锻炼身体与休息;②加强营养,重视蛋白质、维生素、微量元素及钙剂的补充;③注意卫生及心理方面的指导;④防治绝经过渡期月经失调,重视绝经后阴道流血及肿瘤筛查,防治子宫颈癌和子宫内膜癌。每年进行1次妇科常见疾病及肿瘤的筛查;若妇女出现月经失调或停经超过半年,应进行避孕指导直至月经停止12个月,首选男用避孕套避孕,年龄超过45岁的妇女一般不用口服避孕药或注射避孕针,原来采用宫内节育器避孕无不良反应者可继续使用,绝经后半年取出。必要时遵医嘱进行性激素补充治疗,以利身心健康,提高生命质量。

五、老年期保健

国际老年学会规定65岁以上为老年期。老年期妇女卵巢功能衰竭,体内性激素水平很低，极易患各种身心疾病，如萎缩性阴道炎、子宫脱垂和膀胱膨出、直肠膨出、生殖器官肿瘤、脂代谢紊乱、老年性痴呆等。此期应指导老年人定期体检，保持生活规律和合理膳食，注意劳逸结合，适度参加社会活动和从事力所能及的工作，及时防治老年期常见病和多发病，提高生命质量。

第二节　常见避孕与绝育的方法

计划生育（family planning）是通过科学的方法实施生育调节，调控人口数量，加强母婴保健，提高人口素质，使人口增长与经济、资源、环境和社会发展计划相适应。做好避孕方法的知情选择是计划生育优质服务的主要内容。本节主要介绍避孕方法、绝育方法、避孕失败后补救措施及护理。

一、常用避孕方法及护理

避孕（contraception）是计划生育的重要组成部分，是指采用药物、器具及利用妇女的生殖生理自然规律，在不妨碍正常性生活和身心健康的情况下，使妇女暂时不受孕。理想的避孕方法应符合安全、有效、简便、实用、经济的原则，对性生活及性生理无不良影响，男女双方均能接受且乐意持久使用。常用的避孕方法有宫内节育器、药物避孕及外用避孕等方法。

（一）宫内节育器

宫内节育器（intrauterine device，IUD）避孕是将避孕器具放置于子宫腔内，通过局部组织对它的各种反应而达到避孕效果，是一种安全、有效、简便、经济、可逆的避孕方法，为我国育龄妇女所接受并广泛使用。

1.种类

IUD 大致分为两大类。

(1）惰性 IUD（第一代 IUD）：由金属、硅胶、塑料或尼龙等惰性材料制成。由于金属单环的带器妊娠和脱落率较高，已基本停止生产使用。

（2）活性 IUD（第二代 IUD）：内含活性物质，如铜离子（Cu^{2+}）、激素、药物或磁性物质等，可以提高避孕效果，减少副作用。又可分为以下几种：

①带铜 IUD：是目前我国临床常用的 IUD。在宫内持续释放具有生物活性、有较强抗生育能力的铜离子。带铜 IUD 从形态上分为 T 形、V 形、宫形等多种。不同形态带铜 IUD 又根据含铜表面积分为不同类型，例如 TCu-220（T 形，含铜表面积 220 mm^2）、TCu-380 A、VCu-200 等，避孕效果随铜的表面积增大而增强。含铜 T 形 IUD（TCu-IUD）：呈 T 形，以聚乙烯为支架，在纵杆或横臂上绕有铜丝或铜套。铜丝易断裂，一般放置 5～7 年。含铜套的 IUD 放置时间可达 10～15 年。T 形 IUD 纵杆末端系以尾丝，便于检查与取出。含铜 V 形 IUD（VCu-IUD）：呈 V 形，横臂及斜臂上绕有铜丝，两横臂中间相套为中心扣，外套硅胶管，并带有尾丝，放置年限 5～7 年。含铜宫形 IUD：形态接近宫腔形状，不锈钢材质，呈螺旋状内置铜丝，分大、中、小号，无尾丝，具有带器妊娠率及脱落率低、能长期放置等优点，可放置 20 年。母体乐 IUD：支架为聚乙烯，呈伞状，半月形两侧臂带有小棘，纵臂绕有铜丝，表面积 375 mm^2），带有尾丝，可放置 5～8 年。含铜无支架 IUD（吉妮 IUD）：为 6 个铜套串在一根尼龙线上，顶端有一个结能固定于子宫肌层，悬挂在宫腔中，铜表面积 330 mm^2），有尾丝，适宜宫腔较深、宫颈口较松、有 IUD 脱落史或带器妊娠史的妇女放置，可放置 10 年。

②药物缓释 IUD：将药物储存于节育器内，通过每日微量释放提高避孕效果，降低副作用。目前我国临床主要应用含孕激素 IUD 和含吲哚美辛 IUD。左炔诺孕酮宫内节育器（LNG-IUD）：采用 T 形聚乙烯为支架，孕激素储存在纵杆的药管中，管外包有聚二甲基硅氧烷膜，控制药物释放。其

机制是孕激素使子宫内膜变化，不利于受精卵着床；宫颈黏液变稠不利于精子穿透；部分妇女排卵受抑制。目前研制出两种剂型，内含左炔诺孕酮 52 mg，每日释放 20 μg，放置时间为 5 年；内含左炔诺孕酮 13.5 mg，每日释放 8～12 μg，放置时间为 3 年。LNG-IUD 具有脱落率低、带器妊娠率低、经量少的优点。主要不良反应为点滴出血、经量减少甚至闭经，取出 IUD 后月经恢复正常。含吲哚美辛 IUD：其特点是脱落率及出血率低、继续存放率高。

2. 避孕原理

目前认为 IUD 的抗生育作用体现在多个方面，主要是局部组织对异物的组织反应所致。

（1）对精子和胚胎的毒性作用：IUD 引起宫腔内局部炎性反应，主要是机械性压迫、子宫收缩时摩擦和放置 IUD 时损伤子宫内膜所致。宫内炎性细胞增多，巨噬细胞、淋巴细胞和浆细胞分泌物、中性粒细胞溶解产物和损伤内膜细胞溶解释放物使宫腔液有细胞毒性作用。宫腔液逆流至输卵管，影响输卵管内的精子活动度、胚泡运送速度并毒杀胚泡。含铜 IUD 释放的铜离子具有使精子头尾分离的毒性作用，使精子不能获能。

（2）干扰受精卵着床：长期异物刺激导致子宫内膜损伤及慢性炎症反应，产生前列腺素，改变输卵管蠕动，使受精卵运行速度与子宫内膜发育不同步，受精卵着床受阻。铜离子进入细胞，影响锌酶系统如碱性磷酸酶和碳酸酐酶，阻碍受精卵着床及胚胎发育；并影响糖原代谢、雌激素摄入及 DNA 合成，使内膜细胞代谢受到干扰，使受精卵着床及囊胚发育受到影响。

3. IUD 放置术

（1）适应证：①育龄期妇女无禁忌证、自愿要求放置 IUD 者；②无禁忌证要求紧急避孕或继续以 IUD 避孕者。

（2）禁忌证：①妊娠或可疑妊娠；②生殖道急性炎症；③人工流产出血多，怀疑有妊娠组织残留或感染可能，中期妊娠引产、分娩或剖宫产胎盘娩出后，子宫收缩不良有出血或潜在感染可能；④生殖器肿瘤；⑤生殖器官畸形如纵隔子宫、双子宫等；⑥宫颈内口过松、重度陈旧性宫颈裂伤或子宫脱垂；⑦严重的全身性疾病；⑧宫腔＜5.5cm或＞9.0cm者；⑨各种性病未治愈；⑩盆腔结核；⑪近3个月内有月经失调、阴道不规则流血；⑫有铜过敏史者。

（3）常规放置时间：①月经干净后3～7天内且无性交为宜；②产后42天恶露已净，会阴伤口愈合，子宫恢复正常；③剖宫产术后半年；④人工流产后，中期妊娠引产术后24小时内或清宫术后（子宫收缩不良、出血过多或有感染可能者除外）；⑤含孕激素IUD在月经第4～7天放置；⑥自然流产于月经复潮后放置，药物流产2次正常月经后放置；⑦哺乳期放置应先排除早孕；⑧紧急避孕应在性交后5天内。

（4）护理要点

①术前向受术者介绍IUD的避孕原理、放置术的目的和过程，舒缓紧张情绪，使其理解并主动配合。

②协助医生做好物品准备：包括阴道窥器1个，宫颈钳1把，子宫探针1个，卵圆钳2把，放环器1个，剪刀1把，弯盘1个，洞巾1块，无菌手套1副，棉球若干，宫内节育器1个，0.5％聚维酮碘液。

③选择合适型号的IUD：协助医生根据宫腔深度为育龄妇女选择合适的IUD。T形IUD按其横臂宽度（mm）分为26号、28号、30号3种。通常宫腔深度≤7cm者用26号，＞7cm者用28号。

④术后健康指导：术后观察室观察2小时，无异常方可离开；术后休息3天，避免重体力劳动1周；术后2周内禁止性生活及盆浴，保持外阴

清洁；术后3个月每次行经或排便时注意有无IUD脱落；IUD放置后1个月、3个月、6个月、12个月各复查1次，以后每年复查1次，直至取出停用；术后可能有少量阴道出血及下腹不适，若发热、下腹痛及阴道流血量多时，应随时就诊。

4. IUD取出术

（1）适应证：①计划再生育者或无性生活不再需避孕者；②放置期限已满需更换者；③绝经过渡期停经1年内；④拟改用其他避孕措施或绝育者；⑤有IUD副作用及并发症，经治疗无效者；⑥带器妊娠，包括宫内和宫外妊娠。

（2）禁忌证：①患生殖器官急性、亚急性炎症；②严重全身性疾病。

（3）取器时间：①以月经干净3～7天为宜；②带器早期妊娠于人工流产时取出；③带器异位妊娠于术前行诊断性刮宫时或术后出院前取出IUD；④子宫不规则出血或出血多者随时可取。

（4）护理要点

①术前向受术者介绍IUD取出术的目的和过程，舒缓紧张情绪，使其理解并主动配合；②协助医生做好物品准备，基本同IUD放置术，将放环器换为取环钩，外加血管钳1把；③术后健康指导：术后休息1天，术后2周内禁止性生活和盆浴，保持外阴清洁，协助妇女落实其他合适的避孕措施。

5. IUD的副作用及其护理

（1）不规则阴道流血：常发生于放置IUD最初3个月内。主要表现为经量过多、经期延长和少量点滴出血，一般不需处理，3～6个月后逐渐恢复。若需药物治疗，可遵医嘱给予止血剂。出血时间长者应补充铁剂，并予以抗生素。若经上述处理无效，应考虑取出IUD，改用其他避孕方法。

（2）腰腹酸胀感：IUD 与宫腔大小形态不符时，可引起子宫频繁收缩而出现腰腹酸胀感。轻者无须处理，重者应考虑更换合适的节育器。

6. IUD 的并发症及其护理

（1）感染：放置 IUD 时未严格执行无菌操作、IUD 尾丝过长及生殖器官本身存在感染灶等，均可导致上行性感染，引起宫腔炎症。有明确宫腔感染者，应在选用广谱抗生素治疗的同时取出 IUD。

（2）IUD 异位：多由于术前没有查清子宫位置和大小、术中操作不当而造成子宫穿孔，将 IUD 放于子宫外。节育器过大、过硬或子宫壁薄且软，子宫收缩造成节育器逐渐移至宫腔外。确诊 IUD 异位后，应经腹或腹腔镜将 IUD 取出。

（3）IUD 嵌顿或断裂：由于放置 IUD 时损伤子宫壁、放置时间过长及绝经后取出 IUD 过晚，致部分器体嵌入子宫肌壁或发生断裂。一经确诊，需尽早取出。若取出困难时，应在超声监视下或借助宫腔镜取出。

（4）IUD 下移或脱落：主要是由于操作不规范，IUD 放置未达宫底部；IUD 与宫腔大小、形态不符；月经过多；宫颈内口松弛及子宫过度敏感等原因造成。容易发生在放置 IUD 后第 1 年，常发生在月经期，与经血一起排出，不易被察觉。

（5）带器妊娠多见于 IUD 下移、脱落及异位。一旦确诊，行人工流产同时取出 IUD。

为减少并发症的发生，应定期随访。一旦发生 IUD 并发症，护士需向妇女及其家属解释病情，告知正确处理方法，取得配合；严格按医嘱用药，做好手术前准备工作。

（二）激素避孕

激素避孕（hormonal contraception）是指女性应用甾体激素达到避孕效

果，是一种高效避孕方法。目前国内主要为人工合成的甾体激素避孕药，由雌激素和孕激素配伍组成。

1. 避孕原理

甾体激素通过多个环节发挥避孕作用，主要包括抑制排卵、干扰受精和受精卵着床。

（1）抑制排卵：避孕药中雌、孕激素通过负反馈抑制下丘脑释放GnRH，使垂体分泌FSH和LH减少；同时影响垂体对GnRH的反应，不出现排卵前LH高峰，导致排卵受到抑制。

（2）干扰受精和受精卵着床：①避孕药中孕激素使宫颈黏液量减少，高度黏稠，拉丝度减小，不利于精子穿透，阻碍受精；②输卵管上皮纤毛功能、肌肉节段运动和输卵管液体分泌均受到影响，改变受精卵在输卵管内正常运动，干扰受精卵着床；③避孕药抑制子宫内膜增殖变化，使子宫内膜与胚胎发育不同步，不利于受精卵着床。

2. 甾体激素避孕药种类

甾体激素避孕药包括口服避孕药、长效避孕针、缓释系统避孕药和避孕贴剂。

（1）口服避孕药（oral contraceptive，OC）主要包括复方短效口服避孕药、复方长效口服避孕药。

①复方短效口服避孕药（combination oral contraception，COC）：是雌、孕激素组成的复合制剂。雌激素成分主要为炔雌醇，孕激素成分各不相同，构成不同配方及制剂。随着激素避孕的发展，复方短效口服避孕药中的炔雌醇从35μg降低到20μg，孕激素结构更接近天然孕酮，使药物活性增加，提高避孕效果，降低副作用。

使用方法：a. 单相片在整个周期中雌、孕激素含量是固定的。复方炔诺酮片、复方甲地孕酮片，于月经第 5 天开始服用第 1 片，连服药 22 天，停药 7 天后服用第 2 周期药物。复方去氧孕烯片、屈螺酮炔雌醇片和炔雌醇环丙孕酮片，于月经第 1 天服药，连服 21 天，停药 7 天后服用第 2 周期。屈螺酮炔雌醇Ⅱ内含 24 片活性药片，4 片不含药的空白片。月经第 1 天开始服药，先服活性片，服完 24 片后服空白片。服完 28 天后无须停药接着服下一周期。若有漏服应及早补服，且警惕有妊娠可能。若漏服 2 片，补服后要同时加用其他避孕措施。漏服 3 片应停药，待出血后开始服用下一周期药物。b. 三相片中每一相雌、孕激素含量，是根据妇女生理周期而制订不同剂量，药盒内的每一相药物颜色不同，每片药旁标有星期几，提醒服药者按箭头所示顺序服药。左炔诺孕酮/炔雌醇三相片的服用方法是于月经周期第 3 天开始服药，每日 1 片，连服 21 天。复方短效口服避孕药的主要作用为抑制排卵，正确使用避孕药的有效率接近 100%。

②复方长效口服避孕药：由长效雌激素和人工合成孕激素配伍制成，服药 1 次可避孕 1 个月。避孕有效率达 96%～98%。复方长效口服避孕药激素含量大，副作用较多，如类早孕反应、月经失调等，很少应用。

（2）探亲避孕药（vacation pill）适用于短期探亲夫妇，又称为速效避孕药。有抑制排卵、改变子宫内膜形态与功能、使宫颈黏液变稠等作用。由于探亲避孕药的剂量大，现已经很少使用。

（3）长效避孕针（injectable hormonal contraceptives）有单孕激素制剂和雌、孕激素复合制剂两种，有效率达 98% 以上。尤其适用于对口服避孕药有明显胃肠道反应者。

用法及注意事项：①雌、孕激素复合制剂肌内注射 1 次，可避孕 1 个月。首次应于月经周期第 5 天和第 12 天各肌内注射 1 支，第 2 个月起于每次月经周期第 10～12 天肌内注射 1 支。一般于注射后 12～16 天月经来潮。由于激素剂量大，副作用大，很少用。②单孕激素制剂：醋酸甲羟孕酮避孕针，每隔3个月注射1针，避孕效果好；庚炔诺酮避孕针，每隔2个月肌内注射1次。应用长效避孕针有月经紊乱、点滴出血或闭经等副作用。由于单孕激素制剂对乳汁的质和量影响小，较适用于哺乳期妇女。

（4）缓释避孕药：又称缓释避孕系统，是以具备缓释性能的高分子化合物为载体，一次给药在体内持续、恒定、缓慢释放甾体激素，主要是孕激素，达到长效避孕效果。

①皮下埋植剂（subdermal implants）是一种缓释系统的避孕剂，内含孕激素，有效率达99%以上。含左炔诺孕酮皮下埋植剂分为左炔诺孕酮硅胶棒Ⅰ型和Ⅱ型，Ⅰ型每根硅胶棒含左炔诺孕酮36 mg（LNG），总量216 mg，使用年限5～7年；Ⅱ型每根硅胶棒含左炔诺孕酮75 mg，总量150 mg，使用年限3～5年。含依托孕烯单根埋植剂内含依托孕烯68 mg，其放置简单，副作用小，埋植1次放置3年。

用法及注意事项：月经周期开始的7天内均可放置，用套管针将硅胶棒埋入左上臂内侧作皮下扇形插入。放置24小时后即可发挥避孕作用。副作用主要有不规则少量阴道流血或点滴出血，少数闭经，一般3～6个月后能够逐渐减轻或消失。若流血时间过长或不能耐受者，可给予雌激素治疗。

②缓释阴道避孕环（contrceptive vaginal ring）：以硅胶或柔韧塑料为载体，内含激素的阴道环，每日释放小剂量的激素，通过阴道壁吸收进入血液循环而达到避孕作用。甲地孕酮硅胶环内含甲地孕酮200 mg或250 mg，每日释放100 μg，一次放置，避孕1年，经期不需取出。其副作用与其他单孕激素制剂基本相同。

用法：月经干净后将甲硅环放入阴道后穹窿或套在宫颈上，具有取放方便的优点。

③避孕贴片：避孕药放在特殊贴片内，粘贴在皮肤上，每日释放一定剂量避孕药，通过皮肤吸收达到避孕目的。

用法：如美国批准上市的 Ortho Evra 贴片，月经周期第 1 天使用，粘贴于皮肤，每周 1 贴，连用 3 周，停药 1 周。

3. 适应证与禁忌证

（1）适应证：健康育龄妇女均可使用。

（2）禁忌证和慎用情况：①严重心血管疾病、血栓性疾病不宜应用，如高血压、冠心病、静脉栓塞等；②急、慢性肝炎或肾炎；③部分恶性肿瘤、癌前病变；④内分泌疾病，如糖尿病、甲状腺功能亢进症；⑤哺乳期不宜使用复方口服避孕药；⑥年龄大于 35 岁的吸烟妇女服用避孕药将增加心血管疾病发病率，不宜长期服用；⑦精神病患者；⑧有严重偏头痛，反复发作者；⑨可疑妊娠。

4. 避孕药的副作用及处理

（1）类早孕反应：服药后约 10% 妇女有食欲减退、恶心、呕吐、困倦、头晕、乳房胀痛、白带增多等类似早孕反应，轻者不需处理，坚持服药数个周期后副作用可自然消失。症状严重者考虑更换制剂或停药改用其他措施。

（2）不规则阴道流血：又称突破性出血。多数发生在漏服避孕药后，少数未漏服避孕药也会发生。轻者点滴出血，不需处理，随着服药时间延长而逐渐减少直至停止。若流血量偏多者，可每晚在服用避孕药同时加服雌激素直至停药。流血似月经量或流血时间接近月经期者，则停止用药，作为一次月经来潮。于下一周期再开始服用药物，或更换避孕药。

（3）闭经：1%～2% 妇女发生闭经，常发生于月经不规则妇女。对原有月经不规则妇女，使用避孕药应谨慎。停药后月经不来潮，需排除妊娠，停药 7 天后可继续服药，若连续停经 3 个月，需停药观察。

（4）色素沉着：极少数妇女颜面皮肤出现蝶形淡褐色色素沉着，停药后多数可自行消退或减轻。

（5）体重增加：少数妇女较长时间服用避孕药而出现体重增加，与避孕药可能促进体内合成代谢及水钠潴留有关。随着口服避孕药不断发展，雄性激素活性降低，孕激素活性增强，用药量小，副作用明显降低。新一代口服避孕药屈螺酮炔雌醇片有抗皮质激素的作用，可减少雌激素引起的水钠潴留。

5.其他：个别妇女服药后出现头痛、复视、乳房胀痛等，可对症处理，必要时停药做进一步检查。

（三）其他避孕

1.紧急避孕

紧急避孕（emergency contraception）又称房事后避孕，是指在无保护性生活或避孕失败后的几小时或几日内，妇女为防止非意愿妊娠而采取的避孕方法，包括放置含铜宫内节育器和口服紧急避孕药。该方法只针对一次无防护性生活起保护作用，一个月经周期也只能用一次，不能代替常规避孕而作为常用避孕方法。护士应加强对育龄期妇女有关紧急避孕知识的宣传和指导工作。

（1）适应证：①避孕失败者（如阴茎套破裂或滑脱、未能做到体外排精、错误计算安全期、IUD 脱落或移位、漏服避孕药等）；②性生活未采取任何避孕措施者；③遭到性强暴者。

（2）方法

①宫内节育器：采用含铜 IUD，在无保护性生活后 5 天（120 小时）之内放置，避孕有效率达 95％以上。适合希望长期避孕且符合放置 IUD

者及对激素应用有禁忌证者。②紧急避孕药：雌、孕激素复方制剂：现有复方左炔诺孕酮片，含炔雌醇 30μg、左炔诺孕酮 150μg。在无保护性生活后 3 天（72 小时）内即服 4 片，12 小时后再服 4 片。单孕激素制剂：现有左炔诺孕酮片，含左炔诺孕酮 0.75 mg。在无保护性生活后 3 天（72 小时）内即服 1 片，12 小时后再服 1 片。抗孕激素制剂：如米非司酮（mifepristone）片，在无保护性生活后 120 小时内服用 10 mg 即可。

（3）副作用：服药后可能出现恶心、呕吐、不规则阴道流血及月经紊乱，一般不需处理。若月经延迟 1 周以上，需排除妊娠。米非司酮片副作用少而轻。

2. 外用避孕

外用避孕（barrier methods）工具包括阴茎套、阴道套及外用杀精剂。

（1）阴茎套（condom）也称避孕套，为男性避孕工具。作为屏障阻止精子进入阴道从而达到避孕的目的。其为筒状优质薄乳胶制品，顶端呈小囊状，射精时精液储留在小囊内，容量为 1.8 mL。筒径（mm）有 29、31、33、35 四种规格。使用前应先行吹气检查其无漏孔，同时排去小囊内空气，射精后在阴茎尚未软缩时即捏住套口与阴茎一起取出。应选择合适型号的阴茎套，不宜过大或过小。事后必须检查阴茎套有无破裂，若有破裂或使用过程中发生阴茎套脱落，需采取紧急避孕措施。每次性交均应全程使用，不能反复使用。正确使用避孕成功率达 93%～95%。使用阴茎套还具有防止性传播疾病的作用，故应用广泛。

（2）阴道套（vaginal pouch）也称女用避孕套（female condom），是一种由聚氨酯（或乳胶）制成长 15～17 cm 的宽松、柔软袋状物。开口处连接直径为 7 cm 的柔韧"外环"，套内有一直径 6.5 cm 的游离"内环"，置于女性阴道中，阻止精子和卵子接触。女用避孕套既能避孕，又能预防性传播疾病和艾滋病。除阴道过紧、生殖道畸形、子宫Ⅱ度脱垂、生殖道急性炎症及对女用避孕套过敏外，均可使用。

（3）外用杀精剂：是性交前置入阴道，具有灭活精子而起到避孕作用的一类化学避孕制剂。目前临床常用的有避孕栓剂、片剂、胶冻剂、凝胶剂及避孕薄膜等，以壬苯醇醚为主药与惰性基质制成，具有快速高效杀精能力。片剂、栓剂和薄膜置入阴道后需等待5～10分钟，溶解后才能起效，然后开始性生活。若置入30分钟尚未发生性生活，必须再次放置。使用失误，失败率高达20%以上，不作为避孕首选药。

3. 安全期避孕

安全期避孕又称自然避孕，是根据妇女的自然生理规律，不用任何避孕药物或器具，选择在月经周期中的易受孕期进行禁欲而达到避孕目的。包括日历表法、基础体温法、宫颈黏液观察法。日历表法适用于周期规则妇女，排卵多在下次月经前14天左右，据此推算排卵前后4～5天内为易受孕期，其余时间不易受孕为安全期。基础体温法和宫颈黏液观察法是根据基础体温测量和宫颈黏液判断排卵日期。需注意的是妇女排卵过程受情绪、健康状况、性生活以及外界环境等多种因素影响，可提前或推迟排卵，也可发生额外排卵，因此，自然避孕法并不可靠，失败率高，不宜推广。

此外，还有黄体生成激素释放激素类似物避孕、免疫避孕法的导向药物避孕和抗生育疫苗等避孕方法。

二、女性绝育方法及护理

女性通过手术或药物达到永远不生育的目的，为女性绝育。输卵管绝育术是最普遍采用的方法，是指通过手术将输卵管结扎或用药物使输卵管管腔粘连堵塞，阻断精子与卵子相遇而达到绝育目的，是一种安全、永久性节育措施，不影响受术者机体生理功能。若受术者要求生育时，可行输卵管吻合术，可逆性高。输卵管绝育术主要有经腹输卵管结扎术、经腹腔镜输卵管结扎术。

（一）经腹输卵管结扎术

1. 适应证

（1）要求接受绝育手术且无禁忌证者。

（2）患严重全身疾病不宜生育者。

2. 禁忌证

（1）24小时内两次体温达37.5℃或以上。

（2）全身状况不佳，不能胜任手术者，如心力衰竭、血液病等。

（3）患严重的神经官能症。

（4）各种疾病的急性期。

（5）腹部皮肤有感染灶或患有急、慢性盆腔炎。

3. 麻醉

采用局部浸润麻醉或硬膜外麻醉。

4. 术后并发症及防治措施

（1）出血或血肿：过度牵拉损伤输卵管或其系膜血管而引起。因此手术时操作忌粗暴，避免损伤血管，关闭腹腔前应仔细检查有无出血。一旦发生出血或血肿，要协助医生采取相应措施。

（2）感染：包括局部感染和全身感染。感染原因为体内原有感染尚未控制，消毒不严或手术操无菌观念不强。因此，术前要严格掌握手术适应证和禁忌证，术中严格执行无菌操作规程。

（3）脏器损伤：多因手术者操作不熟练、术前未排空膀胱或解剖关系辨认不清所致。一旦发生脏器损伤应立即修补，并注意术后观察。

（4）输卵管再通：绝育后有1%～2%再通率。主要是由于绝育方法本身缺陷或技术误差引起。操作时手术者思想应高度集中，严防误扎、漏扎输卵管。

5. 护理要点

（1）手术时间：协助医生选择好手术时间。①非孕妇女在月经干净后3～4天为宜；②人工流产或分娩后宜在48小时内施术；③中期妊娠终止或宫内节育器取出术后可立即施行；④自然流产待月经复潮后；⑤剖宫产同时可做绝育术；⑥哺乳期妇女或闭经妇女排除早孕后。

（2）术前准备

①做好受术者的思想工作，耐心回答其所提出的各种疑问，解除其顾虑与恐惧；②术前详细询问病史，并做全身体格检查与妇科检查，检查阴道分泌物常规、血尿常规、凝血功能、肝肾功能等，全面评估受术者；③按妇科腹部手术常规准备。

（3）术后护理

①术后密切观察受术者生命体征，评估有无腹痛、内出血或脏器损伤等情况；②除行硬膜外麻醉外，受术者不需禁食，应及早下床活动；③保持伤口敷料干燥、清洁，并注意观察伤口的恢复情况；④鼓励受术者及早排尿；⑤告知受术者术后休息3～4周，2周内禁止性生活。

（二）经腹腔镜输卵管结扎术

1. 适应证

同经腹输卵管结扎术。

2. 禁忌证

患有腹腔粘连、心肺功能不全、膈疝等，余同经腹输卵管结扎术。

3. 术后护理

（1）术后静卧4～6小时后可下床活动。

（2）严密观察受术者生命体征，观察有无腹痛、内出血或脏器损伤等情况。

三、避孕失败补救措施及护理

各种避孕措施和绝育术，均有一定的失败率。避孕失败的补救措施是指因意外妊娠、母亲疾病不宜继续妊娠、检查发现胚胎异常需要终止妊娠等原因而采用人工方法终止妊娠的措施，包括早期终止妊娠的方法和中期终止妊娠的方法。护士应协助患者及早发现并及时采取适宜的避孕失败补救措施。

（一）早期妊娠终止方法

人工流产（artificial abortion）指因意外妊娠、疾病等原因而采用人工方法终止妊娠，是避孕失败的补救方法。终止早期妊娠的人工流产方法包括手术流产和药物流产。人工流产对妇女的生殖健康有一定的影响，任何单位或个人均不可实施非医学需要的胎儿性别鉴定和选择性别人工终止妊娠。做好避孕工作，避免和减少意外妊娠是计划生育工作的真正目的。

1.手术流产

手术流产是采用手术方法终止妊娠，包括负压吸引术和钳刮术。

（1）负压吸引术

①适应证：妊娠10周以内自愿要求终止妊娠而无禁忌证者；患有严重疾病不宜继续妊娠者。②禁忌证：生殖器官急性炎症；各种疾病的急性期或严重的全身性疾病；术前相隔4小时两次体温均在37.5℃以上。③术前准备：详细询问病史，进行全身检查、妇科检查；进行相关实验室检查包括阴道分泌物常规、血常规及凝血方面检测；根据血或尿HCG测定、超声检查确诊早孕；测量体温、脉搏、血压；加强沟通，帮助解除手术者思想顾虑；排空膀胱。④镇痛与麻醉：一般不需要麻醉，但为了减轻受术

者疼痛，也可在麻醉下进行。常用的麻醉方法有静脉全麻、宫旁神经阻滞麻醉、宫颈或宫腔表面麻醉。

（2）钳刮术

①适应证：适用于妊娠10～14周以内自愿要求终止妊娠而无禁忌证者；其余同负压吸引术。②禁忌证、术前准备、镇痛与麻醉同负压吸引术。

（3）护理要点

①协助医生严格核对手术适应证和禁忌证；受术者须签署知情同意书，做好术前准备。②术中陪伴受术者为其提供心理支持，指导其运用呼吸技巧减轻不适；严密观察，出现异常及时报告医生；配合医生检查吸出物，必要时送病理检查。③术后受术者应在观察室卧床休息1小时，注意观察腹痛及阴道流血情况；遵医嘱给予药物治疗；嘱受术者保持外阴清洁，1个月内禁止性生活及盆浴，预防感染；吸宫术后休息2周，若有腹痛及阴道流血增多，随时就诊。④积极实施"流产后关爱"服务，向女性和家属宣传避孕相关知识，帮助流产后女性及时落实科学的避孕方法，避免重复流产。

（4）并发症及防治

①术中出血：多发生在妊娠月份较大、吸管过小时，妊娠产物不能迅速排出而影响子宫收缩所致。可在扩张宫颈管后注射缩宫素，并尽快钳取或吸出妊娠产物。

②子宫穿孔：是手术流产的严重并发症。发生率与术者操作技术及子宫本身情况有关，如哺乳期子宫、瘢痕子宫、子宫过度倾曲、子宫畸形等。手术时突然感到无宫底感觉，或进入宫腔深度明显超过原来测量宫腔深度，提示子宫穿孔，应立即停止手术。穿孔小，无脏器损伤或内出血，手术已完成，可注射子宫收缩剂保守治疗，并给予抗生素预防感染，同时密切观察血压、脉搏等生命体征，有无腹痛、阴道流血及腹腔内出血征象。若确

认胚胎组织尚未吸净,应由有经验的医生避开穿孔部位,也可在B超或腹腔镜监护下完成手术。穿孔大、有内出血或怀疑脏器损伤,应立即剖腹探查或检查,根据情况做相应处理。

③人工流产综合反应:是指手术时疼痛或局部刺激,使受术者在术中或术毕出现恶心呕吐、心动过缓、心律不齐、面色苍白、头昏、胸闷、大汗淋漓,严重者甚至出现血压下降、昏厥、抽搐等迷走神经兴奋症状。这与受术者的情绪、身体状况及手术操作有关。发现症状应立即停止手术,给予吸氧,一般能自行恢复。严重者可加用阿托品$0.5 \sim 1mg$静脉注射。术前重视精神安慰,术中动作轻柔,吸宫时掌握适当负压,减少不必要的反复吸刮,均能降低人工流产综合反应的发生率。

④漏吸或空吸:施行人工流产术未吸出胚胎及绒毛而导致继续妊娠或胚胎停止发育,称为漏吸,常由于子宫畸形、位置异常或操作不熟练引起。一旦发现漏吸,应再次行负压吸引术。误诊宫内妊娠而行人工流产负压吸引术,称为空吸。术毕吸刮出物肉眼未见绒毛,要重复妊娠试验及超声检查,宫内未见妊娠囊,诊断为空吸。必须将吸刮的组织全部送病理检查,警惕异位妊娠。

⑤吸宫不全:是指手术流产后宫腔内有部分妊娠产物残留,是手术流产常见并发症,与术者技术不熟练或子宫位置异常有关。术后阴道流血超过10天,血量过多或流血停止后再现多量流血,均应考虑为吸宫不全,B超检查有助于诊断。若无明显感染征象,应尽早行刮宫术,刮出物送病理检查,术后用抗生素预防感染。若同时伴有感染,应在控制感染后再行刮宫术。

⑥术后感染:多因吸宫不全、术后过早性交、敷料和器械消毒不严以及术中无菌观念不强所致。初起为急性子宫内膜炎,若治疗不及时,可扩散至子宫肌层、附件及盆腔腹膜,严重时可导致败血症。主要表现为发热、

下腹痛、白带混浊和不规则阴道流血。妇科检查时子宫或附件区有压痛。治疗为半卧位休息，全身支持疗法，应用广谱抗生素。宫腔内有妊娠产物残留者，应按感染性流产处理。

⑦羊水栓塞：少见，偶发于钳刮术，往往由于宫颈损伤和胎盘剥离使血窦开放，此时应用缩宫素促使羊水进入母体血液循环而发生羊水栓塞。妊娠早、中期时羊水中有形成分极少，即使发生羊水栓塞，其症状和严重性也不如晚期妊娠发病凶猛。治疗措施详见"羊水栓塞"章节。

⑧远期并发症：有宫颈粘连、宫腔粘连、月经失调、慢性盆腔炎、继发性不孕等。

2. 药物流产

药物流产（medical abortion or medical termination）是指应用药物终止早期妊娠的一种避孕失败的补救措施。目前临床常用药物为米非司酮与米索前列醇。米非司酮是一种类固醇类的抗孕激素制剂，具有抗孕激素及抗糖皮质激素作用。米索前列醇是前列腺素类似物，具有兴奋子宫和软化宫颈的作用。两者配伍应用终止早孕完全流产率达90%以上。

（1）适应证

①早期妊娠≤49天可行门诊药物流产，＞49天应酌情考虑，必要时住院流产；②本人自愿要求，血或尿HCG阳性，超声确诊为宫内妊娠；③手术流产的高危对象，如瘢痕子宫、哺乳期、宫颈发育不良或严重骨盆畸形等；④多次手术流产史，对手术流产有疑虑或恐惧心理者。

（2）禁忌证

①有使用米非司酮禁忌证，如肾上腺疾病、与甾体激素相关的肿瘤及其他内分泌疾病、妊娠期皮肤瘙痒史、血液病、血管栓塞等病史；②有使用前列腺素药物禁忌证，如心血管疾病、青光眼、哮喘、癫痫、结肠炎等；

③带器妊娠、异位妊娠；④其他：过敏体质、妊娠剧吐、长期服用抗结核、抗癫痫、抗抑郁、抗前列腺素药等。

（3）用药方法

①顿服法：用药第1天顿服米非司酮200 mg，第3天早上口服米索前列醇0.6 mg；②分服法：米非司酮150 mg分次口服，第1天晨服50 mg，8～12小时后再服25 mg，第2天早、晚各服25 mg，第3天上午7时再服25 mg。于第3天服用米非司酮1小时后服米索前列醇0.6 mg。每次服药前后至少空腹1小时。

（4）护理要点

①术前应详细询问停经时间、生育史、既往病史及药物过敏史，根据双合诊检查、尿HCG检查和B超检查明确早期宫内妊娠诊断，并进行血常规、出凝血时间以及阴道分泌物常规等检查。协助医师严格核对孕妇药物流产的适应证和禁忌证，签署知情同意书。②关注患者心理变化，介绍药物流产相关知识，陪伴患者，减轻思想顾虑。③耐心详细地讲解米非司酮、米索前列醇的使用剂量、次数、用药方法及不良反应等，告知患者遵医嘱服用药物，切记不可出现漏服、少服或者多服现象，不可提前或推迟服药。④向患者说明服药后排出胎囊的可能时间，大多数患者在服药6小时内会出现阴道少量流血，胎囊随之排出。个别需要更长时间，需密切观察，耐心等待，告知患者可能会出现阴道流血、小腹下坠感、腹痛等症状。⑤协助患者如厕，指导患者使用专用便器或一次性杯收集妊娠排出物。协助医生根据排出物鉴定妊娠囊大小、是否完整。⑥密切观察阴道流血、腹痛等情况，若流产不全或流产失败，协助医生做好清宫准备。⑦嘱患者药物流产后注意休息，保持外阴清洁，1个月内禁止性生活及盆浴，预防感染。⑧积极提供系统、规范的"流产后关爱"服务项目，帮助流产后女性选择合适的避孕方法，避免重复流产。

（5）副作用及处理

①胃肠道反应：服药过程中部分患者可出现恶心、呕吐或腹泻等胃肠道症状，这是由于米非司酮和米索前列醇抑制胃酸分泌和胃肠道平滑肌收缩所致。症状轻者无须特殊处理，应给予心理安慰。症状较重者，可按医嘱口服维生素 B_6 20 mg 或甲氧氯普胺 10 mg，必要时给予补液治疗，可缓解症状。②阴道流血：出血时间长、出血多是药物流产的主要副作用。用药后应严密随访，若疑为不全流产时应及时行刮宫术，应用抗生素预防感染。值得注意的是实施药物流产前应排除异位妊娠，否则异位妊娠者误行药物流产可导致失血性休克。药物流产必须在正规有抢救条件的医疗机构开展。

（二）中期妊娠终止方法

患有严重疾病不宜继续妊娠或防止先天性畸形儿出生需要终止中期妊娠，可以采取依沙吖啶（利凡诺）引产和水囊引产。

1. 适应证

（1）妊娠 ≥ 14 周至 < 28 周，患有严重疾病不宜继续妊娠者。

（2）妊娠早期接触导致胎儿畸形因素，检查发现胚胎异常者。

2. 禁忌证

（1）患有各种急性感染性疾病、慢性疾病急性发作期、生殖器官急性炎症。

（2）术前相隔 4 小时两次体温均超过 37.5 ℃。

（3）前置胎盘或腹部皮肤感染者。

3. 操作方法

（1）依沙吖啶（利凡诺）引产：包括羊膜腔内注入法和羊膜腔外注入法。依沙吖啶是一种强力杀菌剂，将其注入羊膜腔内或羊膜外宫腔内，可使子宫内蜕膜组织坏死而产生内源性前列腺素，引起子宫收缩。依沙吖啶直接对子宫肌肉也有兴奋作用。药物被胎儿吸收后，可致胎儿中毒死亡。临床常用依沙吖啶羊膜腔内注入法，引产成功率达 90％～100％。

①羊膜腔内注入法：孕妇排尿后取仰卧位，常规消毒腹部皮肤，铺无菌巾。穿刺点用 0.5％利多卡因行局部浸润麻醉，用腰椎穿刺针垂直刺入腹壁，穿刺阻力第一次消失表示进入腹腔，继续进针又有阻力表示进入子宫壁，阻力再次消失表示进入羊膜腔。腰椎穿刺针进入羊膜腔内后，拔出针芯，见羊水溢出，接上注射器抽出少量羊水，注入 0.2％依沙吖啶（利凡诺）液。拔出穿刺针，局部消毒，纱布压迫数分钟后，胶布固定。②羊膜腔外注入法：孕妇排尿后取膀胱截石位，常规消毒外阴阴道，铺无菌巾。阴道窥器暴露宫颈及阴道，再次消毒，用宫颈钳钳夹宫颈前唇，用敷料镊将无菌导尿管送入子宫壁与胎囊间，将依沙吖啶（利凡诺）液由导尿管注入宫腔。折叠并结扎外露的导尿管，放入阴道穹窿部，填塞纱布。24 小时后取出纱布及导尿管。

（2）水囊引产：将消毒水囊放置在子宫壁和胎膜之间，根据妊娠月份大小，囊内注入 300～500 mL 的 0.9％氯化钠溶液，以增加宫腔压力和使胎膜剥离，局部前列腺素释放，引起子宫收缩，促使妊娠产物排出。一般水囊放置后 12～24 小时可引起宫缩。

4. 注意事项

（1）依沙吖啶（利凡诺）引产

①依沙吖啶通常应用剂量为 50～100 mg，不超过 100 mg；②羊膜腔外注药时，应避免导尿管接触阴道壁，防止感染。

（2）水囊引产

①水囊注水量不超过 500 mL；②放置水囊后出现规律宫缩时应取出水囊，若出现宫缩乏力，或取出水囊无宫缩，或有较多阴道流血，应静脉

点滴缩宫素；③放置水囊不得超过2次，再次放置，应在前次取出水囊72小时之后且无感染征象；④放置水囊时间不应超过24小时，若宫缩过强、出血较多或体温超过38℃，应提前取出水囊；⑤放置水囊后定时测量体温，特别注意观察有无寒战、发热等感染征象。

5. 并发症

（1）全身反应：偶见体温升高，一般不超过38℃，多发生在应用依沙吖啶后24～48小时，胎儿排出后体温很快下降。

（2）阴道流血：约有80%的受术者出现阴道流血，一般不超过100 mL。

（3）产道损伤：少数受术者可有不同程度的软产道裂伤。

（4）感染：是水囊引产最常见的并发症，术中应注意无菌操作，术后给予抗生素预防感染。

（5）胎盘胎膜残留：发生率低。为避免妊娠组织残留，多主张胎盘排出后立即行刮宫术。

6. 护理要点

（1）术前护理：护士要认真做好受术者身心状况评估，协助医生严格掌握适应证与禁忌证。告知受术者手术过程及可能出现的情况，取得其积极配合，签署知情同意书。指导受术者术前3天禁止性生活，依沙吖啶引产者需行B超检查以定位胎盘及穿刺点，做好穿刺部位皮肤准备。术前每日消毒阴道1次。

（2）术中护理：为受术者提供安静舒适的环境。给予受术者支持和鼓励。注意严密观察受术者生命体征，识别有无呼吸困难、发绀等羊水栓塞症状，做好抢救准备。

（3）术后护理：让受术者尽量卧床休息，防止突然破水。注意监测受术者生命体征，严密观察并记录宫缩出现的时间和强度、胎心与胎动消失的时间及阴道流血等情况。产后仔细检查胎盘胎膜是否完整，有无软产道裂伤，若发现裂伤，及时缝合。胎盘胎膜排出后常规行清宫术。注意观察产后宫缩、阴道流血及排尿情况，若妊娠月份大的产妇引产后出现泌乳，需指导其及时采取退奶措施，保持外阴清洁，预防感染。

（4）健康指导：引产后妇女应注意休息，加强营养。鼓励其表达内心焦虑、恐惧和孤独等情感，给予同情、宽慰、鼓励和帮助。术后6周禁止性生活及盆浴，为其提供避孕指导。若出院后出现发热、腹痛及阴道流血量多等异常情况，应及时就诊。

第三节　流产后关爱（PAC）

一、PAC 的概念

PAC 是一种标准化的医疗服务流程，旨在通过一系列全面连续的服务，向人工流产手术后的患者及家属宣教人工流产后避孕相关知识，落实避孕措施，让流产术后女性及时采取有效的避孕方法，避免重复流产导致的危害。PAC 作为流产后关爱综合服务的一种服务模式，在降低人工流产率和重复流产率，提高避孕措施有效性方面起到重要的作用。

二、PAC 集体宣教

PAC 集体宣教是根据流产女性及其亲属的普遍性需求，为其提供兼具知识性和科普性的相关人工流产风险及科学避孕方式知识，提高流产女性及其亲属对科学避孕的认识水平和态度，并使其行为发生一定改变。PAC 集体宣教属于在医院内针对特定人群进行的健康教育活动，它不利于个体化避孕服务的落实，仅作为避孕服务辅助形式，可作为单独咨询的补充。

PAC集体宣教主要解决共性知识的问题，通过统一标准化的相关人工流产风险及科学避孕知识的宣教，为前来手术的女性及其亲属解决一些共性知识的问题；集体宣教可利用多样化的方式，如宣教视频、避孕药具展示、宣教展板等相结合的形式进行有关人工流产风险、流产后应立即落实高效长效避孕措施及相关避孕方法的宣传。

（一）目标与内容

1. 目标

集体宣教既承担着传播知识的责任，也期望能使流产女性的态度和行为发生一定的改变，因此同时具有告知和说服两方面的性质。并以说服为主，通过宣教应使前来手术的女性在服务人员的帮助下在人工流产后立即落实高效避孕方法。

2. 内容

《人工流产后计划生育服务指南》中提出，PAC集体宣教至少应包括以下两项内容：

（1）告知人工流产的危害和可能的并发症：①近期和远期可能的并发症；②特别应强调重复流产对远期生育能力（不孕不育）和今后妊娠结局（早产、胎儿死亡、胎盘异常）的影响；③告知一年内，尤其是六个月内，重复人工流产的危害最大，称为"高危流产"。

（2）强调三条关键信息：①流产后再次妊娠的风险，即早孕流产后两周即可恢复排卵，如果不避孕，首次月经之前即可能再次妊娠；②流产后应立即落实避孕措施；③必须坚持和正确使用避孕方法。

（二）主要信息

在宣教中，咨询员可根据服务对象的具体情况，提供下列主要信息：

1. 人工流产尤其是重复流产可导致多种并发症，损伤女性生育能力如：在继发不孕患者中，有88.2%曾有过人工流产史。大于（包含）4次人工流产的女性不孕症的发生率高达92.13%。人工流产破坏女性正常生理防御机制，损伤子宫内膜，并可能使子宫内膜组织逆流，导致盆腔炎、宫腔粘连、子宫内膜异位症的发生，这些都是导致继发不孕的主要原因。

2. 人工流产后很快可以恢复生育能力

许多女性认为人工流产和怀孕生孩子一样，生育能力恢复需要一段时间，短期内即使不避孕也不会怀孕，实际上这种认识是非常错误的，早孕流产后女性的生育能力恢复很快，2周左右即可恢复排卵，最早可在流产后第11天。75%的流产后女性在6周内完成排卵。因此，在月经恢复之前就有可能再次怀孕。

3. 纠正常见的避孕方法使用误区

许多女性将紧急避孕药、安全期和体外排精作为日常唯一的避孕方法，而这三种避孕方法恰恰是不适合作为常规避孕的手段；避孕套的使用不规范，使用前未检查其完整性，性生活过程中避孕套滑脱、破损，未在性生活全程使用避孕套，仅在男性有射精感时方才使用避孕套等，这些都是导致避孕失败的主要原因。

4. 介绍高效避孕方法特点、避孕机理和如何使用

复方短效口服避孕药（COC）和宫内节育器（IUD/LNG-IUD）是避孕效果最为可靠的常规避孕方法。

COC在正确使用情况下的避孕有效性接近100%，媲美结扎；它之所以能达到如此高的避孕效果，主要因为COC含有高效的雌激素和孕激素，可通过抑制排卵、改变子宫内膜形态和使宫颈黏液变稠三重机制来起到避孕作用。COC在可靠避孕的同时还具有预防宫腔粘连和盆腔炎的作用，对

女性生育功能起到一定的保护作用。此外还有缓解痛经和规律月经周期的额外益处，尤其适合尚未生育的女性使用。根据世界卫生组织指南建议，COC可在人工流产当日即开始服用，每天一片，在固定时间服用（优思悦从粉片开始，按箭头规律服用，连服28天，来月经即可接着服用下一周期；优思明每天一片，连服21天，停药7天，继续服下一盒）。有些女性可能担心会影响今后生育，COC在全世界已经广泛使用了50年，可谓是研究最为彻底的药物之一。世界卫生组织避孕指南中指出，停用COC后，妇女生育力会很快恢复，可以立即妊娠，无须等待，也不会引起胎儿出生缺陷。还有些女性会担心服药后会长胖、致癌；答案都是否定的，新型COC中含有新型孕激素屈螺酮，可抵抗水钠潴留，因而可控制体重或使体重轻微下降，同时还可减少痤疮。而长期服用COC可降低子宫内膜癌和卵巢癌的发生风险，不增加乳腺癌的发生风险。

宫内节育器（IUD/LNG-IUD），俗称上环，它主要通过改变宫颈黏液稠度阻碍精子通过，以及使子宫内膜发生无菌性炎症阻碍受精卵着床从而达到避孕的目的，一次放置5～10年有效，经济，简便，可逆，节育器取出即可怀孕。而左炔诺孕酮宫内节育缓释系统（LNG-IUD）在避孕的同时还可治疗子宫内膜病变，缓解痛经，预防因月经量过多导致的贫血等。

（三）集体宣教的步骤

1.准备

集体宣教前，咨询员需进行充分的准备，包括有针对性的、内容细致的演讲提纲和辅助工具（如PPT、图片、生理模型等）。对于初次实践宣教的咨询员来说，反复练习和试讲可以消除紧张，并大大促进宣教的成功。

2.开场

成功的开场可以达到下述目标。①引起听众的注意与兴趣；②建立可信度和好感；③阐明主题和主要内容。例如，通过自我介绍树立专业形象，从介绍流产女性比较关注的人工流产过程和注意事项入手，引申出人工流产对生殖功能的损伤和被忽视的避孕问题；使用一些形象的说法，如"结束了这次人工流产的痛苦后，在座有一半左右的人还会再经历下一次"等。

3. 主体内容

应注意条理清晰、结构合理，按一定的顺序将要点和论证材料组织起来。注意应用衔接的技巧，例如过渡、小结和语言标识（如，首先……其次；最重要的是……为什么……）。

4. 结尾

注意强化听众对中心思想的理解，得出结论。

5. 解答听众疑惑

（四）集体宣教的技巧

集体宣教类似于小型的公共演讲，同样遵循人际传播五要素的相互影响，因此在宣教过程中可应用一些普遍性演讲技巧。如：

1. 注意听众的反馈，通过适当提问加强互动。

2. 用举例和数据加强说服的力度等。

例如："曾有一个女性患者来做第三次人工流产，她是使用安全期避孕的，严格按照天数计算，但她这几次意外怀孕恰恰都是她认为非常安全的时候发生的，也就是来月经的前两天。她平时月经很规律，按理说这时确实很安全，这让她百思不得其解。其实这也是许多女性的误区。实际上女性排卵的易变因素较多，压力、环境、情绪、药物等都可能使排卵时间发生较大波动，因此安全期的计算无法做到一直精准。这也是为什么安全期的避孕失败率可以高达25%的原因。"

3. 利用实物、模型、幻灯片、图片等视觉辅助工具，可加强听众的理解和记忆。

4. 语言：应注意使用通俗、科普的语言，避免过于专业；语句的使用应准确、清晰、具体，避免抽象；还可通过比喻、反问、举例等使表达更为生动。

5. 声音：音量洪亮，吐字清楚，注意音调变化、语速和停顿。

6. 形体语言：注意仪表；身体动作稳定自信；合理使用手势进行强调，但不要因手势过多转移了听众的注意力；与听众进行眼神交流。

三、PAC 一对一咨询技巧

单独咨询是流产后避孕措施得到有力落实的重要环节，也是最具个性化和强调互动的一种人际传播形式，是流产女性做出知情选择的基础。

知情选择是指服务对象针对自己的状况，自由选择是否避孕，以及在正确理解相关信息的基础上，自由地选择采用何种避孕方法。而服务提供者的角色是客观地告知妇女目前可获得的所有的避孕方法或妇女感兴趣的避孕方法的风险、益处、副作用及如何正确使用，帮助妇女了解可能影响避孕药具成功使用的因素。

给予充分的知情选择服务前，妇女自己选择的避孕方法有可能不科学、不妥当，当给予充分的知情选择服务后，妇女大多能从实际出发选择能满足自己需求的安全、有效、科学的避孕方法。

（一）单独咨询的目的、作用

1. 单独咨询的目的：①了解本次非意愿妊娠的原因；②提供信息，让服务对象了解各种避孕方法的原理及利弊；③解答问题，消除顾虑；④帮助服务对象做出决定并指导使用；⑤正确对待、处理副反应。

2. 单独咨询的作用：①落实节育措施；②正确使用，提高避孕有效率；

③增加对副反应的耐受性；④降低避孕终止率，提高续用率；⑤提高服务对象满意度。

（二）咨询的时机

《人工流产后计划生育指南》指出，初次咨询和人工流产后首次随访这两次服务最为重要。

1. 初次咨询应在人工流产之前，避免在流产当日进行，以保证咨询质量和为流产后立即落实避孕措施做好准备。初次咨询时，了解妇女目前的避孕状况、本次意外妊娠的原因，对指导其流产后避孕方法的选择非常重要。

2. 人工流产后应进行随访，首次随访应在人工流产成功后1个月，中、远期随访在人工流产成功后3个月、6个月和12个月。可采用复诊或电话随访等形式。

（三）咨询的基本原则

1. 建立良好关系

人们更愿意同他们信赖的人谈论自己的问题。咨询员与流产女性之间建立良好关系，是咨询服务有效与否的关键。咨询员对流产女性的态度，严重影响着PAC服务质量，因为咨询的目的，是在良好的氛围下与流产女性交流，帮助女性做出避孕节育的知情选择。

因此在交谈开始时，咨询员就应注意和服务对象建立良好的人际关系，表现出热情、关心和真诚的态度，将有利于提高双方的信赖。

2. 尊重对方的价值观

价值观是人们对事物重要性的衡量标准，性别、年龄、文化水平、经济状况、工作类别、健康条件等多种因素都可能有所影响。在咨询服务中，咨询员应了解对方的价值观，认识到自己的价值观可能与对方价值观的不一致，咨询时应该尊重对方的价值观，切忌将自己的价值观强加于他人，更不能对其冷嘲热讽、引起对立情绪。如果发现服务对象的行为与价值观不协调，应耐心说明科学道理，帮其纠正错误观念，引导其改变不利行为。

3. 确定需求，帮助做出"知情选择"决定

这是决定行为改变的前提。由于人们的价值观不一，思考、选择和决定都会有所不同。在流产女性做决定前，咨询员应赋权于对方，使其根据获得的信息、个人和性伴侣的意愿、喜好等，作出知情自主的决定。咨询员应该与流产女性充分讨论所做决定的利弊，使他们的决定是谨慎、负责任的，而不是靠直觉快速地决定，更不是依赖于其他人意见或迫于压力勉强接受的决定。只有这种在理解、信服的基础上做出的决定，才会付诸实际行动。

4. 鼓励参与

应避免说教式的单向传播信息，更不应强求对方接受自己的意见。如果意见与流产女性的想法或价值观念相距甚远，对方往往会很生气，并且不再信任咨询员。应充分认识到服务对象在咨询过程中的重要角色，要鼓励服务对象积极参与，启发思考，表明看法，针对各种避孕方法提出疑义或问题。服务提供者要不断反馈，从而可针对性地深入探讨，使服务对象在疑虑解决后作出的适应自己的最佳选择。

5. 保护服务对象的隐私

人工流产和避孕本身就属于个人隐私范畴，因而PAC避孕咨询总会或多或少涉及服务对象的隐私。咨询员应尊重服务对象的隐私，并承诺保密。保密使服务对象得到了尊重，咨询才能深入。

在咨询的开始就应该向服务对象讲明，所有选择的内容是保密的，解除服务对象的心理负担，鼓励服务对象敞开心扉。同时在设置咨询室时应考虑私密性，咨询过程中不要随便接待其他人的来访或来电，对咨询记录

信息要妥善收集和保管。

（四）咨询的步骤

咨询过程有六个基本步骤，而每一步骤又都需要不同的交流技巧，各步骤是互相结合和衔接的，并需反复循环使用于咨询过程中。国际上将避孕节育咨询的六个步骤称为"GATHER"框架，即：

G. 问候（Greeting）：建立关系；

A. 询问（Asking）：确定需求；

T. 告知（Tell）：提供信息；

H. 帮助（Help）：知情选择；

E. 讲解（Expain）：解释使用；

R. 回访（Return）：预约随访。

1. 问候

目的是建立良好的关系，因此，并不是一般的寒暄，咨询员应当本着尊重对方、平等待人的态度，真诚、热情、关心地问候咨询对象。从友善的招呼、自我介绍、申明保密性再开始介绍咨询的过程，给咨询对象留下可信任、愿意真诚帮助她的印象。问候的同时还要非语言交流的技巧，例如面带微笑、身体倾向对方、眼睛注视对方。

2. 询问

通过询问一些问题，确定对方的个性化需求。尤其应了解其导致意外妊娠的原因。对于避孕失败者，要分析是由于方法本身还是使用不正确造成的。对于未避孕者，要分析未避孕的原因，同时还需要了解流产女性对科学避孕知识的知晓程度。由于常常要涉及服务对象的隐私或一些敏感话题，而且接受人工流产的女性常带有焦虑、担心、沮丧等情绪，咨询员应注意适当运用提问和倾听的技巧，例如：

（1）可通过问一些限制性问题，从了解一般信息开始，例如年龄、孕产史、月经问题、生育计划、既往史、本次人工流产情况等。然后顺势逐渐深入，尽可能让咨询对象谈出她的全部想法。例如："您本次意外怀孕前是否采取了避孕措施？""您知道反复人工流产对女性身体有哪些损害吗？""您听说过哪些避孕方法？""您觉得一种好的避孕方法应该满足哪些要求？""您采用紧急避孕药作为日常避孕方法是出于什么考虑？"应注意尽量多使用开放性问题，适当地使用追问性问题。

（2）在交谈过程中还要认真倾听，不要轻易打断对方讲话，这样可能使对方产生你对她不耐烦的误解。当然对一些没听清或不理解的问题可以进一步追问。

（3）还要不断表扬和鼓励，使对方感到自己得到了尊重，增强对方的信心。

3. 告知

《指南》中指出，有三条关键信息必须予以告知：（1）流产后再次妊娠的风险，即早孕流产后2周即可恢复排卵，如果不避孕首次月经之前即可能再次妊娠；（2）流产后应立即落实避孕措施；（3）必须坚持和正确使用避孕方法。

同时，应详细讲述和介绍与人工流产和流产后避孕相关的基本知识。如流产后注意事项、流产后生育能力的恢复、反复人工流产后的危害；介绍各种避孕方法及产品的优缺点、避孕原理以及使用方法。例如，复方口服避孕药可以在人工流产后立即开始使用，正确使用情况下的避孕效果接近100%，同时具有减少宫腔粘连和盆腔炎发生、保护生育功能、缓解痛经等额外健康益处，停药后也可立即怀孕。

在讲述过程中应注意以下几点：（1）尽可能充分、准确和客观地讲述;(2)使用简单、易懂的语言;(3)利用直观教具,如图谱、模型等;(4)不断向咨询对象提问,以了解其是否真正理解,及时纠正。

4. 帮助

即帮助流产女性做出知情选择,将解决问题的全部方法告诉流产女性后,可以帮助她分析目前的状况、可选的方案、利弊比较、可能发生的情况以及实施中可能遇到的困难。使其做出自愿的选择,咨询员只是帮助而不是强迫。对于已做出选择的流产女性,应立即落实。例如,一个尚未生育的年轻女性,以往男方不能坚持使用避孕套,使女方经常服用紧急避孕药而导致意外怀孕,这种情况下,首先纠正其以往避孕行为的误区,然后通过介绍各种常规避孕方法的特点,该女性表示更愿意选用可由自己控制使用的短效常规避孕方法,COC避孕效果比安全套更为可靠,而且由女性自主服用,可以考虑。经了解该女性身体健康,没有静脉血栓家族史和其他禁忌证。但她担心COC可能影响生育,而且容易发胖,此时应针对其担忧做出解释:现代低剂量COC是迅速可逆的,停用后可以立即妊娠,无须等待,也不会损害胎儿的健康;以往的COC易导致体内水分潴留,会出现体重增加,第四代COC优思明由于含有新型孕激素,可减少水潴留的发生,控制体重或使体重轻微下降;除此之外还能减轻痤疮和皮脂分泌,使皮肤更加光洁。

5. 讲解

即讲解使用方法和常见不良反应处理,这在PAC咨询中是非常重要的。针对流产女性所选择的避孕方法,详细讲解使用方法、使用中可能遇到的常见不良反应及如何应对、补充避孕药具的途径。必要时,可以借助直观教具(图片、模型、样品),示范服务对象使用方法,可以配备一些书面材料,让其带回复习。例如,对于决定服用COC的女性,可以使用样品和宣传资料指导其正确服用方法。按时服药是保证避孕效果的前提，可以采取设定闹铃等提醒方法。有些女性在服药初期可能出现点滴出血、头晕、恶心等不适，多数都是暂时的，通常会在最初几个月减少或消失，对身体并无伤害，不应草率停用。

6. 回访

即预约随访，优质的 PAC 服务必须对流产妇女进行定期随访，且能够解答和处理避孕药具相关的疑问和不良反应。具体做法是告知流产女性随访的重要性和目的，预约随访或复诊的日期和方式，告知如出现大出血、出血时间长于 2 周、腹痛、发热等情况应随时回访。定期随访的时间和内容包括：

（1）近期随访：流产后 1 个月，了解流产后身体及月经恢复情况，评估避孕方法使用情况，解答疑问，必要时补充避孕药具，并提供后续获取服务的途径。

（2）中、远期随访：通常应在流产后 3 个月、6 个月和 12 个月，分别了解避孕方法使用情况和依从性，以及是否有再次意外妊娠现象，必要时再次给予咨询。

例如，对于流产后开始服用 COC 的女性，按时随访可以对初期出现的不适或使用方法问题作出解答，提高依从性，避免其草率停用。

如果服务对象有本机构不能解决的问题或者无法返回本处随访，要建议转诊到有进一步治疗条件的机构。如果服务对象在一次咨询后，不能作出适宜的选择，允许服务对象回去与其家人特别是性伴侣共同认真考虑后再决定选择。

（五）咨询技巧

娴熟掌握咨询技巧是 PAC 咨询成功的基础和保证。咨询是人际交流的一种形式，人际交流是指两个人或多个人之间面对面的语言或非语言的信息或情感交流。面对面人际交流方式，能够详细而准确地表达所要传递的信息，可以立即得到对方的反馈和了解对方的感受。能够帮助服务对象接受、采纳和选择的避孕方法。常用的交流技巧包括语言、非语言和使用辅助材料的技巧。

1.语言交流技巧

语言交流有可分为问、听和说三方面的技巧。

（1）提问的技巧：通过提问，咨询员可以得到更多的信息，发现深层的问题。便于提出建议和解决方法。咨询者应注意运用"启发交流"，鼓励流产女性做出反馈，并启发她谈出更多的情况。例如："你看我对你的问题理解得对不对？"

①问题的类型

a.限制性问题（或称关闭性问题）：是将答案予以限定，答案只有一个。如问年龄、孕产史、婚姻状况等。可用于谈话开始阶段打开僵局。

b.非限制性问题（或称开放性问题）：回答灵活不受限制，例如："关于口服避孕药，您了解哪些知识？"这类问题可用来了解流产女性的态度、知识、感受等，可以将谈话内容进一步深入。

c.追问性问题：接着服务对象的陈述进一步深入追问。例如："您刚才说经常使用紧急避孕药，大概每月使用几次？"这类问题可以了解问题的原因，并发掘潜在的问题或危险趋势。

d.诱导性问题：提问者希望对方按自己的意愿回答，问题中隐含答案，引导对方回答。例如："难道你还想继续用避孕套避孕吗？"

②如何有效地提问

a.以限制性问题开始：以便了解其基本情况，也有利于解除服务对象的紧张情绪。

b.交谈中提出追问性问题：进入正题时，尽量让服务对象多谈情况，但态度始终要友好和礼貌。

c.适当提出非限制问题：不要太宽泛，以免使谈话漫无边际。

d.尽量不提诱导性问题，以免对方丧失说出真实感受的信心。

e.每一次应只问一个问题，以便对方能针对性地回答。

f.避免问"为什么"：以免使流产女性误认为自己做错了什么。

（2）听的技巧：听的技巧包括倾听和反馈。

①倾听

有效的倾听应做到：

a.全神贯注：在交流时服务提供者应当聚精会神、目光集中在对方面部，经常用点头动作表示正在认真倾听。应避免做无关动作（如东张西望、抖动双腿、不断改变体位或拨弄其他物品等），表露出心不在焉或不耐烦的神态。

b.不任意打断对方讲话：有时服务对象思路不清、词不达意或讲话啰嗦、浪费时间，咨询服务提供者应该耐心听取，设法帮助对方掌握谈话内容中心或适时引导转换话题。当因门外有人来找或有电话呼唤必须中断谈话时，应向服务对象致意，并尽快返回。

c.及时反馈：在交谈时服务提供者除对服务对象目光交流、点头微笑外，还应该经常讲"嗯""是""对"等以表示尊重对方，理解对方，可对对方起到精神上鼓励的作用，有利于交谈的深入。

②反馈

反馈是咨询员在交谈过程中，通过观察和识别流产女性的言行和感受，进行确认、概括和总结，并提出一系列有针对性的措施供她选择。这是PAC咨询非常必要和关键的技巧。因为一个人的信心与情绪情感是密切联系的，只有在其感受得到承认后，才有信心去处理某个问题。

反馈过程包括：识别感受、理解感受、概括感受，应帮助其正视感受，提出措施。在咨询中应当采用提问、归纳或让对方复述的方式不断收集反馈，在涉及具体操作时，例如使用避孕套，在示范后，应让服务对象亲自动手操作，以确保服务对象正确使用，这也是一种反馈。

要做出正确反馈，咨询员在交谈过程中应注意：专注并勤于思考，根据对方反应不断调整，不急于下结论。

（3）说话的技巧

①声音的魅力，在交谈说话时，应保持音调压低，频率放慢、音量减小，有利于表现严肃、认真、亲切、友好的态度。

②语言的要求：a.词汇通俗易懂，在讲解科学知识时，既要用词文明，又应避免应用过多的专业名词，尽量使用通俗易懂的词汇，可同时利用图画、模型等直观教具，帮助服务对象正确理解；b.使用短语短句，便于对方接受；c.经常说"嗯""是"，表示对对方讲话内容的理解或看法一致，有利于交谈进一步深入。

③多用表扬鼓励的语气：当服务对象有不正确的看法或对健康不利的行为时，避免用批评或训斥的语言和态度，反之，应尽量表扬其点滴的积极因素，鼓励服务对象交谈。

④要求复述：当服务对象选择了适宜的避孕方法，服务提供者也提供了具体的使用方法后，应要求对方复述一遍，以保证其充分理解而能正确实施。

2.非语言的交流技巧

非语言交流技巧包括面部表情、姿势和动作等。在交谈中非语言交流可以起到强化语言交流的作用。

（1）面部表情：微笑、目光接触呈45°角，不要对视，容易增加对方的负担。要体现出严肃、亲切而富于同情心。

（2）身体姿势：与服务对象保持合适的距离，正坐而略向前倾，显示轻松、自然、端庄大方、礼貌待人的气质风度。

（3）附加动作：在交谈中应常用点头的方式表示对对方的认同。在观察到对方有述说某些隐私的意图时，咨询员可以采用将座位挪近对方、起身关紧门窗或用手轻拍其肩部动作，都将鼓励其解除顾虑、敞开心扉，暴露问题的关键所在。避免使用冒犯对方的手势或动作，不打断对方讲话。

3. 辅助材料的使用

咨询员在讲解人工流产和科学避孕知识时，可使用一些直观教具，如生理模型、图片、避孕药具实物、幻灯片、宣传资料等，可增强语言交流的效果。特别是一些难以用语言表达清楚的内容，例如避孕药具使用步骤可通过直观教具帮助服务对象理解，并增加吸引力，便于记忆。所以，直观教具是咨询室内必备的辅助用具。

（六）PAC 咨询应提供的主要信息

1. 告知人工流产的危害和可能的并发症

（1）特别应强调重复流产对远期生育能力（不孕不育）和今后妊娠结局（早产、胎儿死亡、胎盘异常）的影响。

（2）告知1年内，尤其是6个月内，重复人工流产的危害最大，称为"高危流产"。

（3）近期和远期可能的并发症。近期可能出现子宫穿孔、出血、感染、宫腔粘连、子宫内膜异位症、慢性盆腔炎、月经不调、闭经等并发症。长期可能导致继发不孕、胎盘异常、习惯性流产、早产、胎儿死亡等并发症。

2. 必须强调三条关键信息

（1）流产后再次妊娠的风险，即早孕流产后2周即可恢复排卵，如果不避孕，首次月经之前即可能再次妊娠。

（2）流产后应立即落实避孕措施。

（3）必须坚持和正确使用避孕方法。

3. 分析导致本次意外妊娠的原因

（1）对于未避孕者，重点强化避孕意识，并落实高效的避孕措施。

（2）对于避孕失败者，要分析是由于方法本身还是使用不正确造成的，进而帮助其继续使用原用的方法或推荐其他有效的方法。

4. 避孕方法的知情选择及指导其正确使用。

（七）咨询服务中的注意事项

1. 要在舒适并且能保护隐私的场所进行。

2. 夫妻双方（性伴侣）同时咨询。

3. 应为双向交流，而不只是单向陈述。

4. 服务对象的需求第一，在充分知情的基础上作自主选择。

5. 备有可供示范的避孕药具、宣教资料。

6. 有针对性地解决问题。

7. 记录简洁易保存，并保密。

第十四章

辅助生殖专科护理及伦理管理

第一节 夫精人工授精护理

一、护理要点

1. 向患者夫妇详细介绍夫精人工授精（artificial insemination by husband，AIH）的就诊流程、费用、成功率。

2. 指导患者完成 AIH 术前各项常规检查。

3. 审核患者两证原件并保留复印件，"两证"即身份证、结婚证是否有效、齐全。

4. 遵医嘱正确使用促排卵方案，指导患者完成各项治疗。

5. 心理护理贯穿于 AIH 全过程，通过宣教，减轻患者的心理负担。

6. 及时记录随访结果。

二、健康教育

1. 男性临近进行 AIH 时注意避开一些使睾丸温度增高的因素，如不用热水泡澡，不穿背带裤、牛仔裤，饮食中应特别注意摄入含锌食品，因为缺锌可导致性功能减弱、少精子症等。

2. 避免熬夜、过度劳累；避免吸烟、饮酒、嚼槟榔；避免接触有害物质和辐射。

3. 进行人工授精治疗前 2~7 天避免性生活。

4. AIH 次日上午 8 点准时来生殖中心做 B 超，以确定卵泡是否破裂。

5. 手术当天上午，丈夫用肥皂洗净双手及外生殖器，并用清水冲洗干净，用手淫的方法将精液排于无菌小瓶内，不能用避孕套留取精液，也不能将手或外生殖器碰到无菌小瓶内。

6. AIH 术后酌情予以黄体支持及保胎治疗。

7. AIH 术后第 16 天查尿 HCG 或血 HCG 以确定是否妊娠。

8. 血、尿 HCG 阳性则于术后 30~35 天行阴道 B 超检查以确定胚胎发育情况、及早发现多胎及宫外孕。

9. 在整个治疗过程中应保持心情愉快，放松，避免剧烈运动和进行紧张刺激的工作，怀孕后 3 月内避免性生活。

第二节　附睾/睾丸穿刺取精术护理

一、护理要点

1. 物品准备。

2. 附睾取精者，局麻或全麻后协助医生从附睾抽吸精液，并把抽出液注入装有培养液的培养皿传递至培养室检查有无精子。

3. 如发现有足够精子，结束手术；若未发现精子或精子数量不足，穿刺抽吸另一侧附睾；若仍未发现精子，则行睾丸取精术。

4. 睾丸取精时，协助医生将从睾丸取出的曲细精管放在装有培养液的培养皿中，传递至培养室培养。

5. 术毕用纱布按压穿刺部位，待穿刺点无出血后用大纱布包阴囊，穿紧身内裤。新型睾丸固定垫，运用无毒、无过敏的天然乳胶材料，根据人体生物工程学原理，设计两个带有透气孔的、与正常睾丸体积大小相当的凹槽，分隔两边，两凹槽结合部前段设有半圆形缺口，与阴茎根部相吻合，可以起到相对固定的作用，不至于前后滑脱，减少下肢运动时对睾丸的碰撞带来的不适或疼痛。

6. 术后注意观察手术部位有无出血、阴囊肿胀。

7. 遵医嘱口服抗生素3天。

二、健康教育

1. 行卵胞浆内单精子注射技术（intracytoplasmic sperm injection，ICSI）治疗的睾丸取精者，嘱其等通知后方可离院，如果无精子，则患者夫妇要决定是否冷冻卵子。

2. 术后适当休息，避免剧烈运动。

3. 手术当日穿紧身三角内裤，有利于固定纱布、压迫止血；睡觉时应垫睾丸固定垫。

4. 高局部，预防水肿。

5. 如有出血、发热、睾丸肿胀、疼痛等不适，应及时就诊。

第三节　卵巢过度刺激综合征的护理

一、护理要点

1. 介绍疾病相关知识，进行有效心理疏导。

2. 嘱进低盐、高蛋白饮食，多饮水，胃口欠佳时可少量、多餐进食。

3. 轻度卵巢过度刺激综合征（ovarian hyperstimulation syndrome，OHSS）

（1）HCG 做黄体支持者，停止注射 HCG，改用黄体酮。

（2）密切观察，等待自然缓解。

4. 中度 OHSS

（1）宜住院治疗，卧床休息。

（2）记录 24 小时尿量、体重及腹围，监测水、电解质酸碱平衡和肝肾功能，及时对症治疗。

（3）腹胀明显时遵医嘱静脉滴注人血白蛋白，慎用利尿药。

5. 重度 OHSS

（1）必须住院治疗，控制病情。

（2）卧床休息，平卧困难者可半坐卧位，适当进行下肢活动，防下肢静脉血栓形成。

（3）配合医生引流胸、腹水，第一次抽液腹水＜1000 mL、胸腔积液＜600 mL，防休克。

（4）准确记录 24 小时出入量、腹围及体重。

（5）遵医嘱静脉滴注人血白蛋白、血浆、低分子右旋糖酐，纠正低蛋白血症及扩容，慎用利尿药，控制输液量，以防腹水增加，加重病情。

（6）监测水、电解质酸碱平衡、肝肾功能及凝血状态。

（7）注意腹痛情况，如剧烈腹痛等急腹症体征时，应考虑有卵巢破裂或卵巢蒂扭转的可能，及时报告医生，必要时手术。

（8）出院后嘱其继续黄体支持治疗，定期随访，如出现腹胀、腹部不适、呼吸困难等症状应及时就诊。

（9）按时做产前检查及防止静脉血栓形成。

二、健康教育

1. OHSS 患者可能出现皮肤瘙痒，应指导患者保持清洁、干燥、避免搔抓。

2. 保持床单位清洁、干燥、平整、柔软。

3. 外阴水肿时，应保持外阴清洁，予 50% 硫酸镁湿热敷或红外线灯理疗，嘱患者穿着棉质宽松内裤，避免局部摩擦、损伤。

第四节　体外受精和胚胎移植护理

一、护理要点

1. 向患者夫妇详细介绍体外受精 – 胚胎移植（in vitro fertilization and embryo transfer，IVF-ET）的就诊流程、费用、成功率。

2. 指导患者完成 IVF 术前各项常规检查。

3. 审核患者两证原件并保留复印件，"两证"即身份证、结婚证是否有效、齐全。

4. 遵医嘱正确使用促排卵方案，指导患者完成各项治疗。

5. 心理护理贯穿于 IVF-ET 全过程，通过宣教，减轻患者的心理负担。

6. 及时记录随访结果。

二、健康教育

1. 详细地向患者及家属介绍该技术的现状和治疗的基本过程，可能出现的并发症及发生概率、治疗费用、成功率及需要的证件，让其有充分的心理准备，坦然接受治疗。

2. 在不同治疗阶段，通过通俗易懂的健康教育宣传材料、视频、健康教育小讲课以及术前、术后的集中宣教等多种方式循序渐进介绍 IVF-ET 流程，积极配合治疗。

第五节　控制性超排卵护理

一、护理要点

1. 遵医嘱正确使用促排卵药物，并告知有关注意事项。

2. 卵泡直径达 13～14mm 时，告知患者丈夫手淫排精 1 次。

3. HCG 日测尿 LH、抽血测性激素水平、外用生理盐水冲洗阴道，嘱患者当晚遵医嘱按时注射 r-HCG 针。

4. 嘱患者于注射 HCG 后 36～38 小时行取卵术，并告知相关注意事项。

二、健康教育

1. 促排卵开始，禁止性生活：促排卵阶段根据个人情况及方案不同，用药各有差异，所需天数也不同，无特殊情况中途不会停止治疗，直到卵子成熟，适时取卵。

2. 饮食：嘱患者多饮水，食物尽量多样化，保证营养均衡，可多吃富含蛋白的食物，如牛奶、鸡蛋、鱼、虾、豆类、蛋白粉等；建议不食用阿胶、蜂蜜、维生素 E，不吃保健品、补品及中成药；夫妇双方戒烟、酒，避免饮用浓茶、浓咖啡等。

3. 运动：嘱患者禁止剧烈运动，避免扭转和冲击性大的动作，如快速弯腰、快速转身、平卧时快速翻身等，可散步但运动量不宜过大，应少去公共场所。

4. 用药注意事项：嘱患者如需要在外院注射促排卵药物，应严格按照处方上的剂量和时间执行；不可擅自服用非本院开具的药物或保健品，特殊情况时需要咨询本院医生后方可服用。

5. 药物保存：嘱患者应严格按照药物说明书要求保存药物，由于大多数促排卵药物属于低温保存药，请患者自备保温包和冰袋以便携带药物。返回住处后应将药物放入 2 ℃～ 8 ℃冰箱冷藏，禁止冷冻，冷冻后的药物不能使用。

6. 休息：促排卵阶段医生应提前告知患者复诊的时间，嘱患者合理安排好自己的治疗、工作和生活，按时复诊，早睡早起，不要熬夜，保证充足的睡眠。

7. 情绪和心理：嘱患者在治疗过程中重视自己的心理状态，尽量让自己放松下来，充分地信任医生；保持心情愉悦，缓解生活压力，心情烦闷时，建议和亲人、朋友聊天，疏解情绪；如果出现焦虑、抑郁或者失眠的情况并且难以自行调节，应及时告知主管医生，也可以到心理门诊或中医门诊进行咨询。

8. 不适症状及处理：促排卵过程中，少数患者可能出现轻微腹胀等症状，建议其多饮水、注意休息。如果腹胀等症状加重，或者出现其他不适，应及时告知医生。

第六节　经阴道 B 超声引导下穿刺取卵护理

一、护理要点

1. 术前护理

（1）常规用无菌生理盐水冲洗阴道 Qd×2 天。

（2）术前禁食禁饮 6 小时，并排空膀胱。若需要灌肠的患者术前一日进半流质,晚餐进食流质,十点以后禁食禁饮。

(3)核对夫妇身份,确认"两证"齐全、夫妇均签手术知情同意书。

(4)术前测体温、脉搏和血压并记录。

(5)介绍取卵术的过程及配合,减轻患者的恐惧心理。

2. 术中护理

(1)物品准备。

(2)上心电监护、吸氧,必要时开通静脉通道。

(3)患者取膀胱截石位,无菌生理盐水冲洗外阴。

(4)与手术医生再次核对患者双方姓名、年龄。

(5)协助医生把无菌探头套套在阴道探头上。

(6)配合医生及时更换取卵圆底试管,避免卵泡液过满吸进负压吸引瓶。

(7)密切观察患者的生命体征。

3. 术后护理

(1)注意患者生命体征、腹痛、阴道出血情况。

(2)注意休息,预防感冒,避免剧烈运动,进食清淡、易消化、高蛋白饮食,禁性生活。

(3)嘱患者遵医嘱按时、按量服用抗生素和黄体支持药,禁随意停药、增减剂量。

(4)若离院后出现腹痛难忍、明显腹胀、阴道出血多、少尿或其他不适症状时,要及时返院或告知医生,以便给予相应处理。

(5)告知患者胚胎移植术时间及有关注意事项。

二、健康教育

1. 嘱患者适当卧床休息后即可离院,无须限制活动,鼓励正常生活起居，避免剧烈运动。

2. 指导患者进行自我调节，减轻心理压力，保持身心愉悦。

3. 指导患者进食高维生素、高蛋白质、营养丰富食物，避免腹泻和便秘。做好生活指导，嘱患者避免性生活，保持会阴清洁，预防感染。如有腹痛、腹胀、阴道流血等情况及时就诊。

第七节　胚胎移植护理

一、护理要点

1. 向夫妇解释胚胎移植的过程，避免紧张情绪。

2. 核对夫妇身份，确认"两证"齐全，夫妇已签手术知情同意书。

3. 患者换手术衣入手术室，取膀胱截石位。

4. 注入胚胎前再次与手术医生同时核对患者姓名。

5. 术后卧床休息30分钟，取自动体位。嘱放松心情，忌憋尿。

6. 术后注意避免接触有毒、有害的化学性物质，预防感冒，禁性生活，术后2周内不宜做剧烈的运动及重体力劳动。

7. 遵医嘱按时、按量正确使用支持黄体功能的药物。

8. 离院后出现腹胀、恶心、呕吐，严重者甚至出现心悸、少尿、呼吸困难等，应立即就诊。

9. 术后第14天，留晨尿或采血做妊娠试验。

10. 妊娠阳性者继续黄体支持治疗，术后28～35天行B超检查，了解胚胎数目与胎心搏动情况，如出现三胎及三胎以上的多胎妊娠应施行减胎术。妊娠10～12周应定期产科检查，以确保母婴安全。

二、健康教育

1. 适当卧床休息后即可离院，无须限制活动，鼓励正常生活起居，避免剧烈运动。

2. 指导患者进行自我调节，减轻心理压力，保持身心愉悦。

3. 嘱鲜胚移植患者进食高维生素、高蛋白质、营养丰富食物，避免腹泻和便秘。

4. 做好生活指导，嘱患者避免性生活，保持会阴清洁，预防感染。如有腹痛、腹胀、阴道流血等情况及时就诊。

5. 指导患者正确使用黄体支持药物：告知患者正确使用黄体支持药物，如使用肌注黄体酮者，应两侧臀部交替注射，因黄体酮为油剂，注射后容易形成硬结，不易吸收，注射时避开硬结。注射后热敷或用土豆片敷注射部位，减少硬结形成，促进药物吸收，热敷时注意温度，避免烫伤。

6. 胚胎冷冻患者指导：患者移植后有剩余优质胚胎，可行胚胎冷冻保存。告知患者胚胎冷冻相关知识、意义，冷冻胚胎数目、费用及冷冻对胚胎可能造成的影响、解冻的风险并签署知情同意书。

第八节　多胎妊娠减胎术护理

一、护理要点

1. 术前护理

（1）测体温：体温＞37.5℃时应延迟手术。

（2）进行健康宣教，使患者了解手术的方法、术前术后注意事项，主动配合手术。

（3）嘱其进食，不宜空腹，并排空膀胱。

2. 术中护理

（1）协助患者取膀胱截石位。

（2）用络合碘消毒外阴和阴道。

（3）协助医生套阴道探头，安置穿刺架。

（4）穿刺针连接负压吸引器。

（5）密切观察患者生命体征，给予安慰和鼓励，消除患者紧张和恐惧心理。

3. 术后护理

（1）观察患者腹痛和阴道流血情况，监测生命体征，生命体征正常、无不适者可返回病房。

（2）嘱患者遵医嘱按时、按量使用抗生素和黄体支持药，禁随意停药。

（3）嘱术后遵医嘱按时行B超检查存活和被减灭的胚胎情况。

（4）禁止性生活至孕12周，若有不适，随诊。

二、健康教育

1. 术后24小时复查B超，观察被减胎孕囊胎心有无复跳及其余孕囊胎心搏动是否正常。

2. 术后1个月内禁止盆浴，3个月内禁止性生活。

3. 继续遵医嘱使用保胎药物，指导用药注意事项。

4. 定期进行产前检查，观察胎儿的生长发育情况，指导围生期保健，定期随访。

第二篇　妇科常见操作技术

第一章

妇科常见护理技术

第一节 会阴擦洗/抹洗

会阴擦洗/抹洗常用于局部清洁,是妇产科临床护理工作中最常用的护理技术。

一、目的

1. 保持患者会阴及肛门部清洁。
2. 促进患者的舒适和会阴伤口的愈合。
3. 防止生殖系统、泌尿系统的逆行感染。

二、适应证

1. 妇科或产科手术后,留置导尿管。
2. 会阴部手术术后。
3. 产后会阴裂伤或会阴切开行缝合术后。
4. 长期卧床,生活不能自理。
5. 急性外阴炎。

三、操作前准备

1. 护士准备：着装整洁、无长指甲、洗手、戴口罩。

2. 用物准备

（1）橡胶中单或一次性会阴垫 1 块、治疗巾 1 块、一次性手套 1 副。

（2）会阴擦洗盘（盘内放置消毒弯盘 2 个、无菌镊子或无菌卵圆钳 2 把、无菌棉球 2～3 个、无菌纱布 2 块）、冲洗或擦洗液（0.1% 苯扎溴铵溶液、0.02% 碘伏溶液、1∶5000 高锰酸钾溶液）、冲洗壶 1 个、卧式便盆 1 个、温度计 1 个（冲洗温度 40℃左右）。

四、操作方法

1. 携带用物到患者床旁，核对患者的床号、姓名，评估患者会阴情况，并解释操作过程及注意事项，以取得患者的配合。

2. 用屏风或床帘遮挡，保护隐私。

3. 嘱患者排空膀胱，脱去一侧或双侧大腿，暴露外阴，协助患者臀下垫橡胶中单或一次性会阴垫，屈膝仰卧，双腿略外展，暴露外阴。

4. 一手持一把无菌卵圆钳或无菌镊子夹取浸有擦洗液的棉球，另一手持一把无菌卵圆钳或无菌镊子夹持该棉球进行擦洗，一般擦洗 3 遍。第 1 遍擦洗时自耻骨联合一直向下擦至臀部，顺序为自上而下、由外向内，先擦净一侧后换棉球样擦净对侧，再用另一棉球自阴阜向下擦净中间，初步擦净会阴部的污垢、血迹和分泌物。第 2 遍顺序为由内向外，或以伤口为中心向外擦洗，每擦洗一个部位更换一个棉球，最后擦洗肛门，并将棉球丢弃，以避免伤口、阴道口、尿道口被污染。第 3 遍顺序同第 2 遍。也可根据患者情况增加擦洗次数，直至擦净，最后用无菌干纱布擦干。

5. 擦洗结束，协助患者整理衣裤及床单位。

6.若行会阴部冲洗，先将卧式便盆放于橡胶单或一次性会阴垫上，先用无菌棉球堵住阴道口，勿使冲洗液流入阴道。一手持无菌卵圆钳夹住无菌棉球进行擦洗，冲洗的顺序同会阴擦洗，另一手提冲洗壶配合进行冲洗。冲洗结束后，撤掉卧式便盆，更换干净的橡胶单或一次性会阴垫。

五、护理要点

1.会阴有伤口时，应以伤口为中心擦洗。操作时注意观察伤口有无红肿及分泌物，发现异常，及时记录并向医生汇报。擦洗完毕后，伤口用无菌干纱布覆盖，并用胶布固定。

2.擦洗/抹洗中更换无菌棉球时，避免直接取用，注意用物传递。

3.会阴擦洗/抹洗时须动作轻柔，避免引起护理对象局部不适或疼痛。

4.对留置导尿管者，注意导尿管是否通畅，避免脱落或打结。

5.冲洗液温度在40℃左右，以患者舒适为宜。

第二节　阴道灌洗/冲洗

阴道灌洗/冲洗可以清洁阴道，缓解局部充血，常用于治疗阴道炎和宫颈炎。同时，作为妇科手术的一种常规的阴道准备的方法之一，在临床上应用越来越广泛。

一、目的

1.有效防止手术过程中的上行感染。

2.促进会阴部及阴道内伤口愈合。

二、适应证

阴道或宫颈炎症、阴道或宫颈局部手术以及经腹子宫全切手术后。

三、禁忌证

1. 孕期、月经期、产褥期、人工流产或清宫术后1个月。

2. 有阴道出血者。

四、操作前准备

1. 护士准备：着装整洁、无长指甲、洗手、戴口罩。

2. 用物准备：窥阴器、手套、一次性垫巾、弯盘、医用干棉球、500 mg/L络合碘、冲洗筒、医用长棉签、根据病情配制灌洗液500～1000 mL（水温为41 ℃～43 ℃）。

五、操作方法

1. 携带用物到患者床旁，核对患者的床号、姓名，评估患者会阴情况，并解释操作过程及注意事项，以取得患者的配合。

2. 调节室温，用屏风或床帘遮挡，保护隐私。

3. 嘱患者排空膀胱，脱去一侧或双侧大腿，暴露外阴，协助患者臀下垫橡胶中单或一次性会阴垫，协助患者取膀胱截石位。

4. 戴手套，窥阴器湿润后轻轻放入阴道，暴露子宫颈，观察阴道情况。

5. 挂冲洗筒高于床沿60～70 cm，装上冲洗头对准阴道进行冲洗。当冲洗液仅剩100 mL时，轻压窥阴器外端，使阴道内液体流出。灌洗结束取出窥阴器，冲洗外阴部，擦干外阴。操作中观察患者反应。

六、护理要点

1. 告知患者治疗期间禁止过性生活。

2.操作时动作轻柔,避免患者疼痛及擦伤阴道黏膜,灌洗头插入不可过深,一般为 6～8cm。

3.注意水温以 41℃～43℃为宜及溶液配制方法。

4.经期、孕期、产褥期、阴道出血、异位妊娠者一般不做阴道冲洗,以免引起上行感染。

5.如果是滴虫性阴道炎患者,应遵医嘱使用酸性溶液灌洗,假丝酵母菌感染患者则用碱性溶液灌洗;而非特异性阴道炎患者,用一般消毒水或生理盐水灌洗(目前也有使用臭氧液)。

第三节 阴道或宫颈上药

阴道或宫颈上药是将治疗性药物涂抹或喷洒到阴道壁或宫颈黏膜上或将药物放置在阴道后穹隆,达到局部治疗的目的,既可在医院由护士操作,也可教会患者在家自行上药。

一、目的

治疗阴道及宫颈的炎症。

二、适应证

各种阴道炎、子宫颈炎或术后阴道残端炎。

三、禁忌证

月经期或大量阴道流血时禁用。

四、操作前准备

1.护士准备:着装整洁、无长指甲、洗手、戴口罩。

2.用物准备

（1）橡胶单、中单各1块或一次性垫巾1块，一次性手套1副。

（2）阴道灌洗/冲洗用物1套、阴道窥器1个、长镊子、消毒干棉球、消毒长棉棍、带尾线的大棉球或纱布若干。

（3）药品

①阴道后穹窿上药：常用甲硝唑、制霉菌素等药片、丸剂或栓剂。

②非腐蚀性药物上药：常用1％甲紫、新霉素或氯霉素等。

③腐蚀性药物上药：常用20%～50%硝酸银溶液、20％或100％铬酸溶液。

④宫颈棉球上药：止血药、抗生素等。

⑤喷雾器上药：常用药物有土霉素、磺胺嘧啶、呋喃西林、已烯雌酚等。

五、操作方法

1.核对患者床号、姓名，评估患者情况并向其说明阴道或宫颈上药的目的、方法、效果及预后，取得患者的理解和配合。

2.嘱患者排空膀胱，协助其上妇科检查床，取膀胱截石位，臀下垫橡胶单、中单或一次性垫巾。

3.使用阴道窥器暴露阴道、宫颈，一手持长镊子夹持干棉球擦拭宫颈及阴道后穹窿及阴道壁，以便药物能直接接触炎性组织而提高疗效。

4.根据病情和药物的不同性状可采用以下方法。

（1）阴道后穹窿上药：护士一手持长镊子夹持药物，将其放至阴道后穹窿处。若患者自行用药，则护士应指导其于临睡前洗净双手或戴指套，用一食指、中指夹持药品放入阴道，并用食指或中指将药片或栓剂沿阴道后壁推进至手指完全伸入阴道后穹窿为止。睡前用药是为了避免药物脱落及保证局部作用的时间。

（2）非腐蚀性药物：常用1%甲紫治疗阴道假丝酵母菌病患者，每日1次，7～10天为一个疗程；常用新霉素、氯霉素治疗急性或亚急性子宫颈炎或阴道炎患者。用棉球或长棉棍蘸药液直接涂擦于阴道壁或子宫颈。

（3）腐蚀性药物：用于治疗宫颈糜烂样改变。阴道窥器充分暴露宫颈，用长棉棍蘸少许20%硝酸银药液或铬酸溶液涂于宫颈的糜烂面，并插入宫颈管内约0.5cm，再用生理盐水棉球擦去宫颈表面残余药液，最后用干棉球吸干。硝酸银溶液每周用药1次，2～4次为一疗程，铬酸溶液每20～30天上药1次，直至糜烂面完全光滑为止。

（4）宫颈棉球上药：适用于宫颈亚急性或急性炎症伴有出血者。阴道窥器充分暴露宫颈，用长镊子夹持带有尾线的宫颈棉球浸蘸药液后塞压至宫颈处，同时将阴道窥器轻轻退出阴道，然后取出镊子，防止退出窥器时将棉球带出或移动位置，将棉球线尾露于阴道口外，并用胶布固定于阴阜侧上。嘱患者于放药12～24小时后牵引棉球尾线自行取出。

（5）喷雾器上药：适用于非特异性阴道炎及萎缩性阴道炎患者。各种阴道用药的粉剂如土霉素、呋喃西林、己烯雌酚等药均可用喷雾器喷射，使药物粉末均匀散布于炎性组织表面上。

六、护理要点

1. 未婚妇女禁用阴道窥器，可用消毒长棉棒蘸药涂抹。

2. 用药期间禁止性生活，经期或子宫出血者不宜上药，用药期间可使用卫生巾，保持衣物清洁。

3. 若上药时留有棉球或纱布，叮嘱患者务必按时取出，避免感染。

4. 阴道上药应转动阴道窥器，使阴道四壁的炎性组织都能涂上药物。

5. 使用腐蚀性药物前将纱布或小棉球垫于阴道后壁，防止药液灼伤阴道正常组织。

6.使用长棉棒上药时，确认棉棒上的棉花已捻紧，涂药时向同一方向转动，防止棉花脱落，损伤阴道。

第四节　会阴湿热敷

会阴湿热敷是应用热原理和药物化学反应直接接触患区，促进血液循环，增强局部白细胞的吞噬作用，有利于炎症局限或消散，加速组织修复和再生的一种护理技术。

一、目的

1.消除会阴部水肿，促进血肿吸收。

2.软化伤口硬结。

二、适应证

1.会阴部水肿及血肿的消散期。

2.会阴部伤口硬结及早期感染者。

三、操作前准备

1.护士准备：着装整洁、无长指甲、洗手、戴口罩。

2.用物准备：

（1）会阴擦洗盘1个，内有消毒弯盘2个，消毒镊子或止血钳2把，医用凡士林，无菌纱布数块、热水袋或红外线灯、水温计1个。

（2）橡胶中单或一次性会阴1块、棉垫1块，一次性手套1副。

（3）50％硫酸镁、95％乙醇溶液，会阴湿热敷时温度一般为41℃～46℃。

四、操作方法

1. 携带用物到床旁，核对患者的床号、姓名，并向其说明会阴湿热敷的目的、方法、效果及预后，取得患者的理解和配合。

2. 嘱患者排空膀胱后，臀下垫橡胶中单或一次性中单，进行会阴擦洗，清洁外阴局部污垢。

3. 病变部位先用棉签涂上一层医用凡士林，盖上无菌纱布，再轻轻敷上浸有 50% 硫酸镁或 95% 乙醇溶液的纱布垫，外面再盖上棉垫保温。

4. 每 3～5 分钟更换热敷垫 1 次，热敷时间为 15～30 分钟；也可直接采用红外线灯照射。

5. 会阴湿热敷结束，更换清洁一次性会阴垫，整理床单位。

五、护理要点

1. 会阴湿热敷应该在会阴擦洗、清洁外阴局部伤口后进行。

2. 湿热敷的面积应是病变范围的 2 倍。

3. 湿热敷温度应以患者可接受为宜，休克、昏迷及局部感觉不灵敏的患者应特别注意防止烫伤。

4. 在会阴湿热敷过程中，应随时评价效果，并为患者提供生活护理。

第五节 坐浴

坐浴可借助水温与药液的作用，促进局部组织的血液循环，增强抵抗力，减轻外阴局部炎症及疼痛，使创面清洁，利于组织恢复。

一、目的

杀灭会阴部及阴道内细菌，消除炎症。

二、适应证

1. 外阴、阴道手术或经阴道行子宫切除术术前准备。

2. 用于外阴及阴道炎症、子宫脱垂、会阴伤口愈合不良的治疗。

3. 膀胱及阴道松弛者。

4. 慢性盆腔炎。

三、禁忌证

月经期、产后、人工流产或清宫术后等阴道流血期间禁药液坐浴。

四、操作前准备

1. 护士准备：着装整洁、无长指甲、洗手、戴口罩。

2. 用物准备

（1）坐浴盆1个、坐浴溶液（按水温分为热浴、温浴和冷浴）、坐浴架1个、无菌纱布或消毒小毛巾1块。

（2）溶液的配制

①滴虫阴道炎：常用0.5％醋酸溶液、1％乳酸溶液或1∶5000高锰酸钾溶液。

②外阴阴道假丝酵母菌病：常用2％～4％碳酸氢钠溶液。

③萎缩性阴道炎：0.5％～1％乳酸溶液。

④外阴炎及其他非特异性阴道炎、外阴阴道手术前准备：常用1∶5000高锰酸钾溶液、1∶2000苯扎溴铵溶液、0.02％碘伏溶液、中成药药液。

五、操作方法

1. 核对患者的床号、姓名，评估患者情况并解释坐浴的目的、方法、效果及预后，以取得患者的理解与配合。

2. 嘱患者排空膀胱后，进行大腿、会阴及臀部清洗。

3. 按比例配制好上述溶液，将坐浴盆置于坐浴架上，嘱患者将全臀和外阴浸泡于溶液中，持续 20 分钟左右，坐浴结束后用无菌纱布擦干外阴部。根据水温不同，坐浴分为 3 种。

（1）热浴：水温为 39 ℃～ 41 ℃，适用于渗出性病变及急性炎性浸润，可先熏后坐。

（2）温浴：水温为 35 ℃～ 37 ℃，适用于慢性盆腔炎、手术前准备。

（3）冷浴：水温为 14 ℃～ 15 ℃，刺激肌肉神经，使其张力增加，适用于膀胱阴道松弛等。一般持续 2 ～ 5 分钟即可。

六、护理要点

1. 坐浴溶液应严格按比例配制，浓度过高容易造成黏膜烧伤，浓度太低影响治疗效果。

2. 水温适中，不能过高以免烫伤；坐浴过程中还应注意保暖，防止受凉。

3. 坐浴时需将臀部及全部外阴浸入药液中。

4. 月经期或阴道流血者、孕妇及产后 7 天内的产妇禁止坐浴。

第六节　膀胱残余尿测定

膀胱残余尿量测定是指排尿后立即导尿或用 B 超检查测定膀胱内残余尿量。正常女性残余尿量不超过 50 mL，正常男性不超过 20 mL。

一、目的

了解膀胱排尿功能或判断下尿路梗阻程度，为膀胱治疗提供依据。

二、适应证

膀胱逼尿肌、括约肌功能异常者。

三、操作前准备

1. 护士准备：着装整洁、无长指甲、洗手、戴口罩。

2. 用物准备：带有刻度的量杯、络合碘棉球1包、12号或14号导尿管1根。

四、操作方法

1. 核对患者床号、姓名，评估患者情况并向其说明目的，取得患者的理解和配合。

2. 调节室温，保护患者隐私。

3. 检查前嘱患者尽可能排尽尿液。

4. 按导尿操作常规经尿道向膀胱内插入管道，引出的尿液即为残余尿。

五、护理要点

1. 严格无菌操作，动作轻柔。

2. 导尿过程中，若尿管触及尿道口以外区域，应重新更换尿管。

3. 观察导出尿液颜色、性状和量。

第七节　间歇导尿

间歇导尿是指将导尿管插入到膀胱引流尿液，在膀胱排空后即将导尿管拔出的一种导尿技术。可分为由医务人员在院内用无菌技术实施的无菌性间歇导尿和非医务人员（患者或家属）在清洁条件下实施的清洁间歇导尿。间歇导尿通过模拟膀胱正常生理功能，可减少一系列由长期留置尿管带来的并发症，被称为"膀胱排空的金标准"。无菌性间歇导尿的操作方法可参考成人女性导尿术，唯一不同之处在于导尿完毕后不再保留尿管，而是直接拔出，因此本节只讲述清洁间歇导尿的操作方法。

一、目的

解出大量残余尿，排空膀胱，缓解过高压力，促进膀胱反射及膀胱功能的恢复与维持，降低尿路感染，提高生活质量。

二、适应证

1. 逼尿肌功能障碍的患者。

2. 膀胱口梗阻的患者。

3. 术后患者、尿失禁治疗手术术后患者；其他如行可控性尿流改道术的患者等。

三、禁忌证

1. 绝对禁忌证高膀胱内压。

2. 相对禁忌证不能自行导尿且身边无接受过培训的看护/医护人员。

四、操作前准备

1. 操作者准备：着装整洁、无长指甲、洗手。

2. 物品准备间歇性清洁导尿专用一次性无菌导尿管、润滑剂（或采用亲水性涂层一次性导尿管）、塑料量杯、小镜子（必要时）。

五、操作方法

1. 清洗会阴部使用清水洗净会阴部，并使用清洁干毛巾擦干。

2. 洗手操作者使用洗手液搓洗双手，用清水冲洗干净，再用清洁毛巾擦干。

3. 导尿管的润滑和使用：如使用的是亲水涂层导尿管，打开包装灌入温开水后，将包装袋悬挂在床旁，等待至推荐时长；如使用的是预润滑型亲水导尿管，将包装袋直接悬挂于床旁待用；如使用非涂层导尿管，需将润滑剂涂抹于导尿管表面。

4. 将导尿管经尿道插入膀胱，引流出尿液。

5. 拔出导尿管。

六、护理要点

1. 清洁间歇导尿操作由患者或照顾者完成，护士需评估患者的一般健康状况、依从性情况，以及获取知识、掌握间歇导尿操作和卫生相关技巧能力的情况。

2. 导尿管的选择：推荐一次性无菌导尿管，首选有亲水涂层的导尿管，以有效减少尿路感染，降低尿道损伤，减轻患者插管不适和疼痛感。

3. 要注意会阴部、尿道口导尿管的清洁、导尿前可使用润滑剂、插管时解剖部位正确无污染、插管前尿液完全排空。

4. 注意导尿频率，若患者无法自行排尿，则每天通常需行间歇导尿 4～6 次，才可确保膀胱容量保持在 300～500 mL 的范围内；若两次导尿间能自动排出 100 mL 以上的尿，且残留尿仅为 300 mL 或更少，可改为 6 小时一次；若两次导尿间能自动排出 200 mL 尿量，且残尿量少于 200 mL，可改为 8 小时一次；达到自动排尿不多于每 2 小时一次，且残余尿连续 3 天 < 100 mL，可终止导尿。且每次导出的尿量常规不应超过 500 mL。

5. 液体摄入过多会增加膀胱过度膨胀及充盈性尿失禁的风险，因此还需严格遵守饮水计划。

6. 建议患者以排尿日记的形式准确记录尿液的色、量、质。

7.告知患者对常见异常情况的处理，如便秘、插管困难、妊娠状态下的导尿等。若患者出现了血尿、尿量明显减少、不能插入或拔出尿管、发热、小便浑浊、恶臭等情况需及时告知医护人员。

第二章

妇科患者管路操作技术

第一节 妇科患者输入性管路操作技术

输入性管路包括静脉血管通路、胃管及腹腔给药管等。临床血管通道工具由传统的头皮钢针，逐渐过渡到外周静脉留置针、中心静脉导管（CVC）、经外周中心静脉导管（PICC）及输液港（PORT），为患者静脉输液治疗提供了安全通道。

一、头皮钢针静脉输液

（一）目的

1. 补充水分及电解质，预防和纠正水、电解质及酸碱平衡紊乱。

2. 增加循环血量，改善微循环，维持血压及微循环灌注量。

3. 供给营养物质，促进组织修复，增加体重，维持正氮平衡。

4. 输入药物，治疗疾病。

（二）适应证

1. 短期（4小时内）静脉输液治疗。

2. 输注刺激性小的药物。

(三) 禁忌证

1. 输入持续刺激性药物、发疱剂、肠外营养液等。

2. 输入 pH＜5 或＞9 的液体或渗透压＞600 mOsm 的液体。

(四) 操作前准备

1. 护士准备：着装整洁、无长指甲、洗手。

2. 用物准备：一次性输液器、含碘消毒液、无菌棉签、止血带、治疗巾、无菌手套、弯盘、胶布、输液执行单。

(五) 操作方法

1. 操作者洗手，戴口罩，核对医嘱及药物，核对患者腕带信息，并做好输液解释工作。

2. 评估选择粗、直、弹性好的血管。

3. 排气：将药液连接输液器，排尽管内空气。

4. 消毒铺治疗巾，扎止血带，止血带扎于距穿刺点上方 6～8 cm 处，以穿刺点为中心由内向外呈螺旋式消毒，直径大于 5 cm×5 cm。

5. 穿刺及固定：戴无菌手套，左手绷紧皮肤，右手拇指、食指固定针柄，与皮肤成 15°～30° 进针，见回血后压低角度再进入少许，松止血带，打开调节器，用胶布固定针头。

6. 调节滴速：根据病情、输入药物的性质遵医嘱调节滴速。

7. 整理用物：分类清理用物，脱手套后洗手。

8. 签名，记录。

(六) 护理要点

1. 向患者说明头皮钢针静脉输液可能带来的危险后果，输液时适当限制活动。

2. 嘱患者不可自行随意调节输液滴速以免发生意外。

3. 向患者介绍常见输液反应的症状及防治方法，告知患者一旦出现输液反应的表现，及时呼叫医护人员。

二、静脉留置针输液

（一）目的

同头皮钢针静脉输液。

（二）适应证

1. 输液时间较长、输液量多的患者。

2. 老人、小儿及躁动不安的患者。

3. 输全血或血液制品的患者。

（三）禁忌证

同头皮钢针静脉输液。

（四）操作前准备

1. 护士准备：着装整洁、无长指甲、洗手。

2. 用物准备：留置针、透明敷贴（6 cm×7 cm）、一次性输液器、含碘消毒液、无菌棉签、止血带、治疗巾、无菌手套、弯盘、胶布、5 mL 输液执行单。

（五）操作方法

1. 操作者洗手，戴口罩，核对医嘱及药物，核对患者腕带信息，做好输液解释工作。

2. 评估选择粗、直、弹性好的血管。

3. 排气：将药液连接输液器，排尽管内空气。

4. 消毒铺治疗巾，扎止血带，止血带扎于距穿刺点上方 8～10 cm 处，以穿刺点为中心由内向外呈螺旋式消毒，直径大于 8 cm×8 cm。

5. 穿刺：操作者戴无菌手套，将输液针头连接留置针，左手绷紧皮肤，右手拇指、食指固定针柄，与皮肤成 15°～30° 进针，见回血后压低角度将穿刺针再推进 0.2 cm，后撤针芯 0.2 cm，持导管后座与针翼一起将导管全部送入血管，撤出针芯，松止血带，打开节器。

6. 固定：无菌敷贴无张力性、密闭式固定，延长管 U 形固定，肝素帽要高于导管尖端，且与血管平行。

7. 根据病情、输入药物的性质遵医嘱调节滴速。

8. 整理用物：分类清理用物，脱手套后洗手。

9. 签名，记录。

（六）护理要点

1. 操作前告知患者及家属使用留置针的必要性及优点。

2. 输液结束后，行脉冲式正压封管，防止留置针堵塞。具体方法为：普通肝素帽用 0.9％ 氯化钠注射液（大鱼际肌推动注射器活塞柄，推一下、停一下）推注 3 mL，剩余 2 mL 时将头皮针尖斜面退至肝素帽内匀速推入。剩余 0.5～1 mL 时边推边拔针（推液速度大于拔针速度），予正压单手关闭小夹子。无针正压接头：脉冲式推注 4 mL，剩余 1 mL 时匀速推入，边推边旋转退出注射器，予正压单手关闭小夹子。

3. 保持敷贴干燥，局部注意防水。告知患者留置针留置期间穿刺侧肢体不要剧烈活动，不输液时，也尽量避免肢体下垂姿势，以免由于重力作用造成回血堵塞导管。

三、经外周中心静脉导管

PICC 是指经外周静脉穿刺置管，导管尖端位于上腔静脉下 1/3 处或上腔静脉与右心房连接处的中心静脉导管。

（一）目的

1. 同头皮钢针静脉输液。

2. 测量中心静脉压。

（二）适应证

1. 有缺乏血管通道倾向的患者。

2. 需要长期静脉输液治疗的患者。

3. 需反复输血或血制品或采血的患者。

4. 输注刺激性药物如肿瘤化疗药物、pH＜5或＞9的药物。

5. 输注高渗性液体或黏稠性液体（如全肠外营养TPN，脂肪乳）。

6. 其他家庭病床患者、儿童患者等。

（三）禁忌证

1. 上腔静脉压迫综合征。

2. 穿刺部位有感染或损伤。

3. 接受乳癌根治术和腋下淋巴结清扫的患侧肢体。

4. 严重的凝血机制障碍。

5. 患者神志不清、躁动者。

6. 插管部位有放疗史、血栓史、外伤史、血管外科手术史者。

（四）操作前准备

1. 评估患者：①排除PICC置管并发症，如上腔静脉综合征、导管相关性感染、菌血症及脓毒血症、感染性心内膜炎、PICC材质过敏等；②评估者病情、一般状况、血管条件、血常规、凝血及肝肾功能检查情况、心理状态等。

2. 签署PICC置管知情同意书。

3. 环境准备：环境清洁明亮、空气消毒半小时。

4. 患者准备：穿宽松上衣，清洁全身皮肤，如厕；保持情绪稳定。

5. 用物准备：① 20 mL 注射器 2 支、10 mL 注射器 1 支、无粉无菌手套 2 双、4 cm×4 cm 无菌纱布 4 张、10 cm×12 cm 无菌透明敷贴 1 张、无针输液接头 1 个、胶布、弹力绷带、维护单、X 线 PICC 定位单；② 前端开口式 PICC 套件（内含止血带 1 支、量纸尺 1 根、防针刺可撕裂导入鞘穿刺针、带延长管的无针输液接头、前端开口式 PICC、导管切割器）或三向瓣膜式 PICC 套件（内含三向瓣膜式 PICC、路厄氏接头、减压套筒、带置管鞘的穿刺针）；③ PICC 穿刺包，内含 50 cm×70 cm 无菌防渗透治疗巾、90 cm×120 cm 无菌治疗巾、80 cm×90 cm 无菌孔巾、100 cm×155 cm 无菌大单各 1 张、无菌手术衣 1 件；④ 口罩、帽子、含碘消毒液、75% 乙醇溶液、0.9% 氯化钠溶液、0～10U 肝素盐水。

（五）操作方法

1. 前端开口式 PICC 置入

（1）操作者核对患者腕带信息及置管医嘱，向患者解释操作目的及术中注意事项，取得患者配合。

（2）协助患者取平卧位，上臂外展与躯干呈 90°。

（3）评估患者血管情况，选择最佳穿刺血管。

（4）预测长度：从穿刺点沿静脉走向到右胸锁关节长度加 3～5 cm。

（5）测量双侧肘窝上方 10 cm 处臂围大小并记录。

（6）洗手、戴口罩，检查所有无菌物品的质量、有效期。

（7）在治疗车上打开 PICC 穿刺包，戴第一双无菌手套，将无菌防渗透治疗巾铺于患者手臂下。

（8）助手协助倒入 75% 乙醇溶液、含碘消毒液并抬高患者手臂。

（9）消毒：以穿刺点为中心，先用 75% 乙醇溶液擦拭 3 遍，再用含碘消毒液消毒3遍，消毒范围为穿刺点上下20 cm，两侧至臂缘。

（10）建立无菌区：①铺90 cm×120 cm无菌治疗巾，助手协助患者手臂尽量外展90°，充分暴露穿刺部位，手臂放至无菌巾上待干；②脱手套，戴第二双无粉手套，穿无菌手术衣；③铺100 cm×155 cm无菌治疗巾及孔巾，将患者全身覆盖无菌大单，暴露穿刺部。

（11）助手以无菌方式将前端开口式PICC套件、20 mL注射器2支、10 mL注射器1支、无针输液接头1个投入无菌区内。

（12）无菌方式抽吸0.9%氯化钠溶液或0-10U肝素盐水20 mL备用。予0.9%氯化钠溶液预冲导管和带延长管的无针输液接头并观察导管的完整性，使导管浸于0.9%氯化钠溶液中，夹闭导管T形延长管尾端的卡子。

（13）撤导丝至距离预修剪刻度前1 cm，并用导管切割器按预测置管长度切割导管。

（14）穿刺、置管：①操作者、助手再次对患者进行身份核实；②助手系止血带，指导患者握拳；③扪及穿刺部位血管，以15°～30°进针，见回血降低进针角度，推送导入鞘，确保导入鞘完全进入血管；④松止血带，嘱患者松拳，操作者左手拇指固定导入鞘，食指和中指轻压导入鞘前端的静脉，右手按住白色针尖保护按钮，从导入鞘中完全退出穿刺针，确认穿刺针回缩至针尖保护套中。

（15）送管与退鞘：①操作者垫无菌纱布于置管鞘下方，右手缓慢匀速地从置管鞘内送入导管；②导管送至15 cm后，助手协助患者向穿刺侧偏头，下颌偏向肩部，消瘦或无意识患者请助手按压颈内静脉，防止导管误入颈内静脉；③送至距离预测刻度10 cm时，将导入鞘轻轻退出，撕裂导入鞘，将导管送至预测长度；④无菌纱布按压穿刺点，缓慢平直地撤出导管内导丝，撤除导管延长管，抽吸回血，见回血后立即用0.9%氯化钠溶液冲管。

（16）操作者连接带延长管的无针输液接头，用0.9％氯化钠溶液和肝素盐水脉冲正压封管在延长管近心端处夹闭卡子，清洁穿刺点，撤离孔巾。

（17）固定导管：①检查导管外露刻度，将导管摆至合适位置，将4cm×4cm无菌纱布覆盖穿刺点，无张力粘贴透明敷贴；②在敷贴上记录置管日期、时间、签名；③胶布固定导管，弹力绷带加压包扎。

（18）清理用物：将锐器放入锐器盒，其余医疗垃圾全部放入医疗处置桶，脱手套。

（19）告知患者置管后注意事项，指导其行X线胸片检查以确定导管尖端位置。

（20）洗手、记录，在医嘱单上签字，护理记录单上记录。

2. 三向瓣膜型PICC置入

置入方法基本同前端开口式PICC。不同点如下：

（1）三向瓣膜型PICC置入时无须考虑前端裁剪的情况，只需在移除导丝后修剪外露导管，再连接路厄氏接头、减压套筒及无针输液针头。

（2）三向瓣膜型PICC置入成功冲管时先注入3～5mL生理盐水以冲开瓣膜再抽回血，再按脉冲正压方法封管，防止直接暴力回抽损伤瓣膜。

3. 导管的拔除

（1）操作者洗手，戴口罩及清洁手套，撕下敷贴。

（2）打开换药包，戴无菌手套，用碘伏棉签消毒并湿润穿刺点，轻柔匀速地拔出导管。

（3）用纱块按在穿刺处2～3分钟压迫止血。

（4）无出血后，用敷贴封闭式固定皮肤创口防止空气栓塞，告知患者24小时后才能取下。

（5）检查导管的长度，有无损伤或断裂，必要时剪下前端做细菌培养。

4. PICC 冲封管技术

（1）目的：①防止血液、药液堵塞导管；②防止血液反流。

（2）操作前准备：①护士准备：着装整洁、无长指甲、洗手；②用物准备：10 mL 预冲式导管冲洗器、稀释后的肝素钠溶液（10U/mL）、含碘消毒液、无菌棉签、无菌手套。

（3）操作方法：①操作者洗手，戴口罩及手套；②消毒输液接头；③肝素帽冲管法：使用脉冲正压封管技术，先用预冲式导管冲洗器按脉冲方法冲管，再用肝素钠溶液封管，剩余 2 mL 时将头皮针尖斜面退至肝素帽内匀速推入，边推边拔针（推液速度大于拔针速度）；④无针输液接头冲管法：先用预冲式导管冲洗器按脉冲方法冲管，再用肝素钠溶液封管，剩余 2 mL 时，用正压方法边推注封管液边分离注射器。

（4）护理要点：①冲封管使用 10 mL 或 10 mL 以上注射器，严禁使用小规格注射器；②封管液浓度为 0～10U/mL 稀释肝素液，封管液量应 2 倍于导管加辅助延长管容积；③封管方式（S-A-S-H）S-0.9％氯化钠溶液，A-药物注射，S-0.9％氯化钠溶液，H-肝素溶液；④每次输液完毕或输液开始前均需要冲管。

5. PICC 敷料更换

（1）目的：①防止穿刺点感染、敷贴过敏等带管并发症的发生；②增加患者舒适度。

（2）操作前准备：①护士准备：着装整洁、无长指甲、洗手；②用物准备：换药包（无菌巾、无菌手套、弯盘、乙醇棉签、乙醇棉片、碘伏棉签、纱块）、输液接头 1 个（肝素帽或无针正压接头）、10 mL 0.9％氯化钠溶液、10 U/m 肝素盐水 5 mL、清洁手套、透明敷贴、胶布、卷尺。

（3）操作方法：①操作者洗手，戴口罩，测量并记录患者上臂臂围，测量方法为从肘窝处向上量10cm处测量臂围；②观察置管部位有无红肿及硬结；③戴清洁手套，一只手固定导管圆盘或连接器，另一只手以穿刺点为中心，将敷贴从四周向中央剥离，从穿刺点从下至上撕下敷贴；④观察穿刺点导管刻度，检查穿刺点局部有无红肿、渗出物、发红；⑤脱清洁手套，洗手，打开换药包，戴无菌手套，在患者手臂下铺无菌巾；⑥操作者用乙醇棉签脱脂、去胶迹3次，碘伏棉签消毒3次，以穿刺点为中心向外做螺旋状擦拭消毒，包括穿刺点、皮肤、导管体外部分、连接器，消毒范围直径大于20cm×20cm，两侧至手臂缘；⑦需更换输液接头时，用无菌方法取下旧的输液接头，无菌乙醇棉片摩擦消毒导管螺纹口及外围15遍，连接新的输液接头，用10mL生理盐水和10U/mL肝素盐水5mL脉冲正压封管；⑧待消毒液完全干燥后，以穿刺点为中心，贴上透明敷贴；⑨记录更换敷贴的日期、时间及操作者。

（4）护理要点：①更换敷料必须严格无菌操作技术；②PICC使用无菌透明敷贴妥善固定，防止导管移位；③透明敷贴应在导管置入第一个24小时更换，以后每周更换1~2次，若发现敷贴被污染、潮湿、卷边、脱落时应立即更换；④更换敷料前应测量双侧臂围并记录，如果周径增加2cm或以上，提示有血栓的早期表现，应及时报告医生检查和处理；⑤粘贴透明敷贴的方法，自然垂放：将敷料中心正对穿刺点，无张力持膜，自然垂放；塑型：用大拇指及食指指腹捏牢导管周边，将导管稳妥固定；排气：自内向外按压整片敷料，排尽敷贴下空气，使敷料粘贴在皮肤上；最后边去除敷料的边框边按压；⑥输液接头每7天更换1次，如接头损坏或有血渍时及时更换。

四、中心静脉导管

中心静脉置管（Central Venous Catheter，CVC）是经皮肤直接自颈内静脉、锁骨下静脉、股静脉等进行穿刺，沿血管走向直至腔静脉的插管，尖端位于上腔静脉或下腔静脉的导管。

（一）目的

1. 同头皮钢针静脉输液。

2. 测量中心静脉压。

3. 紧急放置心内起搏导管。

（二）适应证

1. 外周静脉穿刺困难。

2. 大量、快速扩容通道。

3. 输注胃肠外营养、化疗、高渗、刺激性药物。

4. 危重患者抢救和大手术期监测。

（三）禁忌证

1. 广泛上腔静脉系统血栓形成。

2. 穿刺局部有感染。

3. 凝血功能障碍。

4. 不合作、躁动不安的患者。

（四）操作前准备

1. 穿刺部位选择可由颈内静脉、锁骨下静脉及股静脉置入，具体选择部位应根据患者年龄、血管状态、病情等进行选择。

2. 穿刺点定位：颈内静脉常用定位点为颈外静脉与胸锁乳突肌前缘中点交叉点，触及颈总动脉搏动最强处的外侧约 0.5 cm；锁骨下静脉常用穿刺点为锁骨中、外 1/3 交界处的锁骨下 1 cm 为穿刺点；股静脉穿刺点为股动脉明显搏动点下 1～2 cm 内侧 0.5～1.0 cm 处。

（五）操作方法

1. 与患者及家属进行医患沟通，签署中心静脉置管同意书。

2. 选择合适的中心静脉导管，检查导管的有效期及包装情况。

3. 评估患者，选择合适的置管方式，取适当体位。

4. 确定穿刺点并做好标记。

5. 术者洗手、戴无菌帽及口罩。

6. 术者站在穿刺部位同侧，以穿刺点为中心常规备皮、消毒、戴无菌手套、铺洞巾。

7. 麻醉穿刺点用 1% 普鲁卡因或利多卡因做皮肤、皮下局部浸润麻醉。

8. 穿刺术者右手持穿刺针与皮肤保持 30°～40°，针尖朝向腔静脉缓慢进针，并回抽注射器保持负压，进入静脉后立即停止进针。

9. 在中空针腔内插入 J 型导丝，见指引导丝刻度标记显示穿出针尖有 4～6 cm，提示 J 型导丝前端已进入静脉，在穿刺点皮肤表面用纱布轻轻压住已穿出针尖的 J 型指引导丝前端，经 J 型指引导丝置入中心静脉导管。

10. 导管尖端位置应放在上腔静脉的下 1/3 段到上腔静脉与右心房的连接处，留置深度为颈内静脉 12～18 cm，锁骨下约 15 cm，股静脉 8～18 cm。

11. 用带双翼固定夹将中心静脉导管包夹后缝合固定在皮肤上，防止导管滑出。

12. 消毒穿刺点后用敷料覆盖，第 1 个 24 小时为防止局部渗血用纱布敷料，以后根据局部情况选用纱布敷料或透明敷料。

13. 处理用物：按医疗垃圾分类处理。

14. X 线胸片检查以确定导管尖端位置，异常时及时处理。

五、输液港

输液港（PORT）是一种完全植入的血管通道系统，是通过皮下植入的港体连接导管而建立的中心静脉通道，是患者接受各种输液治疗的有效途径。

（一）目的

1. 同头皮钢针静脉输液。

2. 建立长期安全的静脉通路。

（二）适应证

1. 需要长期或重复给药。

2. 可进行抽血、输血及血制品、肠外营养液的输注。

3. 化疗、高渗、刺激性药物输注。

（三）禁忌证

1. 出现或可疑设备相关感染、菌血症或脓毒症。

2. 患者对设备包装内的材料过敏。

3. 合并严重慢性阻塞性肺病。

4. 预期放置部位既往有血栓形成或血管外科手术史、放疗史。

（四）操作前准备

1. 护士准备：着装整洁、无长指甲、洗手。

2. 用物准备：换药包、20 mL 注射器、0.9％氯化钠液便袋 100 mL、无损伤针、输液接头、透明敷料、无菌手套、胶布。

（五）操作方法

1. 暴露输液港穿刺部位，确认输液座的位置，检查输液港周围皮肤有无压痛、肿胀、血肿、感染等。

2. 操作者洗手，打开换药包，将注射器、无损伤针等物品放入无菌区。

3. 右手先戴一只无菌手套，持无菌 20 mL 注射器，左手持生理盐水袋，抽吸 20 mL 生理盐水，左手再戴另一只无菌手套，注射器连接无损伤针，排气，夹闭延长管。

4. 先用 75% 乙醇棉签以输液港座为中心，由内向外，顺时针、逆时针交替螺旋状消毒 3 遍，再用碘伏棉签重复以上步骤。

5. 更换无菌手套，铺孔巾，用非主力手的拇指、食指和中指固定输液座，将输液港拱起，主力手持无损伤针，自三指中心垂直刺入，穿过隔膜，直达输液座底部。穿刺后抽回血，确认针头是否在输液港内及导管是否通畅，用 20 mL 生理盐水脉冲式、正压冲管。

6. 连接输液接头。

7. 在无损伤针下方垫适宜厚度的纱布，撤孔巾，覆盖透明贴膜，固定好无损伤针胶布固定延长管，注明时间。

8. 冲管和封管同 PICC 冲封管技术。

9. 需要拔除无损伤针时，脉冲正压封管后，左手两指固定好输液座，右手拔出针头，用纱块压迫止血 5 分钟，检查拔出的针头是否完整。透明敷贴（或止血贴）覆盖穿刺点。

10. 洗手，记录。

（六）护理要点

1. 输液港植入术后第 3 天，需进行伤口护理 1 次，更换伤口敷料。

2. 治疗间歇期每 1 个月行导管维护一次。有文献报道，间歇期导管维护可延长至每 3 个月一次，未增加导管堵塞、感染、血栓等风险，安全性好，且减少维护频率，可降低患者维护医疗成本，节省医疗资源，提高患者依从性和满意度，临床可行性更好。

3. 使用中的输液港每周维护 1 次，包括更换敷料、无损伤针头及输液接头。

六、胃管

根据胃管插入的途径可分为口胃管(导管由口插入胃内)和鼻胃管(导管由鼻插入胃内)。鼻饲法则是通过鼻胃管灌注流质食物、水和药物的方法,维持患者营养和治疗的需要。

(一)适应证

不能经口进食患者(例如:昏迷患者、口腔疾病或口腔手术后患者、不能张口患者、早产儿、上消化道肿瘤引起吞咽困难者等)以鼻胃管或口胃管供给食物和药物。

(二)禁忌证

严重的食管静脉曲张、鼻腔阻塞、食管梗阻或狭窄、严重呼吸困难等。

(三)护理要点

1. 插入胃管后做好胃管的标识。

2. 妥善固定,防止胃管脱落,胃管末端反折,用纱布包好,用橡皮筋扎紧或用夹子夹紧,用别针固定于患者衣领处、床单或枕旁。

3. 安置胃管期间,嘱患者禁食禁饮;加强口腔护理,普通胃管每周更换一次,硅胶胃管每月更换一次。

4. 每次鼻饲前应证实胃管在胃内且通畅,鼻饲前后用少量温开水冲管,为防止堵管,鼻饲液温度应保持在38℃～40℃,新鲜果汁和奶应分别注入,防止产生凝块,药片应研碎溶解后注入。

5. 健康宣教:告知患者置管的重要性,取得患者配合,防止患者自行拔管。

6. 胃管并发症的观察和处理:如水、电解质紊乱,鼻腔溃疡,呼吸道感染,食管炎等。

7. 拔管的护理:停止鼻饲或长期鼻饲需要更换胃管则需要拔管。拔管时，嘱患者深呼吸，在患者呼气时拔管，边拔管边用纱布擦胃管，到咽喉处快速拔除。

七、腹腔给药管

腹腔给药管是医生为了腹腔给药（一般为化疗药）而植入患者腹腔内的管道，包括单根腹腔给药管和腹腔热灌注管。腹腔热灌注管是医生为患者安置于腹腔的四根管道，通过热灌注治疗仪，将药物灌注于腹腔，达到治疗目的。

（一）适应证

胃肠道恶性肿瘤或妇科恶性肿瘤术后需行腹腔化疗者。

（二）禁忌证

肠梗阻、腹膜腔内广泛粘连、腹腔明显炎症、严重凝血功能障碍、吻合口愈合不良、严重心脑肾肝等功能障碍或发生重要脏器转移等。

（三）护理要点

1. 置入腹腔给药管后，做好腹腔给药管的标识并妥善固定，防止导管脱落。

2. 腹腔给药管末端可连接引流袋，需用生理盐水冲洗管道以保持引流通畅。

3. 观察和记录引流液的量、颜色及性状，发现异常立即报告医生予以处理。

4. 严格遵医嘱通过腹腔给药管给药。进行腹腔化疗或热灌注治疗时，按照腹腔化疗或腹腔热灌注治疗操作流程正确执行连接、固定管道，准确记录出入量，防折叠、防牵拉管道，治疗中若发现管道不通畅，应及时查找原因予以处理，保持引流有效、通畅；防止化疗药的渗漏；给药结束后一般夹闭管道 6 小时；给药后嘱患者 15 分钟左右翻身变换体位以利于化疗药物均匀分布整个腹腔以达到杀灭肿瘤细胞的目的，并注意观察有无发生腹痛、腹胀、化疗药毒副反应等情况。

5. 导管并发症的观察和处理：如出现堵塞、脱落、继发感染等情况应及时处理。

6. 拔管的护理：腹腔化疗结束后，医生根据患者情况予以拔管，注意观察拔管后伤口敷料有无渗血等情况发生。

第二节　妇科患者输出性管路操作技术

一、尿管

尿管是一种由尿道插入膀胱以便引流尿液的管道。

（一）适应证

1. 解除尿潴留。

2. 协助临床诊断：留取中段尿标本、测量残余尿量、尿道造影等。

3. 避免膀胱充盈，防止术中损伤膀胱。

4. 为膀胱肿瘤患者进行膀胱冲洗或膀胱化疗。

（二）禁忌证

1. 急性尿道炎。

2. 女性月经期。

3. 尿道狭窄，导尿管无法插入者。

（三）护理要点

1. 做好留置尿管的标识。

2. 妥善固定。

3. 保持引流通畅，若发现尿管堵塞，应立即查找原因并报告医生，予以及时处理。

4. 观察和记录尿量、颜色及性状，发现异常应立即报告医生，予以处理。

5. 及时排空集尿袋，一般更换集尿袋 1～2 次/周，若有尿色、性状改变时，应及时更换集尿袋；长期留置尿管者，尿管需定期更换（根据尿管材质）一般 1～4 周更换 1 次。

6. 保持会阴清洁，会阴擦洗 2 次/日。

7. 部分患者留置尿管时间较长，拔管前需要进行间歇夹管锻炼膀胱反射功能，夹闭导尿管，导尿管一般每 2～4 小时需开放 1 次。

8. 健康宣教：告知患者留置尿管的重要性，嘱咐患者勿自行拔管，尿管防止打折、扭曲、过度牵拉、脱落，指导患者病情许可情况下多饮水（>2000 mL/日），下床活动时，集尿袋必须低于尿道口，防止尿液逆流。

9. 拔管的护理：根据快速康复理念，尽可能缩短留置导尿的时间，一般妇科手术患者（如腹腔镜卵巢囊肿剥除术、子宫肌瘤剥除术、附件切除术等）手术后 1 天可拔除尿管，部分患者（如宫颈癌、卵巢癌）术后保留尿管时间需要至少 7 天，拔管后观察患者首次自解小便情况，若发生尿潴留或其他异常情况，应报告医生，予以处理。部分患者还需要测量膀胱残余尿量（>100 mL），需要重新留置导尿或给予间歇导尿。

二、胃肠减压管

胃肠减压管即胃管连接负压吸引器将胃肠内积聚的气体和液体吸出，从而降低胃肠道内压力，改善胃肠壁血液循环，促进胃肠道功能恢复，常见于卵巢癌手术患者安置胃肠减压管。

（一）适应证

1. 肠梗阻者。

2. 急性胃扩张。

3. 急性胰腺炎。

4. 胃十二指肠穿孔等。

（二）禁忌证

1. 食管狭窄。

2. 严重的食管静脉曲张。

3. 严重心肺功能不全，支气管哮喘。

4. 食管、胃腐蚀性损伤。

（三）护理要点

1. 做好胃肠减压管的标识。

2. 妥善固定。

3. 维持有效负压引流：定时用生理盐水冲洗胃管，保持引流通畅，及时排空负压吸引器引流液和气体，每日更换负压吸引器一次。

4. 观察和记录引流液的颜色、量及性状，发现异常应立即报告医生，予以处理。

5. 胃肠减压期间，嘱患者禁食禁饮，若需向胃管注入药物，需暂停胃肠减压1～2小时；应加强口腔护理。

6. 做好并发症的观察和处理，如水、电解质紊乱，鼻腔溃疡，呼吸道感染，食管炎等的护理。

7. 拔管的护理：一般术后2～3天，待患者肠鸣音恢复、肛门排气后，可考虑拔管。

三、腹腔负压引流管

腹腔负压引流管是一种在腹腔内放置的引流管，外部一侧连接负压吸引器，通过负压吸引，将蓄积在腹腔里的血液、渗出液、脓液、坏死组织等排出腹腔，防止感染扩散，促进炎症消退。

（一）适应证

适用于术后渗血、渗液、积脓感染等情况需将腹腔里的血液、渗出液、脓液、坏死组织等排出体外者。

（二）禁忌证

1. 烦躁、不能配合者。

2. 明显出血倾向者。

3. 妊娠中后期。

4. 肠麻痹、腹部胀气明显者等。

（三）护理要点

1. 做好腹腔负压引流管的标识。

2. 妥善固定。

3. 保持引流通畅，及时排空负压吸引器引流液，负压吸引器更换1～2次/周。

4. 防止引流管脱落、折叠、扭曲和过度牵拉。

5. 观察和记录引流液的颜色、量及性状，12小时内如引流量超过100 mL或短时间引流液较多、颜色鲜红、伴有血压下降、脉搏细速、尿量减少、腹痛、烦躁不安、口渴或诉肛门坠胀感等，应考虑有腹腔内出血的可能，应立即报告医生，予以处理。

6. 一般术后48～72小时可拔除腹腔负压引流管。

第三节 妇科患者其他管路操作技术

宫腔压迫球囊是一种放置于宫腔内的球囊，主要用于产后出血，原理为通过宫腔球囊压迫子宫内壁，产生一种由宫腔内壁向宫腔外的静水压，该压力大于子宫动脉压而使得动脉出血减少达到止血作用。此外，临床上还将宫腔压迫球囊用于宫腔粘连术后以防粘连。

一、适应证

适用于具有产后出血高危因素的患者或产后出血将可能危害到患者生命的前提下作为一种预防性的措施进行使用。

二、禁忌证

1. 妊娠。

2. 宫颈癌。

3. 弥散性血管内凝血。

4. 有子宫切除指征者。

5. 未经治疗的子宫畸形者等。

三、护理要点

1. 做好宫腔压迫球囊的标识。

2. 妥善固定。

3. 保持引流通畅。

4. 防止引流管脱落、折叠。

5. 观察和记录引流液的颜色、量及性状。

6. 保持会阴清洁，会阴擦洗 2 次 / 日。

7. 密切观察患者宫缩情况和阴道流血的量、颜色，发现异常，立即报告医生进行处理。

8. 遵医嘱使用抗生素预防感染和缩宫剂进行缩宫治疗。

9. 拔管的护理：一般于阴道出血停止，安置球囊后 24 小时左右拔除球囊，患者阴道出血仍不能控制，应及时拔除球囊并换用其他止血措施；临床上用于宫腔粘连术后防粘连，一般安置球囊 5 天后拔管。

第三章

盆底康复操作技术

第一节 盆底肌肉训练

一、概述

盆底肌锻炼（Pelvic Floor Muscle Training，PFMT）又称为 Kegel 运动，由 Arnold Kegel 博士于 1948 年发明，是指患者有意识地对以耻骨尾骨肌肉群（Pubococcygeus Muscle，即肛提肌）为主的盆底肌肉群进行自主性收缩锻炼，以增强尿道的阻力，从而加强控尿能力。

二、目的

1. 提高盆底肌肉收缩能力、预防和治疗 PFD。
2. 改善性生活质量。

三、适应证

1. 产后妇女可作为常规康复锻炼。
2. 盆底肌力减弱。

3. 性生活不满意者。

4. 尿失禁、粪失禁、便秘的患者。

5. 轻度盆腔脏器脱垂。

四、禁忌证

1. 严重尿路感染、生殖道感染、下尿路梗阻者。

2. 月经期不宜进行。

五、操作方法

1. 核对医嘱及患者信息，向患者介绍治疗目的及作用，取得患者配合。

2. 嘱患者排空大小便，指导患者自主进行收缩肛门及阴道的动作，保持3～5秒后放松，收缩时间逐渐延长至5～10秒，连续20次，每日进行2～3组，4～6周为一个疗程。

3. 收缩肛门同时减少腹部、臀部及大腿肌肉的收缩。

六、护理要点

1. 保持正常呼吸，无须憋气。

2. 保持骨盆中立位并减少身体的移动。

3. 盆底肌紧张的人群不建议做此项运动。

第二节　腹式呼吸训练

一、概述

腹式呼吸是一种常见的呼吸训练方法，也称为调息训练，主要指以膈肌收缩引起的呼吸运动，以腹部的起伏为主。

二、目的

1. 改善盆腹协调性。

2. 改善肺底部通气，有助于正常呼吸模式的恢复。

3. 按摩腹部脏器，改善胃肠功能。

4. 放松身体。

三、适应证

全生命周期妇女均可。

四、禁忌证

1. 胸、腹部有严重外伤或手术后伤口未痊愈。

2. 腹部剧烈疼痛、炎症反应急性发作期等。

五、操作方法

1. 着装宽松，排空大小便。

2. 仰卧屈膝在上，身体处于正中位，头下垫一个小枕头。

3. 鼻子轻吸，轻轻隆起腹部；嘴巴轻呼，轻轻收回腹部。

六、护理要点

1. 吸气时避免腹部过度膨隆，练习过程中不要屏气。

2. 在练习中可加入盆底肌 Kegel 训练。

第三节　盆底电刺激

一、概述

电刺激是指用特定参数的脉冲电流，刺激组织器官或支配它们的中枢神经或外周神经，从而引起组织器官的功能发生改变。盆底电刺激就是通过导电体，发射出低频电流，刺激盆底神经和肌肉，从而达到治疗的效果。

二、目的

1. 唤醒本体感觉，强化盆底肌力量，改善盆底功能，预防和延缓脱垂的加重。

2. 抑制膀胱逼尿肌过度活动，从而改善尿频、尿急、尿失禁等临床症状。

3. 镇痛。

三、适应证

1. 产后妇女可作为常规康复锻炼。

2. 盆底肌力减弱。

3. 盆腔器官脱垂。

4. 性生活不满意者。

5. 尿失禁、粪失禁、便秘的患者。

6. 慢性盆腔疼痛的患者。

四、禁忌证

1. 内置心脏起搏器或严重的心律失常。

2. 癫痫活跃期及认知功能障碍。

3. 刺激区域有恶性肿瘤。

4. 妊娠期。

5. 术后＜3周（伤口区）。

6. 生殖泌尿道的急性炎症期。

7. 阴道出血、月经期。

8. 金属过敏患者。

备注：目前已有多瘤患者术后采用低频电刺激治疗改善排尿功能，取得良好疗效。

五、操作方法

1. 核对医嘱及患者信息、治疗用物，评估患者情况，向患者介绍治疗的目的及作用，取得患者理解与配合。

2. 治疗前嘱患者排空膀胱，脱下对侧裤腿，协助患者取屈膝仰卧位，双腿外展，暴露外阴，臀下垫一次性治疗巾，注意保护患者隐私，做好保暖。

3. 再次核对患者姓名、治疗用物，腹部贴电极片及阴道放置治疗探头。

4. 连接盆底治疗仪，根据患者情况选择方案，调节电流强度及时间，电流强度以患者感到肌肉有收缩为宜，指导患者进行收缩，主动控制盆底肌肉跟随电频收缩。

5. 治疗结束，取出阴道治疗探头和电极片。

6. 用物分类处理，洗手。

7. 记录患者治疗情况，并签字。指导患者居家盆底锻炼要点，告知再次治疗时间。

六、护理要点

1. 评估患者是否有治疗禁忌证。

2. 有效沟通，正确指导，保护患者隐私。

3. 动作轻柔，患者感觉舒适。

第四节 盆底生物反馈

一、概述

生物反馈是基于行为疗法发展起来的一种新的治疗技术，是通过阴道内放置压力探头或肌电探头，将盆底肌肉收缩和腹肌收缩情况以图形的形式展示出来，指导患者进行正确的盆底康复训练。当前，电刺激结合生物反馈是起效最快、疗效最好的治疗方法，并已广泛应用于盆底功能障碍性疾病的治疗中。

二、目的

增强患者主动控制盆底肌肉能力，缓解盆底功能障碍。

三、适应证

1. 产后妇女可作为常规康复锻炼。
2. 盆底肌力减弱。
3. 盆腔器官脱垂。
4. 性生活不满意者。
5. 尿失禁、粪失禁、便秘的患者。
6. 慢性盆腔疼痛的患者。

四、禁忌证

极度疲劳、意识不清的患者禁用。

五、操作方法

同盆底电刺激。

六、护理要点

1. 评估患者是否有治疗禁忌证。

2. 有效沟通，正确指导，保护患者隐私。

3. 动作轻柔，患者感觉舒适。

第五节　盆底磁刺激

一、概述

磁治疗是一种新型非创伤性治疗神经系统的方法，是利用时变的电流流过线圈产生时变的磁场，从而在组织内产生感应电流，使某些可兴奋组织产生兴奋的治疗技术。磁治疗具有无创、安全、无不良反应等优点，不会引起疼痛，也无须在肛门或阴道放置电极，是一种更加便捷和安全的治疗方法。

二、目的

调节盆底神经，改善神经支配的肌肉及脏器功能，恢复盆底功能。

三、适应证

1. 下尿路功能障碍：尿失禁、尿潴留、神经源性膀胱、小儿遗尿。

2. 盆腔器官脱垂。

3. 排便功能障碍：功能性便秘、大便失禁。

4. 外周疼痛：慢性盆腔疼痛、腰背痛、尾骨痛、梨状肌综合征、痛经等。

5. 性功能障碍。

6. 术后盆底功能障碍：盆腔良性疾病（子宫肌瘤、卵巢囊肿、前列腺增生等）、恶性疾病（宫颈癌、子宫内膜癌、卵巢癌、前列腺癌等）、盆底重建术后下尿路功能障碍。

7. 脊髓损伤或脊髓术后二便功能障碍。

8. Ⅲ型慢性前列腺炎。

四、禁忌证

1. 孕妇。

2. 靠近刺激部位有植入性金属或电子仪器（如金属节育环、心脏起搏器等）的患者。

3. 恶性肿瘤的患者。

4. 术后＜3周（伤口区）。

5. 严重心律失常的患者。

6. 月经期。

7. 急性尿路感染、严重痔疮、急性盆腔感染的患者。

五、操作方法

1. 核对医嘱及患者信息，评估患者情况，向患者介绍治疗的目的及作用，取得患者理解配合。

2. 铺治疗巾至仪器座位，治疗前排空膀胱，协助患者取半坐位或直立位，背部紧靠仪器座椅靠背，注意保护患者隐私。

3. 根据患者情况选择方案，调节磁刺激量，直至患者舒适为宜。

4. 记录患者治疗情况并签字。

5. 治疗结束，调节座椅，协助患者起身下机，告知再次治疗时间。

六、护理要点

1. 评估患者是否有治疗禁忌证。

2. 有效沟通，正确指导，保护患者隐私。

3. 患者感觉舒适。

第六节　盆底肌肉康复器

一、概述

盆底肌肉康复器，通俗地称为阴道哑铃或缩阴球，主要是利用其重力作用刺激盆底肌自主收缩，可加强盆底肌收缩力，提高盆底肌张力，加速盆底肌和生殖器官的恢复，对预防女性盆底功能障碍性疾病（如常见的尿失禁、盆腔脏器脱垂、阴道松弛等）具有重要作用。

二、目的

增强肌力，纠正盆底疾病，改善盆底功能。

三、适应证

1. 阴道松弛、压力性尿失禁、尿失禁、大便失禁、轻度盆腔器官脱垂。

2. 术后盆底功能恢复、人流术康复、产后盆底康复等。

3. 巩固盆底康复训练。

四、操作方法

1. 清水洗净康复器，用温水或润滑剂湿润。

2. 初期采取仰卧位，缓慢将康复器头部放入阴道，头部尾端距阴道口2cm左右，收缩盆底肌肉，感觉到康复器上升，表明放置正确。

3.正确练习，让患者感受到盆底肌肉对哑铃的抓握。掌握正确的锻炼方法后可在站立、蹲姿、行走、爬楼梯、咳嗽、大笑等情况下仍不脱出者，逐步延长保留时间，并转换到较重的康复器练习。每次锻炼时间为10～15分钟。

五、护理要点

1.康复器一人一用，使用前后保持清洁。

2.康复器的重量由轻到重逐步增加。

3.经期、月经期、阴道炎、尿道炎急性期禁用。

4.阴道壁有伤口、切口时禁用。

第七节 WAFF运动康复

一、概述

WAFF运动康复是一种充分唤醒身体意识的整体运动康复。WAFF运动引入"稳定、运动、放松"三大理念，从身体、心理和情感三个层面上改善人体整体平衡，全方位改善生活质量。

二、目的

1.改善盆腹协调性，调节盆腹压力。

2.启动身体内核心，改善体态，缓解疼痛。

3.放松身体、释放压力等。

三、适应证

备孕、孕期12周后，产后6周等应遵医嘱。

四、禁忌证

1. 身体有严重外伤或手术后伤口未痊愈等。

2. 慢性病急性发作期或身体不适等。

五、操作方法

1. 仰卧大号 WAFF 气垫，做呼吸放松训练（如图 2-3-1）。

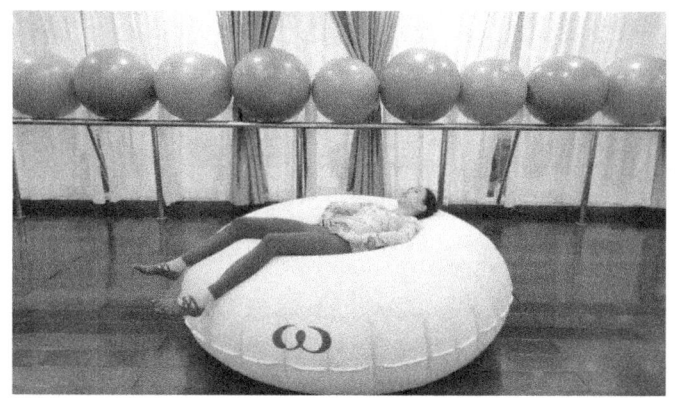

图 2-3-1　呼吸放松训练

2. 骨盆时钟训练（如图 2-3-2），骨盆中立位调整。

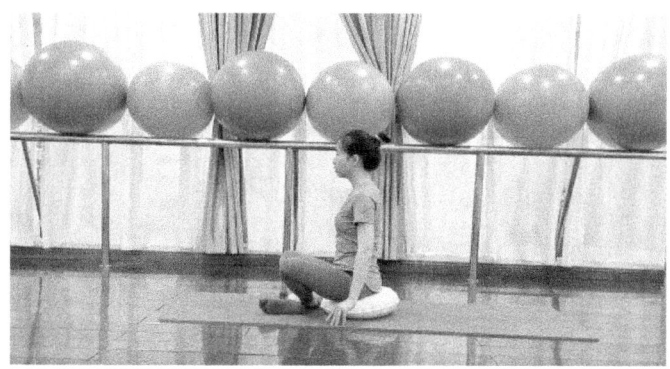

图 2-3-2　盆骨时钟训练

3.稳定性训练（臀桥、蚌式、死虫式、四足式等，如图 2-3-3）。

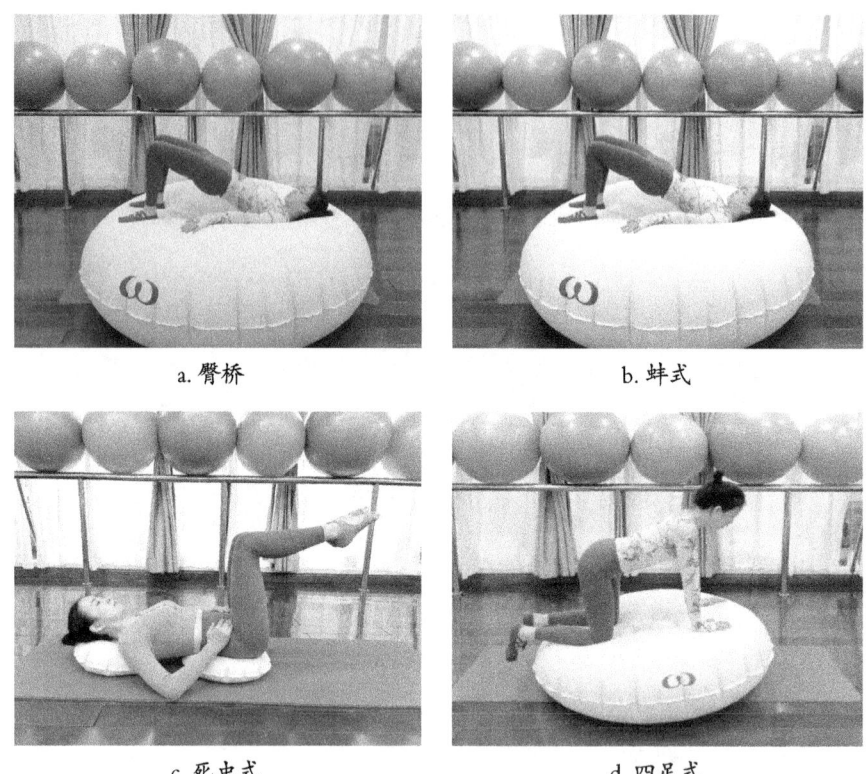

a. 臀桥　　　　　　　　　b. 蚌式

c. 死虫式　　　　　　　　d. 四足式

图 2-3-3　稳定性训练

六、护理要点

1. 避开月经期，产妇恶露干净。

2. 着宽松有弹性衣服，运动前排空乳汁、膀胱。

第三篇　妇科中医护理及加速康复

第一章

月经病的中医护理

《黄帝内经》有言:"二七而天癸至,任脉通,太冲脉盛,月事以时下……七七,任脉虚,太冲脉衰少,天癸竭。"说的就是女子的月经。月经的发生和结束皆与脏腑、天癸、气血、经络密切相关。正常月经一月为周期,持续 2～8 天,具有周期性和自限性;正常经量为 30～80 mL。月经有关的包括月经周期、经期时长、经量经色异常,伴随月经的下腹疼痛等临床症状或绝经前后出现的临床症状统称为月经病。是妇科临床上常见病与多发病,为妇科病之首[1]。

第一节 月经不调的中医护理

"月经不调"的病名始见于《备急千金要方》,月经不调以月经周期、血量、血色和经质的异常为主要表现,包括月经先期、月经后期、月经先后不定期、月经过多、月经过少和经期延长等[2]。《诸病源候论》最早明确

---

[1] 冯晓玲,张婷婷. 中医妇科学 [M]. 北京:中国中医药出版社,2021:57.
[2] 谈勇. 中医妇科学 [M]. 北京:中国中医药出版社,2016:56-84.

提出月经不调的病因在于劳伤气血兼外感风冷之邪[1]。有研究指出中国女性月经不调发病率为10%，尤以青年女性居多，且发病率逐年增高[2]。

一、常见证候要点

1. 月经先期

月经周期提前7天以上，甚至10余日一行，连续2个月经周期以上者，又名"经期超前""经行先期""经水不及期"。常与月经过多并见，严重者可发生"崩漏"。西医中的功能失调性子宫出血和盆腔炎等出现月经提前，符合本证者可按本病证同施护。

（1）气虚证

①脾气虚证：月经周期提前，或经血量多，色淡红，质清稀；神疲肢倦，气短懒言，小腹空坠，纳少便溏；舌淡红，苔薄白，脉细弱。

②肾气虚证：周期提前，经量或多或少，色淡黯，质清稀；腰膝酸软，头晕耳鸣，面色晦暗或有暗斑；舌淡黯，苔白润，脉沉细。

（2）血热证

①阳盛血热证：经来先期，量多，色深红或紫红，质黏稠；或伴心烦，面红口干，小便短黄，大便燥结；舌质红，苔黄，脉数或滑数。

②阴虚血热证：经来先期，量少或量多，色红，质稠；或伴有两颧潮红，手足心热，咽干口燥；舌质红，苔少，脉细数。

③肝郁血热证：月经提前，量或多或少，经色深红或紫红，质稠，经行不畅，或有块；或少腹胀痛，或胸闷胁胀，或乳房胀痛，或心烦易怒，口苦咽干；舌红，苔薄黄，脉弦数。

---

[1] 马丹.基于中医古籍的月经不调核心概念与诊疗理论研究[D].沈阳：辽宁中医药大学，2020.
[2] 陈醒，白文佩，霍禹良，等.基于应用程序的中国育龄女性月经情况调查[J].中国生育健康杂志，2018，29（02）：158-162.

2. 月经后期

月经周期延后7天以上,甚至3～5个月一行,连续2个月经周期以上者,亦名"月水过期""后期而至""经迟"等。月经后期如伴有经量过少,常可发展为闭经。西医中功能失调性子宫出血,出现本证者可参照本病证施护。

(1) 肾虚证

周期延后,量少,色黯淡,质清稀,或带下清稀;腰膝酸软,头晕耳鸣,面色晦暗,或面部暗斑;舌淡,苔薄白,脉沉细。

(2) 血虚证

周期延后,量少,色淡红,质清稀,或小腹绵绵作痛;或头晕眼花,心悸少寐,面色苍白或萎黄;舌质淡红,脉细弱。

(3) 血寒证

①虚寒证:月经延后,量少,色淡红,质清稀,小腹隐痛,喜暖喜按;腰酸无力,小便清长,大便稀溏;舌淡,苔白,脉沉迟或细弱。

②实寒证:月经周期延后,量少,色黯有块,小腹冷痛拒按,得热痛减;畏寒肢冷,或面色青白;舌质淡黯,苔白,脉沉紧。

(4) 气滞证

月经周期延后,量少或正常,色黯红,或有血块,小腹胀痛;或精神抑郁,胸胁乳房胀痛;舌质正常或红,苔薄白或微黄,脉弦或弦数。

3. 月经先后无定期

月经周期时或提前时或延后7天以上,连续3个周期以上者,亦称为"经水先后无定期""经乱""愆期"。若伴有经量增多及经期延长,常可发展为崩漏。西医中功能失调性子宫出血按本病证施护。

(1) 肝郁证

经来先后无定,经量或多或少,色黯红或紫红,或有血块,或经行不畅;

胸胁、乳房、少腹胀痛，脘闷不舒，时叹息，嗳气食少；苔薄白或薄黄，脉弦。

（2）肾虚证

经行或先或后，量少，色淡黯，质清；或腰骶酸痛，或头晕耳鸣，舌淡苔白，脉细弱。

4.月经过多

月经量较正常明显增多，而周期基本正常者，亦名"经水过多"。一般认为月经量以 30～80 mL 为宜，超过 100 mL 为月经过多。西医中排卵性功能失调性子宫出血、子宫肌瘤、子宫肥大症、盆腔炎、子宫内膜异位症等疾病以及宫内节育器引起的月经过多，可参考本病证施护。

（1）气虚证

经行量多，色淡红，质清稀；神疲肢倦，气短懒言，小腹空坠，面色㿠白；舌淡，苔薄，脉细弱。

（2）血热证

经行量多，色鲜红或深红，质黏稠，或有小血块；伴口渴心烦，尿黄便结；舌红，苔黄，脉滑数。

（3）血瘀证

经行量多，色紫黯，有血块；经行腹痛，或平时小腹胀痛；舌紫黯或有瘀点，脉涩。

5.月经过少

月经周期正常，月经量明显减少，或行经时间不足 2 天，或点滴即净者，亦称"经水涩少"。一般认为月经量少于 20 mL 为月经过少。西医中子宫发育不良、性腺功能低下等疾病及计划生育手术后所致的月经过少可参照本病证施护。

（1）肾虚证

经量素少或渐少，色黯淡，质稀；腰膝酸软，头晕耳鸣，足跟痛，或小腹冷，或夜尿多；舌淡，脉沉弱或沉迟。

（2）血虚证

经来血量渐少，或点滴即净，色淡，质稀；或伴小腹隐痛，头晕眼花，心悸怔忡，面色萎黄；舌淡红，脉细。

（3）血瘀证

经行涩少，色紫黯，有血块；小腹胀痛，血块排除后胀痛减轻；舌紫黯，或有瘀斑、瘀点，脉沉弦或沉涩。

（4）痰湿证

经行量少，舌淡红，质黏腻如痰；形体肥胖，胸闷呕恶，或带多黏腻；舌淡，苔白腻，脉滑。

二、病情观察

1. 观察患者阴道出血的量、色、质、气味，必要时留下卫生垫给医师看。

2. 注意患者的面色、神志、脉搏、呼吸及血压的变化，如出现面色苍白，神情烦躁或表情淡漠、肢冷汗出、脉细数、血压下降者，应马上报告医师并配合抢救。

3. 服用激素的患者，需观察有无出现多毛、男性化等。

三、健康指导

（一）生活起居

1. 病室环境安静、整洁、舒适，利于患者休息，保证充足睡眠。

2. 阴道出血量多时，应卧床休息，必要时取头低脚高位，不能单独外出及上厕所。

3. 注意保暖，避免淋雨及寒冷刺激，以免寒邪乘虚而入，加重病情。

4. 注意个人卫生，保持会阴清洁，每天用温开水清洗外阴，勤换内裤，卫生用品要清洁。阴道出血期间禁止坐浴、盆浴。

5. 指导患者正确测量基础体温，并准确记录以便医师观察病情。

6. 饮食取富营养、清淡易消化之品，忌辛辣、燥热、酒类等生火动血之品，以免加重出血，禁生冷、寒凉之品。可选择含丰富铁、锌及钙的食物，如鱼、肉、蛋、猪肝、乳类等。行经时、虚寒证及月经过少者忌吃生冷、苦寒、收敛之物。

7. 加强体育锻炼，可练气功、太极拳、八段锦等增强体质。

（二）辨证施护

1. 肾虚证

（1）嘱患者注意卧床休息，起坐势缓，不可单独外出及上厕所，以免跌仆，发生意外。

（2）注意腰部及膝盖的保暖，可使用护腰及护膝，不要淋雨或冷水淋浴。

（3）头晕按医嘱予氧气吸入，以改善氧分压。

（4）夜寐不宁可耳穴压豆，取神门、交感、心、枕等穴位，有宁心安神的作用。

（5）饮食宜清淡，忌服寒凉、辛辣、煎炸动火之品，可服藕汁、梨汁等代茶饮。

（6）肾阳虚者注意保暖，居室宜暖，冬日可多晒背，增补阳气。遵医嘱艾灸涌泉、足三里、气海等穴；腰膝酸冷者可艾灸命门、肾门、足三里等穴。汤药应热服，多食羊肉、狗肉、鹿肉、鸡肉、山药、栗子、核桃仁等补肾之品。可进行散步、慢跑、太极拳、五禽戏、八段锦等运动，以动生阳。

（7）肾阴虚者要有一个规律性的生活作息习惯，不要熬夜，多注意休息;房事需有节,忌纵欲。增强营养,均衡饮食,可多吃滋润养阴的食物(如鸭肉、海参、甲鱼)和滋补肾阴之品(如桑葚、黑芝麻、胡桃等)。

2. 脾虚证

(1)注意卧床休息,勿劳累伤气,加重病情。

(2)注意保暖,脾虚加之出血者,多畏寒易感冒,故保暖很重要。

(3)注意安全,起坐势缓,防跌仆。

(4)密切观察大便的性质、次数、量、颜色、气味及伴随症状,及时留取标本送检。

(5)保持肛门周围皮肤清洁干燥,便后用软纸擦拭,必要时协助患者用温水清洗肛周。

(6)遵医嘱艾灸足三里、天枢、气海、阳陵泉等穴。

(7)创造良好的进餐环境,增强患者食欲,饮食宜温肾健脾,益气摄血,如黄芪附子炖鸡、羊肉、狗肉类温补食物。忌食寒凉生冷之瓜果,如西瓜、苦瓜等。

(8)保持会阴清洁,勤换卫生垫。

3. 气虚证

(1)注意休息,避免重体力劳动或剧烈运动,不宜浸渍冷水和游泳。

(2)注意经期卫生。

(3)加强饮食调养,多食血肉食品或补血食品,如牛奶、鸡蛋、猪肝、鱼类、豆浆、菠菜、红枣、桂圆、黑木耳等;可选用参芪大枣粥食用。

(4)汤药宜温热服。

4. 血虚证

(1)注意休息,保证充分睡眠。

(2)注意经期卫生。

（3）坐卧起立时，动作要缓慢，切忌过快过猛，防止眩晕跌仆。

（4）多食血肉有情之品，如鱼、肉、蛋、乳类；可服用当归粥补益气血。

（5）汤药宜温热服。

5．血热证

（1）观察患者有无发热，并做好记录。如有特殊，应立即报告医师。

（2）实热证汤药宜偏凉服；虚热证汤药温服。

（3）饮食宜清淡而又富含营养，如瘦肉，鱼类、蛋类及水果蔬菜，并嘱多饮水；忌食烟酒辛辣、温燥助阳之品。阴虚血热证可选用地黄粥或清炖甲鱼汤。阳盛血热证可选用鲜藕粥；血热口渴者，也可饮用鲜藕汁，以凉血祛瘀止血。肝郁血热证选用月季花粥或用佛手泡茶饮用。

（4）保持大便通畅，可多食用香蕉、芝麻糊或冲服蜜糖水，以润肠通便。

（5）如有腹痛，忌热敷下腹。

6．血瘀证

（1）在服用活血化瘀药时，要注意观察阴道出血的情况，并嘱患者不要单独外出或上厕所。

（2）饮食忌生冷、酸涩性食物，免碍血畅行。多饮用活血化瘀之汤水，可用丹参、田七煲鸡。

（3）小腹冷痛拒按，可遵医嘱予腹部热敷或艾灸关元、气海、归来、三阴交等穴 $15 \sim 20$ 分钟，血热腹痛者忌辛辣刺激性食物及活血动血之品；血瘀腹痛可遵医嘱给予延胡粉、沉香粉各 $1.5\,g$ 冲服以理气止痛。月经量多时慎热敷或艾灸下腹部。

（4）安慰患者，讲述情志不畅会加重病情，避免因紧张、恐惧而致病情加剧。

（5）中药汤剂宜餐前热服。

7. 血寒证

（1）注意保暖，避风寒，不宜浸渍冷水和游泳。

（2）注意休息，避免重体力劳动或剧烈运动。

（3）注意经期卫生。

（4）加强营养，多食鱼、肉、蛋、乳类和新鲜蔬菜，忌食生冷瓜果、凉拌菜及酸涩食物；可选用艾叶粥。

（5）汤药宜热服。

8. 气滞证

（1）注意休息，可适当练习八段锦等调经理气。

（2）可选用月季花茶，也可用橘皮泡茶饮。

（3）注意患者情绪变化，劝导患者正确对待客观事物，保持心情舒畅，避免忿郁暴怒，以使气血畅行。

（三）情志护理

1. 护士主动介绍疾病相关知识，鼓励患者坚持治疗，减少复发的概率。

2. 鼓励家属多陪伴患者，给予情感支持。

3. 部分患者易躁易怒，情绪不稳定，医护人员要多关心、体贴患者，给予精神安慰，让患者安心治疗，保持心情舒畅。

4. 鼓励病友间多沟通交流，消除患者不安、紧张情绪。

5. 根据患者的情况辨证给予音乐疗法。

6. 遵医嘱耳穴贴压，取心、肝、神门、交感、脾等穴。

四、居家指导

1. 按医嘱继续服药，不能自行更改剂量或停药。

2. 保持外阴清洁，每天清洗会阴，勤换经垫及内裤，做好经期卫生，在月经期前后 3 天禁房事、盆浴、游泳等。

3.指导做好避孕工作，如上环、避孕套等避孕，避免房劳多产，反复流产，以损伤肾气、冲任及气血。

4.饮食有节，宜进清洁而富营养之品，忌辛辣、燥热、酒类等生火动血之品，如辣椒、酒，以免加重出血。崩漏患者，由于出血时间长或出血量多易致贫血，可选择富含铁、锌及钙的食物，如鱼、肉、蛋、猪肝、乳类等血肉有情之品和新鲜蔬菜，如菠菜、胡萝卜等。

5.如有出血量多、腹痛剧烈等随时就诊。

第二节 痛经的中医护理

痛经是指女性在月经期或月经期前后，出现周期性小腹疼痛，或伴腰骶酸痛，甚至剧痛昏厥，影响正常生活和工作的疾病。亦称为"经行腹痛"，是一种临床常见病。痛经病位在胞宫（子宫）、冲任，以"不通则痛"或"不荣则痛"为主要病机。若由于肝郁气滞、寒邪凝滞、湿热郁结等因素导致的瘀血阻络，客于胞宫，损伤冲任，气血运行不畅，故"不通则痛"；若身体素来肝肾亏损，气血虚弱，经期前后，血海由满盈而溢泄，气血由盈实骤虚，冲任、胞宫失养，故"不荣则痛"。西医学中的原发性痛经、子宫内膜异位症、子宫腺肌病、盆腔炎性疾病及宫颈狭窄引起的继发性痛经均可参照本节辨证护理。

一、常见证候要点

1.寒凝血瘀证

经前或经期，小腹冷痛拒按，得热痛减，或周期后延，经血量少，色暗有块；畏寒肢冷，面色青白；舌暗，苔白，脉沉紧。

2. 气滞血瘀证

经前或经期,小腹胀痛拒按,月经量少,经行不畅,色紫黯有块,块下痛减,胸胁、乳房胀痛;舌紫黯,或有淤点,脉弦涩。

3. 湿热蕴结证

经前或经期,小腹疼痛或胀痛不适,有灼热感,或痛连腰骶,或平时小腹痛,经前加剧,月经量多或经期长,色黯红,质稠或有血块;平素带下量多,色黄稠臭秽,或伴低热,小便黄赤;舌红,苔黄腻,脉滑数或濡数。

4. 气血虚弱证

经期或经后,小腹隐痛喜按,月经量少,色淡质稀;神疲乏力,头晕心悸,面色苍白,失眠多梦;舌质淡,苔薄,脉细弱。

5. 肝肾亏损证

经期或经后,小腹绵绵作痛,喜按,伴腰骶酸痛,月经量少,色黯淡,质稀;头晕耳鸣,面色晦暗,失眠健忘,或伴潮热;舌质淡红,苔薄白,脉沉细。

二、病情观察

1. 疼痛的部位、性质、程度、缓解因素、持续时间及经血排出情况,如经血的色、质、量,对排出的大血块需检查有无组织,必要时保留标本供医师查看或送检。

2. 痛经的伴随症状,若患者腹痛剧烈,伴面色苍白、冷汗淋漓、四肢厥冷、恶心呕吐,甚则昏厥,要立即报告医师,并协助救治。

3. 患者的带下情况,如带下的色、质、量、气味等。

三、健康指导

(一)生活起居

1. 保持病房空气清新流通、安静、舒适、温度及湿度适宜。同时注意避风寒,防感冒。

2.经前期及行经期,勿食冷饮、辣椒、酸醋、甜品及寒性食物。

3.保持外阴部清洁,可用 1/5000 的高锰酸钾溶液或温水清洗外阴,1～2 次/天。

4.月经期间禁房事、游泳及坐盆,忌坐卧潮湿之地。

5.勤换卫生垫,使用合格的卫生垫。

6.疼痛剧烈时,注意安全措施,以防患者跌伤、碰伤。应卧床休息,如出现面色苍白、肢冷汗出等虚脱症候,应立即让患者平卧、保暖,并报告医师及时处理。

7.月经期间,注意腹部保暖,两足勿下冷水,防止寒邪入侵。

8.月经期避免剧烈运动及过度劳累。平时注意营养及锻炼,增强体质。

(二)辨证施护

1.寒凝血瘀证

(1)居室温度宜保持在 25 ℃～28 ℃,病床宜向阳,注意保暖。

(2)需静卧,注意腹部保暖,可用热水袋热敷小腹,切勿用冷水泡足或淋雨涉水。

(3)若经量不多可艾灸气海、关元以增散寒之功。

(4)经前数天及经期忌食生冷瓜果、冰饮、酸醋等寒凉、酸涩、辛辣食物,如醋、田螺、河蚌等,以免加重痛经。可用温性食物为主,如服韭菜、生姜红糖汤、艾叶煎汤等。亦可用红糖生姜汤代茶热饮以暖胞宫,活血止痛。

(5)汤药宜热服。

2.气滞血瘀证

(1)经前 1～2 天可按摩小腹或热敷,以促使气血畅行,控制疼痛。

(2)疼痛时可按医嘱服用元胡粉 1.5g,2 次/天。或适当服用活血化瘀的田七末或当归等煲汤。

（3）可按摩中极、地机、次髎、三阴交等穴以理气止痛。

（4）宜食清淡、富营养、易消化之品，佐以理气祛瘀之汤，如枳实陈皮当归煲鸡汤、白果煲瘦肉汤、益母草煮鸡蛋等。

（5）注意保持心情舒畅，少生气，使肝气条达，减轻疼痛。可听角调的音乐舒缓情绪，如《姑苏行》《鹧鸪飞》《春风得意》《春之声圆舞曲》《蓝色多瑙河》《江南丝竹乐》《江南好》等均可疏肝理气，调畅情志。

（6）汤药宜温服。

3.湿热蕴结证

（1）居室空气宜清新、流通、凉爽，病室温度保持在18℃～22℃之间，衣被不宜过厚。

（2）观察腹痛情况，剧烈发作时，可予麝香祛风湿油2～3滴滴于气海、关元穴，按摩3～5分钟，并观察面色、汗出、脉搏、血压的变化，必要时遵医嘱使用止痛药。

（3）可按摩气海、三阴交、行间以泻湿热。

（4）注意体温的变化，定时测量体温，如患者出现小腹剧痛，带下黄臭，伴有低热等感染表现，应报告医师处理。

（5）保持外阴清洁，应勤换内裤及卫生垫。

（6）饮食宜清淡，多食清热利湿之品，如用扁豆、薏米煲瘦肉汤等，忌食肥甘厚味、动火、生湿之品。

（7）汤药宜偏凉服。

4.气血虚弱证

（1）居室宜向阳，室温宜保持在25℃～28℃之间。嘱患者随气候变化增减衣服。

（2）遵医嘱予低流量吸氧，以缓解头晕心悸。

（3）嘱患者多卧床休息，以调养气血。

（4）指导不寐者睡前30分钟用热水泡足，或按摩双涌泉穴，或开天门按摩头部穴位以促进睡眠。

（5）腹部热敷或艾灸关元、气海、归来穴15～20分钟，以减轻腹痛。

（6）宜食高蛋白、富营养、补血益气健脾之品。可服黄芪红枣糯米粥，莲子、淮山、红枣煲乌鸡。痛经发作时可用韭菜250g捣烂取汁，兑入煮沸的红糖水中，每日饮用一次。忌生冷、寒凉、酸涩食物。

（7）汤药宜温热服。

5.肝肾亏损证

（1）隐隐作痛者可按摩或艾灸命门、肾俞、关元、足三里、大赫等以调补气血，温养冲任或热敷小腹，以缓解疼痛。

（2）饮食宜清淡、富营养，可用枸杞、桑椹子煎水代茶频服，注意多进补益肝肾之品，如黑芝麻、核桃、羊肉、猪腰、竹丝鸡等煲党参、黄芪、熟地等食物。少食西瓜、绿豆等寒凉之品。

（3）按医嘱予持续低流量吸氧，以改善氧分压，减轻头晕耳鸣。

（4）嘱患者起坐势缓，以防跌仆。

（5）平时应节制房事，注意经期卫生。

（6）汤药宜饭前温热服。

（三）情志护理

1.对痛觉敏感及精神紧张者，尤其青春期少女，因缺乏对月经的了解，易产生焦虑恐惧心理而致加重疼痛，因此需加强心理护理，讲解妇女生理知识，解除精神负担，保持心情舒畅，以减轻疼痛。

2.可听轻音乐缓解和分散患者的紧张与疼痛。

3. 鼓励患者说出自身的不适，并积极寻求帮助。

四、居家指导

1. 遵医嘱继续服药治疗。

2. 注意经期卫生，月经期前后 3 天禁房事、盆浴和游泳，并注意休息，避免重体力劳动和剧烈运动。

3. 饮食宜丰富营养，忌食生冷、燥热之品，在月经干净后多选择含富有铁、锌及钙的食物，如鱼肉、蛋、猪肝、乳类和新鲜蔬菜，如菠菜、胡萝卜等。

4. 月经期避免冒雨涉水、冷水洗脚或冷水浴。

5. 坚持治疗，如有特殊不适，随时就诊。

第三节　行经前后诸证的中医护理

经行前后诸证是指每至行经前后或行经时期，周期性地呈现出全身或局部明显不适的症状，以经前 2～7 天和经期多见，包括"经行乳房胀痛""经行头痛""经行泄泻""经行发热""经行吐衄""经行口糜"等[1]。这些精神或躯体症状不同程度地影响女性的生活质量且该病多合并有月经不调及不孕症，故应引起重视。

一、常见证候要点

1. 经行乳房胀痛

每于行经前后，或正值经期，出现乳房作胀，或乳头胀痒疼痛，甚至不能触衣者。

---

[1] 王茜，朱颖. 月经前后诸证病因病机研究进展 [J]. 亚太传统医药，2017，13（04）：52-53.

（1）肝气郁结

经前或经行乳房胀满疼痛，或乳头痒痛，甚则痛不能触衣。经行不畅，血色黯红，小腹胀痛；胸闷胁胀，精神抑郁，时叹息；苔薄白，脉弦。

（2）肝肾亏虚

经行或经后两乳作胀作痛，乳房按之柔软无块，月经量少，色淡；两目干涩，咽干口燥，五心烦热；舌淡或舌红少苔，脉细数。

2. 经行头痛

每遇经期或行经前后，出现以头痛为主要症状，经后则止者。

（1）肝火证

经行头痛，甚或颠顶掣痛，头晕目眩，月经量稍多，色鲜红；烦躁易怒，口苦咽干；舌质红，苔薄黄，脉弦数。

（2）血瘀证

每逢经前、经期头痛剧烈，痛如锥刺，经色紫黯有块；伴小腹疼痛拒按，胸闷不舒；舌黯或尖边有瘀点，脉细涩或弦涩。

（3）血虚证

经期或经后，头晕头部绵绵作痛，月经量少，色淡质稀；心悸少寐，神疲乏力；舌淡苔薄，脉虚细。

3. 经行发热

每值经期或行经前后，出现以发热为主证者。

（1）肝肾阴虚证

经期或经后，午后潮热，经量少色红；两颧红赤，五心烦热，烦躁少寐；舌红而干，脉细数。

（2）血气虚弱证

经行或经后发热，热势不扬，动则汗出，经量多，色淡质薄；神疲肢软，少气懒言；舌淡，苔白润，脉虚缓。

（3）瘀热壅阻证

经前或经期发热，腹痛，经色紫黯，挟有血块；舌黯或尖边有瘀点，脉沉弦数。

二、病情观察

1.注意观察患者情绪变化，如发现患者情绪出现异常，应先稳定患者情绪，并报告医师，以防发生意外。

2.有疼痛观察疼痛的部位、性质、程度、持续时间等，并做好记录及时报告医师。

3.有发热者注意体温的变化和持续时间。

三、健康指导

（一）生活起居

1.注意休息，勿过度疲劳或剧烈运动对身体造成不必要的负担。

2.室内要安静，睡眠要充足。

3.保持心情舒畅、愉快，经前、经潮期避免愤怒等情志刺激。

4.应注意合理调整饮食，避免摄入过多寒凉、刺激性食物，多食用温补食材以助于身体的调养。

5.保持经期的卫生情况。

6.经行乳房胀痛应穿宽松舒适的衣物，避免不合适的衣物加重疼痛。

（二）辨证施护

1.经行乳房胀痛

（1）调情志，避免忧思愤怒。

（2）饮食以清淡、营养丰富为主，禁食辛辣助阳之品及烟酒。

（3）轻证一般不需休息，疼痛剧烈时应卧床休息，并可配合针灸治疗或局部按摩。

（4）肝气郁结者宜于经期前、乳房胀痛前予以治疗，保持心情舒畅，平时可饮玫瑰花水等疏肝解郁。

（5）肝肾亏虚者平时应加强调养，可多食补益肝肾之品，如桑椹等。

2. 经行头痛

（1）保持心情舒畅，避免恼怒和紧张。

（2）注意休息，避风寒。

（3）体虚者，平时应注意增加营养和体育锻炼。可用桑椹膏或养血糖浆一匙冲服。

（4）若肝火旺者，平时饮食宜清淡，多吃芹菜、马兰头、海带、淡菜等，忌食辛辣刺激物。

3. 经行发热

（1）平日积极锻炼身体，增强体质。

（2）经期避免感受外邪，禁止游泳、冒雨、涉水、房事等。

（3）行经前后禁食生冷、辛辣之品。

（4）发热期间应充分休息，多吃容易消化、吸收的食物，多饮水。

（三）情志护理

1. 从心里正视该疾病，接受疾病，并了解相关知识，减少焦虑。

2. 家人的陪伴与家庭的支持、理解利于保持好的心情。应加强与家人的沟通交流，增进相互理解。

3. 加强社交互动,通过与他人的交往和互动,拓宽视野、丰富生活体验，同时也有助于缓解压力和焦虑情绪。

4. 在面临疼痛或不适时，可以选择适合自己的音乐类型，通过聆听美妙的旋律来转移注意力，缓解身体的不适感。

四、居家指导

1. 坚持遵医嘱用药。

2. 保持经期会阴部的清洁，注意保暖，防受凉、涉水等。

3. 保持心情舒畅，学会缓解和释放紧张、焦虑的情绪。

4. 增强体质锻炼，可进行八段锦等养生功法的练习。

5. 坚持复诊，不适随诊。

第四节　绝经前后诸证的中医护理

绝经前后诸证即妇女在断经前后，出现烘热汗出、烦躁易怒、潮热面红、失眠健忘、精神倦怠、头晕目眩、耳鸣心悸、腰背酸痛、手足心热或伴月经紊乱等绝经有关的症状。一般是发生在 40～60 岁。西医学中的绝经综合征、双侧卵巢切除或放射治疗后卵巢功能衰竭出现绝经综合征表现者，可参照本节辨证护理。

一、常见证候要点

1. 肾阴虚证

绝经前后，月经紊乱，月经提前量少或量多，或崩或漏，经色鲜红；头目晕眩，耳鸣，失眠多梦，头部面颊阵发性烘热，汗出，五心烦热，腰膝酸疼，足跟疼痛，或皮肤干燥、瘙痒，口干便结，尿少色黄；脉细数。

2. 肾阳虚证

绝经前后，经行量多，经色淡黯，或崩中漏下；精神萎靡，面色晦暗，腰背冷痛，腹冷阴坠，形寒肢冷，小便清长，夜尿频数，或面浮肢肿；带下量多；舌淡，或胖嫩边有齿印，苔薄白，脉沉细弱。

3. 肾阴阳俱虚证

绝经前后，月经紊乱，量多或量少；乍寒乍热，烘热汗出，头晕耳鸣，健忘，腰背冷痛；舌淡，苔薄，脉沉弱。

二、病情观察

1. 注意观察患者情绪变化，如发现患者情绪出现异常，应先稳定患者情绪，并报告医师，以防发生意外。

2. 患者情绪不稳定时，必须告知家属，专人陪护，不能让患者单独外出。

三、健康指导

（一）生活起居

1. 为患者创造安静舒适的休养环境，每天定时通风，保持室内空气新鲜。

2. 注意安全，嘱患者起坐势缓，浴室注意防滑，防止患者摔伤跌倒。

3. 饮食宜清淡，多食用牛奶、蛋类、瘦肉、豆制品等，含有丰富蛋白质的食物，多食新鲜蔬菜和水果，忌烟酒、辣椒等刺激食品。

4. 加强卫生宣传，使妇女了解围绝经期是正常的生理过程，消除其顾虑和精神负担，保持心情舒畅。

5. 注意保暖，必要时戴上护膝或护腰。

6. 注意保持外阴清洁，嘱患者勤换内裤。

（二）辨证施护

1. 肾阴虚证

（1）出血量多者，随时测量血压、脉搏，并详细记录。

（2）卧床休息，离床散步时需有人陪护。

（3）观察体温变化，每四小时测体温1次并做好记录。

（4）汗出多及时用干毛巾擦干，及时更换衣服，避免直接吹风，防止着凉。

（5）减少外界影响睡眠的不良刺激，利于患者休息，保证充足睡眠。

（6）失眠多梦时可遵医嘱予耳穴压豆，取心、肾、枕、神门、交感穴等耳穴。

（7）多饮温水，或以鲜百合、酸枣仁煎水代茶饮，以清心养阴安神。

（8）多食新鲜水果，或以温水冲服蜜糖水，保持大便通畅。

（9）多食用滋补肝肾之食物，如清蒸杞子甲鱼、浮小麦煲泥鳅等。

2. 肾阳虚证

（1）卧床休息，闭目养神，尽量减少头部的转侧活动，特别是不宜猛然转头。

（2）可按医嘱予艾灸肾俞、命门、神阙、涌泉等穴以温阳补肾。

（3）多服甘麦大枣粥，以养心安神，必要时遵医嘱服安定片。

（4）忌食生冷瓜果及寒凉之品，以免增加病情。

（5）注意腰、腹、背部保暖，冷痛时可予热敷或温灸。

（6）汤药热服。

3. 肾阴阳俱虚证

（1）做好会阴部个人清洁卫生，勤换内裤和卫生用品。

（2）有头晕耳鸣时应卧床休息，有条件时可予低流量吸氧。

（3）热出时及时更换汗湿衣物，防止受凉。

（4）同时注意腰、腹、背部保暖，冷痛时可予热敷或温灸。

（5）有其他症状时参考肾阴虚证或肾阳虚时的表现进行护理。

(三）情志护理

1. 加强情志护理，指导患者调情志，调节心理平衡，保持乐观心态。

2. 多理解与安慰患者，耐心向患者解释病情，消除患者的紧张心理，积极配合治疗，建立治病信心。

3. 指导家属在生活上、精神上给予患者帮助、安慰，多关心、体贴处于绝经前后时期的妇女，让她有温暖的家庭，丈夫的表现尤甚。

4. 鼓励患者表达自己的情绪与想法，尤其脑力劳动者，长期紧张的精神压力易患本病，应多与知己朋友交流思想。

四、居家指导

1. 保持心情舒畅，及时排解情绪，丈夫多关心患者，夫妻相敬，家庭和睦。

2. 勤锻炼，围绝经期是身体走下坡的过渡时期，应加强锻炼，根据自己的实际，选择合适的运动，多参加集体活动或旅游。

3. 饮食宜以清淡为主，避免肥甘厚味、辛辣燥热之品。

4. 生活起居要有规律，同时节制房事，以免伤肾耗精。

5. 保持外阴清洁，勤换内裤。

6. 定期体检，围绝经期是心血管疾病及肿瘤多发年龄，须重视并定期进行有关检查，无病先防，有病早治。

第二章

带下病的中医护理

"带下"出自《黄帝内经·素问》中"任脉为病……女子带下瘕聚"。广义的带下泛指妇产科疾病，狭义的带下分为生理与病理。病理性带下指的是带下的量、色、质、味发生异常，或伴全身、局部症状，故称为"带下病"。西医中常见于阴道炎、子宫颈炎、盆腔炎、卵巢功能早衰、闭经、不孕、妇科肿瘤等疾病引起的带下增多或减少均属于此范畴[1]。

第一节 带下过多的中医护理

带下过多是指带下量明显增多，色、质、气味异常，或伴有局部及全身症状者。西医学中的各类阴道炎、宫颈炎、盆腔炎、内分泌功能失调（尤其是雌激素水平偏高）等疾病引起的阴道分泌物异常与中医学带下过多的临床表现相类似时，可参照本病证辨证施护。

---

[1] 清莲,王亚萍,徐经浠,等.国医大师班秀文教授治疗带下病经验[J].天津中医药,2024,41（04）：419-421.

一、常见证候要点

1. 脾虚证

带下量多，色白或淡黄，质稀薄，或如涕如唾，绵绵不断，无臭；面色㿠白，或萎黄，四肢倦怠，脘胁不舒，纳少便溏，或四肢浮肿；舌淡胖，苔白或腻，脉细缓。

2. 肾阳虚证

带下量多，绵绵不断，质清稀如水；腰酸如折，畏寒肢冷，小腹冷感，面色晦暗，小便清长，或夜尿多，大便溏薄；舌质淡，苔白润，脉沉迟。

3. 阴虚夹湿证

带下量多，色黄或赤白相兼，质稠，有气味，阴部灼热感，或阴部瘙痒；腰酸腿软，头晕耳鸣，五心烦热，咽干口燥，或烘热汗出，失眠多梦；舌质红，苔少或黄腻，脉细数。

4. 湿热下注证

带下量多，色黄或呈脓性，质黏稠，有臭气，或带下色白质黏，呈豆渣样，外阴瘙痒；小腹作痛，口苦口腻，胸闷纳呆，小便短赤；舌红，苔黄腻，脉滑数。

5. 热毒蕴结证

带下量多，黄绿如脓，或赤白相兼，或五色杂下，质黏腻，臭秽难闻；小腹疼痛，腰骶酸痛，烦热头晕，口苦咽干，小便短赤，大便干结；舌红，苔黄或黄腻，脉滑数。

二、病情观察

1.密切关注患者的带下情况，如带下的色、质、量、气味等，必要时保留标本供医师查看或送检。

2. 观察带下的伴随症状，若患者出现腹痛，应注意疼痛的性质、部位、疼痛持续时间等。

三、健康指导

（一）生活起居

1. 应保持居住环境的清洁卫生，每天早晚定时通风半小时以上，保持室内空气清新。

2. 进行卫生指导，保持会阴部清洁，勤更换卫生垫/垫巾，着舒爽透气性强的裤子与内裤，少穿紧身裤子，避免会阴部憋闷。

3. 饮食宜清淡，多食用牛奶、蛋类、瘦肉、豆制品等，含有丰富蛋白质的食物，多食新鲜蔬菜和水果，忌烟酒、辣椒等刺激食品。

4. 加强健康宣教，使患者知晓疾病的发展与注意事项，缓解紧张焦虑情绪，保持心情舒畅。

（二）辨证施护

1. 脾虚证

（1）平素规律进食，忌暴饮暴食，禁食生冷、肥甘厚腻、不易消化的食物。

（2）可多食扁豆、薏仁、山药、莲子肉以补脾渗湿。

（3）保持一个正常的作息习惯，可适当增加体育锻炼，进行太极拳或八段锦等传统保健功法的练习。

（4）保持积极乐观的心态，忌过度思虑、精神紧张或抑郁等情绪；可听《月儿高》《春江花月夜》《平湖秋月》《塞上曲》《月儿高》《月光奏鸣曲》等宫调音乐，达到调和脾胃、平气和血、调神稳心的目的。

2. 肾阳虚证

（1）应保持居室温度在 25 ℃～28 ℃，病床宜向阳，注意保暖。

（2）卧床休息，闭目养神，注意腰、腹、背部保暖。

（3）可遵医嘱予艾灸肾俞、命门、神阙、涌泉等穴以温阳补肾。

（4）忌食生冷瓜果及寒凉之品，以免增加病情。

（5）汤药热服。

3. 阴虚夹湿证

（1）嘱患者注意卧床休息，起坐势缓，不可单独外出及上厕所，以免跌仆，发生意外。

（2）头晕可予低流量氧气吸入，以改善氧分压。

（3）夜寐不宁可耳穴压豆，取神门、交感、心、枕等穴位，有宁心安神的作用。

（4）饮食宜清淡，可多吃滋润养阴的食物，如鸭肉、海参、甲鱼；忌服寒凉、辛辣、煎炸动火之品。

（5）要有一个规律性的生活作息习惯，不要熬夜，多注意休息。

4. 湿热下注证

（1）居室空气宜清新、流通、凉爽，病室温度保持在18 ℃～22 ℃之间，穿着的衣裤应干爽透气。

（2）观察腹痛情况，剧烈发作时，可予麝香风湿油2～3滴于气海、关元穴，按摩3～5分钟，并观察面色、汗出、脉搏、血压的变化，必要时遵医嘱使用止痛药。

（3）可按摩气海、三阴交、行间以泻湿热。

（4）注意体温的变化，定时测量体温，如患者出现小腹剧痛，带下黄臭，伴有低热等感染表现，应报告医师处理。

（5）保持外阴清洁，应勤换内裤及卫生垫。

（6）饮食宜清淡，多食清热利湿之品，如用扁豆、薏米煲瘦肉汤等，忌食肥甘厚味、动火、生湿之品。

（7）汤药宜偏凉服。

5.热毒蕴结证

（1）居室宜空气清新流通凉爽，病室温度保持在18℃～22℃之间，穿着的衣裤应干爽透气。

（2）观察腹痛情况，剧烈发作时，可予麝香风湿油2～3滴于气海、关元穴，按摩3～5分钟，并观察面色、汗出、脉搏、血压的变化，必要时遵医嘱使用止痛药。

（3）可按摩气海、三阴交、行间以泻湿热。

（4）注意体温的变化，定时测量体温，如患者出现小腹剧痛，带下黄臭，伴有低热等感染表现，应报告医师处理。

（5）保持外阴清洁，应勤换内裤及卫生垫。

（6）多饮温水，多食新鲜水果，或以温水冲服蜜糖水，保持大便通畅。

（7）饮食宜清淡，多食清热利湿之品，如用扁豆、薏米煲瘦肉汤等，忌食肥甘厚味、动火、生湿之品。

（8）汤药宜凉服。

（三）情志护理

1.关注患者的情感状态和心理需求，通过提供情感支持、心理疏导和情绪调节等手段，帮助患者建立积极的心态，减轻心理压力，提高生活质量。

2.护理人员需要积极与家属沟通，了解家属的期望和关注点，共同为患者提供全方位的支持和关怀。

3.护理人员可以通过倾听、安慰和鼓励等方式，给予患者情感上的支持和关怀。这有助于减轻患者的孤独感和焦虑情绪，增强患者的信心和勇气。

4. 护理人员还可以引导患者积极面对疾病，树立战胜疾病的信心。

5. 通过放松训练，帮助患者缓解紧张和焦虑情绪，提高自我调节能力。

6. 护理人员可以指导患者学习有效的情绪调节方法，如深呼吸、冥想等，以缓解负面情绪。

7. 护理人员还可以鼓励患者参与一些有益身心的活动，如运动、音乐、绘画等，以丰富患者的精神生活，提升情绪状态。

四、居家指导

1. 保持外阴清洁干爽，勤换内裤。注意经期、产后卫生，禁止盆浴。

2. 经期勿冒雨涉水和久居阴湿之地，以免感受湿邪。不宜过食肥甘或辛辣之品，以免滋生湿热。

3. 对具有交叉感染的带下病，在治疗期间需禁止性生活，性伴侣应同时接受治疗，并禁止游泳和使用公共洁具。

4. 做好计划生育工作，避免早婚多产，避免多次人工流产。

5. 定期进行妇科普查，及早发现病变并及时治疗。

6. 进行妇科检查或手术操作时，应严格执行无菌操作，防止交叉感染。

第二节 带下过少的中医护理

带下减少是带下量明显减少，导致阴中干涩痒痛，甚至阴部萎缩者。本病与西医中卵巢功能早衰、绝经后卵巢功能下降、手术切除卵巢后、盆腔放疗后、严重卵巢炎及希恩综合征、长期服用某些药物抑制卵巢功能等导致雌激素水平低落而引起的阴道分泌物减少症状相近，亦可参照本病证辨证进行施护。

第二章 带下病的中医护理

一、常见证候要点

1. 肝肾亏损证

带下过少,甚至全无,阴部干涩灼痛,或伴阴痒,阴部萎缩,性交疼痛;头晕耳鸣,腰膝酸软,烘热汗出,烦热胸闷,夜寐不安,小便黄,大便干结;舌红少苔,脉细数或沉弦细。

2. 血枯瘀阻证

带下过少,甚至全无,阴中干涩,阴痒;或面色无华,头晕眼花,心悸失眠,神疲乏力,或经行腹痛,经色紫黯,有血块,肌肤甲错,或下腹有包块;舌质黯,边有瘀点瘀斑,脉细涩。

二、病情观察

1. 密切关注患者的带下情况,如带下的色、质、量、气味等,必要时保留标本供医师查看或送检。

2. 观察带下的伴随症状,若患者出现腹痛,应注意疼痛的性质、部位、疼痛持续时间等。

三、健康指导

(一)生活起居

1. 应保持居住环境的清洁卫生,每天早晚定时通风半小时以上,保持室内空气清新。

2. 进行卫生指导,保持会阴部清洁,着舒爽透气性强的裤子与内裤。

3. 饮食宜清淡,多食用牛奶、蛋类、瘦肉、豆制品等含有丰富蛋白质的食物,多食新鲜蔬菜和水果,忌烟酒、辣椒等刺激食品。

4. 加强健康宣教,使患者知晓疾病的发展与注意事项,缓解紧张焦虑情绪,保持心情舒畅。

（二）辨证施护

1. 肝肾亏损证

（1）病室环境安静适宜，避免噪声的刺激，保持空气清新，温湿度适宜。

（2）加强营养，多食肉、鱼、蛋、猪肝、乳制品以及新鲜蔬菜和水果。注意多进补益肝肾之品，如黑芝麻、核桃等，或当归黄芪羊肉汤、菟丝子粥等。

（3）按摩或艾灸命门、肾俞、关元、太溪等补益肝肾的穴位。

（4）节制房事，性交疼痛时应先充分润滑。

2. 血枯瘀阻证

（1）病室宜温暖，阳光充足，避免冷风直吹，防止外邪侵袭，适时增减衣物。

（2）注意休息，避免过劳。

（3）加强饮食调护，可适量多食蛋、肉、鱼、鸡等血肉有情之品，或加用党参、白术、黄芪、红枣等补益气血之品，亦可选黄芪粥。

（4）汤药宜温服，文火久煎。

（5）积极锻炼身体，可进行八段锦、太极拳等传统养生功法的练习，增强体质。

（三）情志护理

1. 关注患者情感状态和心理、生理需求，提供情感支持、心理疏导和情绪调节，减轻心理压力，提供性生活方面指导，提高生活质量。

2. 护理人员与家属沟通，了解期望和关注点，共同提供全方位支持。

3. 护理人员倾听、安慰和鼓励，给予情感支持，减轻孤独和焦虑，增强信心和勇气。

4. 护理人员引导患者积极面对疾病，树立战胜信心。

5. 通过放松训练缓解紧张焦虑，提高自我调节能力。

6. 护理人员指导情绪调节方法，如深呼吸、冥想，缓解负面情绪。

7. 鼓励参与有益身心活动，如运动、音乐、绘画，丰富精神生活，提升情绪状态。

四、居家指导

1. 遵医嘱服药，不随意停药或擅自更改剂量。

2. 起居有常即有规律，适四时变化，避免熬夜。

3. 保持外阴清洁干爽，勤换内裤。注意经期、产后卫生，禁止盆浴。

4. 定期进行妇科普查，及早发现可能导致卵巢功能降低的原发病并及时治疗。

5. 饮食有节，不进不洁饮食，忌寒凉、辛辣刺激食物，可多食豆制品饮食。

6. 调节情志，保持良好的心理状态。

7. 定期复诊，不适随诊。

第三章

妊娠病的中医护理

妊娠期间，发生与妊娠有关的疾病，皆称妊娠病，又称"胎前病"，《金匮要略》中首次论及妊娠病这一概念。妊娠病不仅关乎孕妇的身体健康状况，更对妊娠过程的持续以及胎儿的正常生长发育产生深远影响。在严重情况下，妊娠病甚至可能危及孕妇及胎儿的生命安全。因此，对于妊娠病的预防与治疗工作显得尤为重要，必须予以高度重视。

第一节 恶阻的中医护理

恶阻即孕妇在妊娠早期时出现头晕、倦怠、择食、食欲不振，轻者恶心呕吐，甚者食入即吐等症状，亦称"子病""病儿""阻病"，也就是西医学中的妊娠剧吐。一般对生活与工作影响不大，多在妊娠12周前后自然消失。少数孕妇早孕反应严重，恶心呕吐频繁，不能进食，影响身体健康，甚至威胁孕妇生命。

一、常见证候要点

1. 脾胃虚弱证

妊娠早期，恶心呕吐，吐出食物，甚至食入则吐，口淡，呕吐清涎，脘腹胀闷，不思饮食，头晕体倦，怠惰思睡。舌淡，苔白，脉缓无力。

2. 肝胃不和证

妊娠早期，恶心，呕吐酸水或苦水，恶闻油腻，烦渴，胸胁满闷，嗳气叹息，头晕目眩，口苦咽干，喜喝冷饮，便秘溲赤，舌淡红，苔微黄，脉弦滑。

3. 气阴两亏证

孕后呕吐不止，饮食少进，呕吐血样物或夹血丝，神疲乏力、眼眶下陷、形体消瘦，身热口渴，尿少便秘，舌红而干，苔少或光剥，脉细数。

二、病情观察

1. 注意患者呕吐物的色、质、量，呕吐的时间、频率及程度，有无出现口干、皮肤干燥等，并进行记录，必要时要记出入量。

2. 观察患者有无精神异常、呼吸急迫、反应迟钝、呕吐物带血，尿酮体阳性提示有酸中毒发生，应立即报告医师。

3. 恶阻严重者，注意有无阴道出血，需排除葡萄胎。

4. 若患者呕吐频繁，则应绝对卧床休息，并要求家人留下陪伴，且嘱患者不能单独上厕所或外出，以防发生意外。

三、健康指导

（一）生活起居

1. 病室环境安静、整洁、舒适，空气清新，避免异味刺激。

2. 患者进食期间，不要进行治疗等操作，以免影响患者食欲。

3. 一般中药宜浓煎，少量多次分服。服药即吐者，先滴鲜姜汁数滴于舌面，以减轻呕吐。

4. 呕吐频繁者卧床休息。

5. 饮食宜取富营养、清淡易消化之品，少量多餐，注意色、香、味的调配。避免油腻辛辣刺激之品，多食水果、蔬菜。重症者须禁食。

6. 进食前协助患者漱口或刷牙，保持口腔清洁，每次呕吐后用淡盐水漱口并及时清除呕吐物。

7. 保持大便通畅，便秘者早晚服蜂蜜一匙，平时多吃西红柿、大蕉等新鲜水果。

（二）辨证施护

1. 脾胃虚弱证

（1）恶心呕吐者可食用生姜砂仁蒸鲫鱼、姜汁苏叶炖砂仁等以健胃行气和中止呕。

（2）指压双侧内关，轻揉足三里，或轻按摩脾、胃俞穴，有健脾止呕作用。

（3）注意保暖，避免受寒。

（4）遵医嘱艾灸足三里、天枢、中脘以健脾理胃，温中止呕。

（5）饮食忌生冷寒凉，宜多食用补脾和胃的食物，可用人参、白术、陈皮煎水代茶饮，以健脾理胃，温中止呕。

2. 肝胃不和证

（1）有择食症状，尤喜吃酸、咸食物，如话梅、酸菜或陈皮、橘子皮煎水代茶饮。

（2）安定患者情绪，避免不良精神刺激。可采用转移注意法、情志疏导法。

（3）服中药时注意温度适中避免过热、过凉刺激脾胃。

3.气阴两亏证

(1)记录出入量(如尿量),注意呕吐物的量和性质,定期查酮体、电解质、心电图等。

(2)按医嘱静脉输液以纠正酸中毒,维持营养和电解质平衡。

(3)予参须、麦冬煎水代茶饮,或以太子参、麦门冬、鲜竹茹煲瘦肉以养阴生津、降逆止呕。

(三)情志护理

1.做好情志护理,因剧吐期间不思饮食,身体虚弱,孕妇易产生紧张、恐惧及担忧胎儿的健康状况,应针对不同的心理特点,耐心安慰,消除顾虑,安心静养。

2.可以通过听轻音乐等方式放松患者心情。

3.鼓励孕妇家属特别是丈夫加强陪伴,多给予温情与关爱。

四、居家指导

1.按医嘱正确及时服药。

2.保持心情舒畅,饮食平和,劳逸有度,慎戒房事,多听优美的音乐。

3.注意饮食调理,增加营养,宜选用清淡、易消化的饮食,忌生冷寒凉、滑胎刺激性食物。

4.恶阻治愈后,应适当活动,有助气血调和,增加食欲,有利胎儿发育。

5.妊娠早、晚期3个月禁房事。

6.按医嘱定期做好产前检查,不适随诊。

第二节 胎漏、胎动不安的中医护理

"胎漏"是指妊娠期间,阴道不时有少量出血,时出时止,或淋沥不断,而无腰酸、腹痛、小腹下坠者,亦称为"胞漏""漏胎"。"胎动不安"指妊娠期间出现腰酸、腹痛、小腹下坠,或伴有少量阴道流血。胎漏和胎动不安病因病机、辨证论治、转归预后等基本相同,并都为堕胎、小产的先兆,所以一并探讨,而在西医中属于"先兆流产"的范畴。

一、常见证候要点

1. 肾虚证

妊娠期间阴道少量出血,色淡黯,腰酸,小腹隐痛、空坠,或曾屡孕屡堕,头晕耳鸣,小便频数,夜尿多,眼眶黯黑或有面部暗斑;舌淡或淡黯,苔白,脉沉细滑尺弱。

2. 气血虚弱证

妊娠期阴道少量出血,色淡红,质清稀,或小腹空坠而痛、腰酸,面色㿠白,心悸气短,神疲肢倦;舌淡,苔薄白,脉细弱略滑。

3. 血热证

妊娠期阴道少量出血,色鲜红或深红,质稠,或腰腹痛,烦躁,五心烦热,口干咽燥,尿黄便秘。舌质红,苔黄而干,脉滑数。

4. 血瘀证

宿有癥积,孕后常有腰酸腹痛下坠,阴道不时下血,色黯红,或妊娠期跌仆闪挫后,腰酸腹痛或少量阴道出血,舌质黯红或有瘀斑,脉弦滑或沉弦。

二、病情观察

1. 阴道出血的量、色、质,并做记录,色淡质稀为气虚;色淡黯,清稀为肾虚;色深红为血热;紫黯为血瘀。

2. 注意阴道排出物情况,患者如感觉有肛门坠胀感,下腹痛加重时应及时报告医师,并告知患者不能上厕所,应使用便盆,以便组织物排出时取样送检。

3. 注意腹痛、腰酸症状及脉象血压的变化,若腹痛加重,腰痛如折,阴道出血增多,为堕胎之兆,应报告医师。

三、健康指导

(一)生活起居

1. 保持病室环境整洁,空气清新,避免不良刺激。

2. 慎起居,注意随天气变化增减衣服,以防外感。

3. 注意卧床休息,宜采取左侧卧位,以防子宫增大压迫下腔动、静脉,引起仰卧位低血压。

4. 出血停止3~5天后,可适当下床活动,尽量避免下蹲、弯腰,伸懒腰、拖地、用力咳嗽等动作,以免引起或加重阴道出血。

5. 饮食宜均衡,注意营养,忌食生冷寒凉或辛辣刺激之品,禁薏米、绿豆等碍胎之品。

6. 避免阴道检查和灌肠,以减少各种刺激,加重病情。

7. 做好生活护理,生活用品放于患者取用方便之处。

8. 保持大便通畅,避免因用力大便致腹压增高,引起流产。必要时按医嘱服轻泻剂或用开塞露,以润肠通便。

9. 如有阴道流血者勤换卫生垫,保持外阴清洁,防止感染。

10. 孕前期3个月内禁房事。

（二）辨证施护

1. 肾虚证

（1）饮食注意营养，可服桑寄生鸡蛋汤、乌鸡炖人参汤等以补肾益气。

（2）宜多食用猪腰、骨髓、甲鱼等滋养补肾填精之品，烹调时不宜过咸。

（3）卧床休息，可在腰部垫一软枕，以减轻腰酸，使体位舒适。

（4）保持病室安静，把操作尽量安排在一个时间里进行，以利于患者充分休息。

（5）做好生活护理，并嘱患者不能独自上厕所，以防意外。

（6）嘱患者注意保持外阴清洁，勤换会阴垫。

2. 气血虚弱证

（1）嘱患者多卧床休息，避免劳累，可取半坐卧位，以缓解心悸气短的症状。

（2）饮食宜多食用鸡肉、鱼肉、蛋、肝、瘦肉、红枣等益气养血，补益胎元之品。

（3）阴道出血未止者，可服用阿胶炖肉汤，以止血营养。

（4）保持乐观情绪，避免情志所伤。

（5）按时为患者吸氧，并嘱患者吸氧时，不宜讲话。

（6）中药宜温服，药后静卧少动，利于药物吸收。

3. 血热证

（1）居室宜通风，衣被不可过暖。

（2）饮食忌辛辣，宜多食蔬菜、新鲜水果等，以鲜苎麻根、雌鸡煲汤饮用。

（3）保持心态平和，遇事勿躁。

（4）中药宜凉服，服药后宜静卧少动，利于药物吸收。

（5）嘱患者饭前饭后用温水漱口，以增进食欲。

（6）可给梨汁、藕汁代茶饮，以清热生津解其口干烦热之苦，早、晚以温开水冲服蜜糖水，以润肠通便。

4.血瘀证

（1）忌用伤湿止痛膏、麝香风湿膏等，以防堕胎。

（2）观察腹痛及阴道出血情况，如出血增多、腹痛加重、堕胎难留者，应及时报告医师，并做好清宫准备。

（3）安慰开导患者，消除其恐惧心理。

（4）嘱患者及家属不宜食用活血化瘀的食物，如田七、丹参等，更不能随便服用或使用治伤药，以免破血伤胎。

（5）饮食宜多食用猪腰、鱼肉等益气补肾之品，如杜仲煨猪腰、桑寄生煲鸡蛋等。

（三）情志护理

1.注意做好心理护理，安慰患者，解除患者思想顾虑，配合治疗。

2.鼓励家属多陪伴，多开导，保持心情舒畅愉悦。

3.可听优美的轻音乐缓解紧张情绪，可多与家属交流等分散、转移注意力，利于康复。

四、居家指导

1.出院后仍需注意休息，避免过劳、外伤等引起再度流产。

2.保持二便通畅，常食用新鲜蔬菜、水果，便秘时可饮蜂蜜水，避免灌肠或腰腹部按摩。

3.妊娠早、晚期3个月内禁同房，以防引起流产。

4.饮食宜清淡、富有营养，如鸡蛋、鱼肉、牛肉，忌食辣椒等刺激之品，及绿豆、薏米等碍胎之品。

5.出院后1个月回院复诊，如有不适随诊。

第四章

妇科杂病的中医护理

凡不属于经、带、胎、产疾病范围，而又与妇女解剖、生理、病机特点密切相关的各种妇科疾病，统称为妇科杂病。

第一节 不孕症的中医护理

不孕症是指凡女子婚后未避孕，有正常性生活，同居 2 年，而未受孕者，为原发性不孕，古称"全不产"；或曾有过妊娠，而后未避孕，又连续 2 年未再受孕者，为继发性不孕，古称"断绪"。近年来因生物、环境、社会等诸多因素的巨大变化，不孕症患者日益增多，本节探讨夫妇双方无生殖器解剖生理缺陷问题，因某些因素阻碍受孕，一经纠正仍能受孕的相对性不孕。

一、常见证候要点

1. 肾虚证

（1）肾气虚证

婚久不孕，月经不调或停闭，经量或多或少，色黯；头晕耳鸣，腰酸膝软，精神疲倦，小便清长；舌淡，苔薄，脉沉细，两尺尤甚。

（2）肾阳虚证

婚久不孕，月经迟发，或月经后推，或停闭不行，经色淡黯，性欲淡漠，小腹冷，带下量多，清稀如水。或子宫发育不良；头晕耳鸣，腰酸膝软，夜尿多；眼眶黯，面部暗斑，或环唇黯；舌质淡黯，苔白，脉沉细尺弱。

（3）肾阴虚证

婚久不孕，月经常提前，经量少或月经停闭，经色较鲜红。或行经时间延长甚则崩中或漏下不止；形体消瘦，头晕耳鸣，腰酸膝软，五心烦热，失眠多梦，眼花心悸，肌肤失润，阴中干涩；舌质稍红略干，苔少，脉细或细数。

2. 肝气郁结证

婚久不孕，月经或先或后，经量多少不一，或经来腹痛；或经前烦躁易怒，胸胁乳房胀痛，精神抑郁，善太息；舌黯红或舌边有瘀斑，脉弦细。

3. 瘀滞胞宫证

婚久不孕，月经多推后或周期正常，经来腹痛，甚或呈进行性加剧，经量多少不一，经色紫黯，有血块，块下痛减。有时经行不畅、淋沥难净，或经间出血。或肛门坠胀不适，性交痛；舌质紫黯或舌边有瘀点，苔薄白，脉弦或弦细涩。

4. 痰湿内阻证

婚久不孕，多自青春期始即形体肥胖，月经常推后、稀发，甚则停闭不行；带下量多，色白质黏无臭；头晕心悸，胸闷泛恶，面目虚浮或㿠白；舌淡胖，苔白腻，脉滑。

二、病情观察

1. 观察患者的观察月经的量、色、质的变化；有无腹痛及疼痛的部位、性质、程度等。

2. 观察患者的白带量、色、质的变化。

3. 观察患者有否出现腰酸痛、下腹坠胀，观察下腹疼痛的性质、程度的变化。

4. 观察精神状态，如患者经常抑郁叹息、失眠、流泪、胸腹胀痛者，应进一步了解原因，做好心理护理。

三、健康指导

（一）生活起居

1. 劳逸结合，勿过度劳累，勿忧愁郁怒损伤心脾而加重病情。

2. 加强饮食调养，多食血肉有情之品，少食辛辣助火之品。

3. 对先天不足的少女，应及早治疗月经不调。

4. 调情志，尤其应做好病情的解释，降低患者的心理紧张与焦虑，树立治疗的信心。

5. 可常灸足三里、肾俞、三阴交穴，能健脾益肾，固摄冲任，生化气血。

6. 保持外阴清洁。

（二）辨证施护

1. 肾虚证（分为肾气虚、肾阳虚、肾阴虚）

（1）肾气虚证

①居室宜温暖、向阳，注意腹部保暖。卧床休息者应加强基础护理。

②加强情志护理，消除紧张恐惧心理。

③对于发育不良者，争取早治。

④头晕耳鸣，出血量多时，应卧床休息。

⑤可遵医嘱予艾灸百会、神阙、气海等穴。

⑥饮食宜富于营养，应多食铁、锌、钙的食物，如新鲜蔬菜、鱼、肉、蛋、乳制品、红枣、赤小豆、薏米、阿胶、山药等，也可煎服人参桂圆汤。

（2）肾阳虚证

①病室适宜选择朝向阳、温暖的房间。

②调畅情志，则气血流畅，经络畅通，血归经而行。

③卧床休息，保证充足睡眠。阳虚易生外寒，故要特别注意腹部的保暖，尤其是夜间尿多者或大便稀溏者，避免受寒着凉。

④出现小腹冷痛时，可腹部热敷或艾灸关元、气海、归来、三阴交等穴15～20分钟。

⑤饮食宜趁热进食，忌食寒凉生冷之品。寒冬季节，可选补肾食品，如鳝鱼、鸡肉、黄鱼等，或以枸杞子汤、阿胶粳米粥食用，多食羊肉、狗肉、胎盘等温补之品。

⑥汤药热服。

（3）肾阴虚证

①病室宜安排朝北向房间，光线稍暗，衣被不宜过暖。盗汗者应勤换内衣，以防感冒。保持病室安静，避免噪声等不良刺激。

②患者出血量多时，应卧床休息，减少活动，起坐势缓，其外出时需有陪护，防止眩晕、跌仆。

③饮食宜温凉服，可选用滋阴之食品，如甲鱼、淡菜、黑木耳、猪腰、紫河车、牛腩、羊肉等，也可用梨汁、藕汁代茶饮，以滋补肾阴。忌生冷及寒凉食物，以及葱、姜、椒等辛辣助火之品。

2.肝气郁结证

（1）观察患者的情志，避免不良情绪的影响，及时做好情志护理。

（2）观察腹部疼痛情况及阴道流血量、色、质。

（3）缓解期可嘱患者适当增加日间的活动量，睡前可用温水泡足，保持病房安静，利于患者休息。

（4）饮食宜理气解郁之品，如佛手赤芍当归粳米粥、素馨花玫瑰茶等，常吃柑橘，多饮水，忌辛辣、烟酒，少食肥甘厚味。

3. 瘀滞胞宫证

（1）病室应安静、舒适，通风良好，温、湿度适宜。

（2）向患者解释心情舒畅能使气机调达，减轻病痛，使其能自我控制情绪，勿忧思、悲观。并向其介绍本证的转归、预后情况和成功的病例，以增强战胜疾病的信心。

（3）少腹部疼痛拒按者，可予腹部热敷，以促使瘀血排出，减轻腹部疼痛。腹痛伴呕吐者，可遵医嘱针刺内关、合谷穴。

（4）饮食宜营养丰富、易消化，平时可多食些疏肝、舒郁理气的食物，如橘子、丝瓜、鲜藕、蜂蜜、荸荠等。忌食辛辣酸涩、有刺激性及奎阻气机之食品。

（5）适量进食活血化瘀、止血止崩食疗之品，如田七鸡汤、云南白药冲酒适量顿服。经前、经期可服山楂红糖水或益母草膏，每天3次，每次10g。

4. 痰湿内阻证

（1）居室宜温暖、向阳，忌对流风。切忌劳累耗气，以免加重病情。

（2）安慰患者，消除紧张与恐惧心理，积极配合治疗。

（3）多食清淡、易消化食物，淮山、薏米等利痰化湿之品。禁肥甘厚腻之品。忌食甜品，如糖水等。

（4）适当运动，以微微出汗为宜，可进行八段锦、太极拳等运动的练习。

（三）情志护理

1. 不孕症的患者往往承受着巨大的心理压力，包括焦虑、抑郁、自尊低下等负面情绪。护理人员应密切关注患者的情绪变化，及时给予心理疏导和安慰，帮助患者建立积极、乐观的心态。

2.加强患者的认知教育。护理人员应向患者普及不孕症的相关知识，包括病因、治疗方法、预后等，使患者了解不孕症并非无法治愈，增强治疗的信心和决心。

3.建立良好的医患沟通机制。护理人员应主动与患者进行沟通，了解她们的需求和困惑，及时解答问题，给予专业的建议和帮助。同时，鼓励患者积极参与治疗过程，提出自己的意见和建议，促进医患之间的信任和合作。

4.提供个性化的护理方案。每个不孕症患者的病因、病情和心理状态都有所不同，因此，护理人员应根据患者的具体情况制定个性化的护理方案。例如，对于焦虑症状严重的患者，可采用放松训练、音乐疗法等方法缓解其焦虑情绪；对于自尊低下感强烈的患者，可通过鼓励、肯定等方式提升其自信心。

四、居家指导

1.遵医嘱服药。

2.坚持个人卫生保健，保持会阴部清洁，禁止经期性生活等不良生活习惯。

3.保持心情舒畅，以积极乐观的心态面对。

4.积极锻炼身体，如散步、打太极拳等，增强体质。

5.遵医嘱进行复诊，不适随诊。

第二节　盆腔炎的中医护理

盆腔炎是指盆腔内生殖器官、盆腔周围结缔组织及盆腔腹膜等发生炎性病变。临床上根据发病的过程可分为急性和慢性两种。急性盆腔炎大多因经期、产后胞脉空虚或平素体弱，病邪乘虚侵袭，客于胞中所致。若治疗不彻底，病情迁延日久，导致气滞血瘀则形成慢性盆腔炎。盆腔炎是生育期妇女的常见疾病，可局限于一个部位，也可能累及几个部位，最常见的是输卵管炎及输卵管卵巢炎。

一、常见证候要点

1. 急性盆腔炎

（1）热毒炽盛证

高热腹痛，恶寒或寒战，下腹部疼痛拒按，咽干口苦，大便秘结，小便短赤，带下量多，色黄，或赤白兼杂，质黏稠，如脓血，味臭秽，月经量多或淋沥不净；舌红，苔黄厚，脉滑数。

（2）湿热瘀结证

下腹部疼痛拒按，或胀满，热势起伏，寒热往来，带下量多、色黄、质稠、味臭秽，经量增多，经期延长，淋沥不止，大便溏或燥结，小便短赤；舌红有瘀点，苔黄厚，脉弦滑。

2. 慢性盆腔炎

（1）湿热瘀结证

少腹部隐痛，或疼痛拒按，痛连腰骶，低热起伏，经行或劳累时加重，带下量多，色黄，质黏稠；胸闷纳呆、口干不欲饮，大便溏，或秘结，小便黄赤；舌体胖大，色红，苔黄腻，脉弦数或滑数。

（2）气滞血瘀证

少腹部胀痛或刺痛，经行腰腹疼痛加重，经血量多有块，瘀块排出则痛减，带下量多，婚久不孕；经前情志抑郁，乳房胀；舌体紫黯，有瘀斑、瘀点，苔薄，脉弦涩。

（3）寒湿凝滞证

小腹冷痛，或坠胀疼痛，经行腹痛加重，喜热恶寒，得热痛缓，经行错后，经血量少，色黯，带下淋沥；神疲乏力，腰骶冷痛，小便频数，婚久不孕；舌黯红，苔白腻，脉沉迟。

（4）气虚血瘀证

下腹部疼痛结块，缠绵日久，痛连腰骶，经行加重，经血量多有块，带下量多；精神不振，疲乏无力，食少纳呆；舌体黯红，有瘀点瘀斑，苔白，脉弦涩无力。

二、病情观察

1. 倾听患者主诉，观察疼痛的部位、性质、程度、发生时间、持续时间等。

2. 观察本人的经血量、色、伴随症状等。

3. 观察患者的全身情况，如带下的量、色、质、气味，有无发热等。

4. 观察病情变化，若高热持续不退，腹痛，腹部可扪及包块，系形成腹部脓肿，应立即报告医师，采取手术治疗。

三、健康指导

（一）生活起居

1. 加强卫生宣传，讲解产后及月经期生理卫生常识，月经期禁止盆浴，防止感染。

2. 发热期宜多饮水，进清淡、易消化饮食，对高热伤阴的患者，可给梨、苹果或鲜芦根煎水喝，暑热天可吃西瓜，忌酸辣刺激性食物。

3. 急性期要卧床休息，病情好转适当下床活动，以不疲劳为度。一般取半坐卧位，以利于炎症局限和分泌物的排出。

4. 注意个人卫生，勤换内裤及经垫，保持外阴清洁，每天用温开水抹洗外阴1～2次。外阴部瘙痒者，嘱患者勿用手抓痒，以免抓破皮肤继发感染。忌盆浴及游泳。

5. 出汗多者及时更换衣被,及时擦干汗液,以免外感。

6. 加强情志护理,保持心情舒畅,向患者说明慢性盆腔炎病程较长,并介绍同种疾病的治疗康复情况,使患者有信心接受和配合治疗。

7. 治疗期间禁止性生活。

8. 手术患者按围手术期护理。

(二)辨证施护

1. 急性盆腔炎

(1)热毒炽盛证

①室内温度稍偏低,湿度适宜,空气新鲜,通风良好。

②饮食营养丰富,高热量,易消化;发热期宜多饮水,可喝西瓜汁或绿豆汤、鲜果汁,忌辛辣、煎炸、燥热、刺激之品。

③中药汤剂宜饭后偏凉服下。

④加强情志护理。

⑤注意观察体温、脉搏、呼吸的变化及热型、有无汗出等,汗出湿衣应及时用干毛巾擦干,及时更换衣服,避免受凉,慎防复感。

⑥高热者给予物理或药物降温,协助口腔护理和个人清洁卫生。

(2)湿热瘀结证

①室内安静,空气流通、新鲜,室内温度稍偏低,注意休息,避免劳累。

②饮食应营养、易消化,禁食甜黏油腻助湿之品。

③中药汤剂宜饭后偏凉服下。

④加强情志护理,保持患者心情舒畅。

⑤腹部有包块者,可用中药保留灌肠;带下量多、黄稠,有臭味者,可用参柏洗液等清洗外阴。

2.慢性盆腔炎

（1）湿热瘀结证

①室内温度稍偏低，湿度适宜，空气新鲜，通风良好。

②注意休息、避免劳累。

③饮食宜营养丰富、高热量、易消化；发热期宜多饮水，可喝西瓜汁或绿豆汤、鲜果汁，忌辛辣、煎炸、燥热、刺激之品。

④中药汤剂宜温服，在两顿饭之间服药为宜，并观察、记录用药后的效果。

⑤加强情志护理，保持患者心情舒畅。腹部有包块者，可用中药保留灌肠，带下量多，黄稠，有臭味者，可用参柏洗液等清洗外阴。

（2）气滞血瘀证

①室内安静、舒适，空气新鲜，温、湿度适宜，注意休息，避免过劳。

②饮食宜营养丰富、高热量、易消化，忌食煎炸油腻之品。可用益母草、红糖煎水服。

③中药汤剂宜饭后温服。

④加强情志护理，若精神抑郁、胸胁乳房胀痛，应开导患者，保持精神愉快，以免肝气郁结，加重病情。

⑤如腹痛甚，并可扪及包块者，可下腹部外敷中药。

（3）寒湿凝滞证

①室内温度适宜，避免久居潮湿之地，勿冒雨涉水，勿用冷水洗脚、沐浴，不可坐卧凉湿之地，经期尤应注意。

②饮食宜营养丰富、易消化，勿食生冷、寒凉之品。

③中药汤剂宜饭后温服。

④注意情志护理，因病程久，应多与患者沟通，鼓励其树立战胜疾病的信心。

⑤寒湿重，小腹冷痛甚者，可用热水袋热敷。

（4）气虚血瘀证

①室内温暖，湿度适宜，注意休息。避免剧烈活动。

②饮食营养丰富，易消化，多食鸡、鸭、鱼肉等血肉有情之品。

③中药汤剂宜温热服。可用黄芪、党参、白术、山药炖鸡食用，以健脾益气，扶正培元。

④解除思想顾虑，正确认识疾病，增强治疗的信心。

⑤积极锻炼身体，增强体质。

（三）情志护理

1. 建立信任关系是关键。医护人员应以亲切、耐心的态度与患者进行沟通，认真倾听她们的诉求，关注她们的心理变化。通过专业的知识和技术，给予患者信心和安全感，使她们能够积极配合治疗。

2. 进行疾病知识宣教。医护人员应向患者详细解释慢性盆腔炎的病因、病程、治疗方法及预后，帮助她们正确认识疾病，消除恐惧和焦虑情绪。同时，鼓励患者积极参与自我护理，提高生活质量。

3. 关注患者的情绪变化。慢性盆腔炎患者由于病程长、反复发作，往往容易出现焦虑、抑郁等负面情绪。医护人员应密切关注患者的情绪变化，及时发现并给予心理干预，如心理疏导、情绪支持等，帮助患者调整心态，积极面对疾病。

4. 加强家庭支持。医护人员应指导家属了解患者的病情，关心患者的心理需求，给予患者足够的关爱和支持。同时，鼓励患者与家属共同参与治疗过程，增强患者的治疗信心和康复动力。

四、居家指导

1. 慎起居，避寒湿，防劳累，节房事。

2.向患者讲解疾病相关知识，急性盆腔炎应积极彻底治疗，否则转变为慢性盆腔炎病程较长。

3.坚持经期、产后、流产后的卫生保健，经期勤换卫生垫及内裤，并用温水清洗外阴，经期及月经未净禁性生活、盆浴及游泳，以防感染。

4.避免不洁性交及滥交，丈夫有性病者，需一同治疗。

5.加强营养，根据不同体质，加强饮食调护。饮食宜以易消化且富有营养的食物为主，如瘦肉、鸡蛋及各种新鲜蔬菜，可多食健脾利湿之品，如淮山、白果、莲子、芡实、薏米等，忌辛辣、煎炸、燥热、刺激之品，炎症期间忌食鱼、虾、蟹等海腥食物。

6.正确对待疾病，保持精神愉快。

第三节 癥瘕的中医护理

癥瘕是指妇人下腹结块，伴有或胀或痛或满或异常出血者。癥者有形可征，固定不移，痛有定处；瘕者假聚成行，聚散无常，推之可移，痛无定处。但临床难以划分，故并称癥瘕。西医中的子宫肌瘤、卵巢肿瘤、盆腔炎性包块、子宫内膜异位症结节包块、结核性包块及陈旧性宫外孕血肿等，若实行非手术治疗，可参考本节辨证施护。

一、常见证候要点

1.气滞血瘀证

下腹部结块，触之有形，按之痛或无痛，小腹胀满，月经先后不定，经血量多有块，经行难净，经色黯；精神抑郁，胸闷不舒，肌肤甲错；舌质紫黯，或有瘀斑，脉沉弦涩。

2. 痰湿瘀结证

下腹结块，触之不坚，固定难移，经行量多，淋沥难净，经间带下增多；胸脘痞闷，腰腹疼痛；舌体胖大，紫黯，有瘀斑、瘀点，苔白厚腻，脉弦滑或沉涩。

3. 湿热瘀阻证

下腹部肿块，热痛起伏，触之痛剧，痛连腰骶，经行量多，经期延长，带下量多，色黄如脓，或赤白兼杂；兼见身热口渴，心烦不宁，大便秘结，小便黄赤；舌黯红，有瘀斑，苔黄，脉弦滑数。

4. 肾虚血瘀证

下腹部结块，触痛；月经量多或少，经行腹痛较剧，经色紫黯有块，婚久不孕或曾反复流产；腰酸膝软，头晕耳鸣；舌黯，脉弦细。

二、病情观察

1. 观察结块的大小、性质、活动度及其发展趋向，有无压痛，边缘是否光滑等。

2. 出血期（特别贫血较重者）应卧床休息，做安全保护防跌仆。

3. 阴道出血多、急症入院的患者，做好输血准备。

4. 观察患者的全身情况，如带下的量、色、质、气味，有无发热等。

三、健康指导

（一）生活起居

1. 嘱患者避免劳累或剧烈运动，体质虚弱、经常头昏、贫血较重者，特别在出血期，应卧床休息。

2. 服用化瘀消癥药物，注意观察服药后有无腹痛及胃肠不适等反应，有剧烈疼痛时，应及时报告医师处理。

3. 注意饮食营养，除食瘦肉、禽蛋类增强患者体质外，还须多进食活血化瘀、消积除癥之品，如海带、海蜇、蘑菇、木耳、山楂等，忌生冷辛辣之品，如冷饮、辣椒等，以免损脾。

4. 护士应抽时间多陪伴关心患者，鼓励患者讲出自己的恐惧的原因、内在的情感和郁闷、真实想法和要求，护理人员应表示理解和同情，有针对性地进行思想疏导，鼓励患者接受治疗。

5. 保持外阴清洁卫生，定时更换衣裤、被服。

6. 对阴道出血多、急症入院的患者，做好血型、备血准备，若需输血，做好输血护理；若需行刮宫止血，做好刮宫术前护理；若用激素治疗止血，严格按医嘱给药。

（二）辨证施护

1. 气血瘀滞证

（1）嘱患者多卧床休息，久卧起床时要有旁人在旁，防跌仆。

（2）注意患者的情志变化，加强情志护理，切勿忧思喜怒，保持愉快乐观的情绪。

（3）形体消瘦久卧病床者，要注意皮肤情况，每日帮患者抹身，肌肤甲错者予润滑油外涂。

（4）观察腹部包块的大小、活动度、腹胀腹痛的性质、程度，并及时报告医师处理。

（5）大便不畅时可嘱患者多食清热之品，如香蕉、温开水冲蜜糖等，必要时遵医嘱通便。

（6）小便不畅者可嘱患者多食清热利湿之品，如车前草煲猪小肚、玉米须、扁豆、薏米煲瘦肉等。

（7）饮食宜理气活血化瘀，如多食素馨花、佛手、田七煲瘦肉等。

(8)中药宜温服。

2.痰湿瘀结证

(1)观察腹胀程度、时间,腹胀剧烈时可予肛管排气。

(2)观察腹部肿块的大小、活动度及压迫症状,及时报告医师。

(3)饮食宜健脾除湿,理气化痰为主,如莲子、淮山、土茯苓等煲瘦肉汤,忌食脂肪、油腻、甜食、生冷、辛辣、酸涩之品,以免损脾凝血。

(4)胃满有恶心者,可暂缓饮食,待恶心缓解后可少量多餐进食。

(5)中药宜温服。

3.湿热瘀阻证

(1)观察腹部包块的大小、活动度、腹胀腹痛的性质、程度,并及时报告医师处理。

(2)保持大便通畅,如大便燥结难解者,每日早、晚服蜂蜜一匙或麻仁丸6克,以利润肠通便,减少腹压。

(3)饮食宜清热利湿,如冬瓜、薏米、扁豆、土茯苓等煲汤或煲水饮用,忌煎炸、燥热、生湿之品,如辣椒、甜品、虾、螃蟹等。

(4)高热口渴者宜多饮水,多饮鲜果汁、西瓜汁、雪梨汁、藕汁,或用鲜芦根煎水代茶饮。

(5)观察阴道出血的量、色、质,及时报告医师。

(6)中药汤剂宜凉服。

4.肾虚血瘀证

(1)注意腰部保暖,随气候的变化增减衣被,防止受寒。

(2)嘱患者头晕时卧床休息,起床、弯腰等动作宜缓慢,必要时陪护,防止跌倒。

(3)饮食可选用青山羊血、杜仲猪腰等温补肾阳药膳配合治疗。

（4）汤药宜饭前空腹温服或热服。服药期间应禁生冷寒凉、油腻、辛辣等刺激性食物。

（三）情志护理

1. 护士应抽时间多陪伴关心患者，鼓励患者讲出自己的内在的情感和郁闷、真实想法和要求，护理人员应表示理解和同情。有针对性地进行思想疏导，鼓励患者接受治疗。

2. 在倾听患者的心声和需求时，护士应展示出真诚和耐心，让患者感受到被尊重和重视。同时，护士要关注患者的情绪变化，及时发现并应对可能出现的负面情绪，如焦虑、恐惧或抑郁等。

3. 对于焦虑的患者，可以通过深呼吸、冥想等方法帮助他们放松身心；对于抑郁的患者，可以引导他们参与一些喜欢的活动，提高生活兴趣。

4. 鼓励家属的陪伴与关心，利于患者的情绪抒发，增强治疗疾病的信心。

四、居家指导

1. 按医嘱继续服药。

2. 饮食宜清淡、易消化，如新鲜蔬菜、水果、瘦肉、鱼肉、鸡肉等。

3. 注意经期卫生，继续门诊巩固治疗，治疗期间避免性生活。病情稳定后经期及月经干净3天内禁房事、盆浴、游泳。避免不洁性交。

4. 做好计划生育措施，尽量避免行人流、上环等手术。

5. 坚持复诊，如有不适随诊。

第五章

妇女中医保健

近年来,随着社会的快速发展,妇女在家庭、工作和社会中扮演着越来越重要的角色。然而,这一角色的转变也给她们带来了前所未有的压力和挑战。面对繁重的家务、职业发展的要求以及抚养幼儿的责任,妇女的身心健康问题逐渐凸显出来。因此,加强妇女的保健意识,提高她们对自身健康的重视程度,显得尤为重要。

值得一提的是,中医在疾病的预防与保健方面具有独特的优势。中医强调整体观念和辨证论治,注重调理身体的气血阴阳平衡。通过运用内服中药与针灸、推拿等中医外治方法及八段锦、太极拳等传统健身功法相结合,中医可以有效地预防和治疗各种疾病,提高人体的免疫力和抵抗力。因此,我们可以积极推广中医保健知识,鼓励妇女学习并运用中医养生方法,以维护自己的身心健康。

第一节 月经期中医保健

月经期,作为女性四大生理活动之一,其重要性不言而喻。在此期间,子宫内膜脱落与阴道流血是其主要表现,即医学上所说的月经现象。由于月经的发生,女性身体内的气血状态由盛满逐渐转为亏虚,进而使得机体的卫外防御功能有所减弱。同时,由于胞宫的相对开放状态,为外界病邪的侵入提供了可乘之机,使得经期女性相较于非行经时期更易受到外邪的侵袭而罹患疾病。

因此,为了有效预防经期疾病的发生,维护经期女性的卫生健康,女性应积极主动地采取相关的养生保健措施。情志、饮食、起居、劳逸以及机体寒热状态等多方面因素均能影响月经影响,故在月经期应遵循相应的养生保健原则。

一、起居指导

《黄帝内经》有言:"上古之人,其知道者,法于阴阳,和于术数,饮食有节,起居有常,不妄作劳,故能形与神俱,而尽终其天年,度百岁乃去。"

1. 顺应自然

顺应自然即在月经期妇女也应顺应一年四季阴阳变换的规律,春夏养阳,秋冬养阴。在春季与夏季应晚睡早起,无厌于日以养护机体内的阳气;在秋季早睡早起,冬季早睡晚起,早睡可顺应阴精的收藏。

在春夏季节,阳气旺盛,但女性亦需注意防止阳气过盛而耗伤阴液,因此饮食宜清淡,多食用新鲜蔬果,避免过度辛辣、油腻之物。同时,适当进行户外活动,呼吸新鲜空气,有助于舒展阳气,提升心情。而到了秋冬季节,阴气渐盛,女性需重视养阴润燥,以免阴虚火旺而引发诸多不适。此时饮食可适量增加滋阴润燥的食物,如百合、银耳、枸杞等,同时保持室内温暖湿润,避免干燥环境对身体造成不良影响。

2. 起居有常

起居有常是指作息和日常生活各方面都合乎自然界以及人体生理的规

律，使机体阴阳始终保持动态平衡，达到"阴平阳秘，精神乃治"的境界。

根据子午流注的经脉循行，早上5～7点为大肠经循行时间，此时不应赖床，要把宿便排出体外；早上7～9点为胃经循行时间，也就说明我们需要正常进食早餐，不能不吃早餐；23点至凌晨3点，为胆经和肝经循行的时间，肝胆相表里，肝藏血。此时全身的血液都要回归肝脏进行藏养，所以晚睡也不能超过23点入睡，太晚入睡肝不藏血，无法养血，也会导致伤肝。因此我们的作息也要顺应四时变化保持正常规律。

3. 劳逸适度

经期妇女由于阴血外泄，气随血脱，血海空虚，阳气外耗，较平日更不耐受疲劳。因此，经期尤当注意劳逸结合，不可过劳耗伤人体气血，克伐人身正气。在月经期女性应适当休息，避免久站，不劳累，少弯腰劳作，更不应触碰冷水。若月经期有小腹疼痛、腰膝酸软等情况应卧床休息，但不宜太久，以免影响气血运行。"久卧伤气，久坐伤肉"，坚持适度的劳动与运动可以调畅气机，流通血脉，滑利关节。平时不在经期也应坚持劳逸适度，劳动包括体力劳动、脑力劳动和性生活，均应坚持适中有度的原则。

4. 慎避外邪

春主风，夏主暑热，夏主湿，秋主燥，冬主寒。女子月经期由于子门开放，阴户失于闭藏，本易遭受"风、寒、暑、湿、燥、火"六淫邪气的侵袭；又血海空虚，气血外泄，机体卫外防御功能下降，更导致经期不耐六淫之气，所以女子在月经期更应温凉得当，春天多风气温差别大，衣着更换较频繁，应注意增减衣服要随气温变化，尤其早晚仍较凉，须更加注意，春季减衣不可过早过凉。夏日多汗，衣宜常换，汗衣久着，易生痱子等皮肤病；着衣应求宽松透气，以免皮肤排泄受阻；久在烈日下，应备遮阳帽，不使烈日过晒头部；不宜脱衣用风扇猛吹；夜卧应注意遮护腹部；不能贪凉，勿饮冰饮，亦不能在凉水中玩耍过久。秋季由阳转阴，早晚凉，但午间尚较热，故不宜多穿，早晚适当增加衣服。晚秋则由凉转冷，要根据体质、状态、气候、时间增减衣服。冬季应注意保暖，特别是足、背、腹部。"虚邪贼风，避之有时"，避免外邪的侵袭。

5. 经期卫生

经期妇女衣着宜保暖舒适干爽，不宜湿沉紧身；保持会阴部干爽清洁，使用安全清洁的卫生用品，每日更换内衣裤，及时更换卫生用品，即使血量不多，也不能超过8小时更换；经期盥洗、沐浴、浣洗等不宜用冷水；经期沐浴、坐厕、坐卧不宜当风；经期不宜久居湿地，不宜冒雨涉水等。

二、饮食指导

《黄帝内经》提出"饮食有节，谨和五味"的饮食养生原则。饮食有节的指饮食的时机要规律，饮食的进量要适当，饮食的种类要全面，饮食的结构要合理，饮食的卫生要符合；谨和五味的内涵包括饮食之酸、苦、甘、辛、咸五味及寒、热、温、凉四气要中和，不能饮食偏嗜。

《妇人规》提出经期大忌寒凉饮食主张，"凡经行之际，大忌寒凉等药，饮食亦然"。《千金食治》也明确提出经期禁食蓼、蒜等辛辣之物，"妇人月事来，不能食蓼及蒜，喜为血淋、带下"。女子在经期应禁寒凉与辛辣刺激的食物，还应根据自身月经来潮的特点选择食物，如出现月经色紫黯，有血块等淤血症状时，饮食忌生冷、酸涩性食物，免碍血畅行；并多饮用活血化瘀之汤水，可用丹参、田七煲鸡。此在月经不调等章节中皆有叙述，在此不赘述。

三、情志指导

"喜、怒、忧、思、悲、恐、惊"乃人之七情，乃正常心理情志之体现。

然七情若过度或不足，皆能导致人体内部损伤，进而引发疾病。妇人因事务繁多而难以专注，性情常显执拗，易于发怒、嫉妒，多思多愁，难以释怀，故更易受七情所伤。尤其于经期，妇女体内血海空虚，肝失濡养，阴气不足，阳气偏盛，此情志内伤之风险更为显著。

情志致病之特点在于其直接损伤所关联之脏腑，并扰乱人体气机。《黄帝内经》曾载"怒伤肝、喜伤心、思伤脾、忧伤肺、恐伤肾"，又言"怒则气上，喜则气缓，悲则气消，恐则气下，思则气结，惊则气乱"。

经期妇女之月经活动，在于胞宫施泄经血，以经血顺畅下流为正常，以经量适中为常态。经血的运行与经量的把控，皆赖于气之推动与固摄作用。气之推动作用表现为"气行则血行、气滞则血滞、气逆则血逆、气乱则血乱"，而气之固摄作用则依赖于五脏功能的协调配合。因此，气机和脏腑功能的正常，对于经期生理活动的顺利进行至关重要。

鉴于情志致病直接损伤五脏、扰乱气机之特性，经期妇女调畅七情，避免七情过度或不足，实为保障经期月经正常之关键举措之一。

调控情志是维护身心健康的重要一环，以下将详细分点介绍几种有效调控情志的方法：

1. 深呼吸法是一种简单而有效调控情志的方法。当我们感到焦虑、紧张或情绪波动时，可以尝试闭上眼睛，慢慢地吸气，再慢慢地呼气。通过深呼吸，我们可以将注意力集中在呼吸上，使心灵得到平静和放松。这种方法有助于减轻紧张情绪，提升自我控制力。

2. 积极心理暗示也是一种有效调控情志的方法。我们可以经常对自己说一些积极的话语，如"我可以应对这个挑战""我能够保持冷静"等。这些积极心理暗示能够帮助我们建立自信心，增强应对困难的能力，从而保持情绪的稳定和积极。

3. 运动锻炼也是调控情志的重要途径。运动可以促进血液循环和新陈代谢，释放身体内的压力，帮助我们缓解焦虑和抑郁情绪。无论是散步、瑜伽、八段锦还是其他运动形式，都可以根据个人喜好进行选择，并在运动中寻找内心的平静和宁静。

4. 与他人交流也是调控情志的有效方式。当我们面临困难或情绪低落时，与朋友、家人或专业人士进行交流，倾诉心声，往往能够获得支持和鼓励。通过与他人分享，我们可以减轻负担，获得新的视角和解决方案，从而更好地调控自己的情志。

综上所述，调控情志的方法多种多样，包括深呼吸法、积极心理暗示、运动锻炼和与他人交流等。我们可以根据自己的实际情况和需求，选择适合自己的方法来调控情志，保持身心健康和情绪稳定。

四、运动指导

《黄帝内经·素问》提出"不妄作劳"的养生原则，包括不妄"劳心、劳力和过于安逸"三个方面，此亦适于经期妇女。

中医观点认为，劳逸皆能成病，过于安逸如久坐、久卧等行为方式也会影响气血运行，过于安逸会导致气血凝滞而影响月经排泄，因此，经期妇女应当劳逸适度，既不过劳损耗人体气血，亦不过逸影响气血正常运行。

由于激素水平的变化，女性还可能出现情绪波动、乳房胀痛等症状。因此，在选择运动锻炼时，我们需要考虑到这些特点，选择适合月经期女性的运动方式。

在月经期间，适合女性的运动锻炼主要包括轻度的有氧运动，散步和慢跑、八段锦、瑜伽和普拉提等。这些运动不仅有助于缓解月经期的疲劳和不适，还能促进血液循环，缓解乳房胀痛等症状。同时，这些运动还能帮助女性调节情绪，缓解情绪波动。

此外，在月经期间，女性还需要注意运动的强度和频率。由于身体较为虚弱，女性应避免进行高强度的运动锻炼，以免给身体带来过大的负担。同时，运动的频率也应适度，不要过于频繁，以免影响身体的恢复和休息。

总之，月经期妇女可进行的运动锻炼多种多样，但需要根据自身身体状况和月经期的特点进行选择。通过适度的运动锻炼，女性可以缓解月经期的不适和情绪波动，提升身心健康。同时，我们也希望女性朋友们能够重视月经期的保健工作，保持良好的生活习惯和心态，共同度过这段特殊的生理周期。

五、中医小技巧

1.平时可以揉按三阴交等穴位，出现经期腹痛时可以揉按或艾灸三阴交、中极、地机、次髎等穴以理气止痛。

2.经血量少或腹痛可以热敷或温艾灸关元、气海、归来15～20分钟，以减轻腹痛。

第二节 围绝经期中医保健

绝经期前后肾气渐衰，天癸将竭，冲任二脉虚惫，每可致阴阳不相协调。此时应注意调护，使妇女顺利度过这一时期，从而健康地进入老年期。

一、起居指导

"起居有常"是围绝经期妇女养生的重要原则，它强调了生活作息的规律性对于身体健康的积极影响。在围绝经期，女性的身体会发生一系列变化，因此更加需要遵循这一原则，以维护身体的平衡与健康。

首先，围绝经期妇女应当顺应四时变化，合理安排起居作息。这意味着要根据不同季节的气候特点，调整自己的作息时间。例如，在春夏季节，阳光充足，气温较高，人们应该"夜卧早起"，充分利用早晨的阳光进行活动，同时保证足够的睡眠时间。而在秋冬季节，气温逐渐降低，人们应该适当减少户外活动时间，增加休息时间，保持身体的温暖和舒适。

此外，培养良好的生活习惯也是围绝经期妇女养生的重要方面。每天保持7～8小时的充足睡眠，有助于恢复体力和精力。同时，春夏季节应养阳，秋冬季节应养阴，这可以通过调整饮食和作息来实现。例如，春夏季节可以多吃一些清淡易消化的食物，如蔬菜、水果等；而秋冬季节则可以多吃一些具有温补作用的食物，如红枣、枸杞等。

除了生活作息外，围绝经期妇女还应注意个人卫生。保持手、面、口腔及会阴部的清洁卫生，是预防疾病的重要措施。同时，居住环境也应保持整洁、安静，这有助于营造良好的生活氛围，促进身心健康。节制房事，以养精神。

最后，根据气候变化及时增减衣服也是围绝经期妇女养生的重要一环。特别是在冬季或气温骤降时，老人手脚等肢体末梢因循环差而易冷，更应注意保暖。通过穿着保暖合适的衣物，可以有效地防止因寒冷引起的身体不适或疾病。

总之，"起居有常"是围绝经期妇女养生的重要原则。通过顺应四时变化、合理安排起居作息、适当活动、劳逸结合、培养良好生活习惯以及注意个人卫生和气候变化等方面的努力，可以有效地维护身体健康、提高生活质量。

二、饮食指导

围绝经期妇女饮食方面应秉持适度原则，既不可过量进食，亦应避免过度摄入肥甘厚味，而是以清淡且营养丰富的饮食为主。

在女子的养生之道中，阳明的调护至关重要，而血液则被视为养生的根本。因此，在日常膳食中，应优先选择富含铁质、蛋白质和维生素的食物，如瘦肉、鸡鸭血、蛋类及豆类等。同时，为辅助治疗，可选用具有健脾益气或滋阴补血功效的食疗方，如红枣桂圆汤等。

围绝经期妇女常面临新陈代谢障碍的问题，部分妇女可能出现肥胖、血压增高及骨质疏松等症状。针对此情况，一方面应增加富含优质蛋白和钙质的食物摄入，如瘦肉、鸡、鱼、蛋、乳类以及各类豆类、虾皮、海带、芹菜、白菜等，以弥补身体所需；另一方面，应减少或避免摄入动物脂肪和高胆固醇食物。若身体出现发胖、体重增加等状况，应适当调整主食结构，增加杂粮和蔬菜的摄入，并控制油脂和糖类的摄入。

此外，提倡低盐饮食，并尽量避免食用辛辣、燥热及耗散之品，如烟酒、辣椒、咖啡、浓茶等。同时，可选用如甘麦大枣粥、枣仁粥等具有益气宁心安神功效的食疗方，以及莲子百合粥、枸枣汤、杞黄精百合粥等补肾健脾、养阴益气的食疗方。合欢花粥则具有安神解郁的功效，亦可根据个体情况酌情选用。

三、情志指导

步入围绝经期的妇女要从思想上明确围绝经期是女性不可逾越的生理阶段，是人衰老的必然生理过程，对此要有正确的认识。消除恐惧心理，采取科学的态度，保持愉快心情，顺应自然生理变化。同时，应关心她们的工作和生活。鼓励妇女定期做妇科防癌普查，治疗绝经前后诸证，提高生活质量。

要善于自我身心调节勿使大怒，勿令忧思，尽量避免不良精神刺激，控制情绪。做到恬淡虚无、心胸开阔、情绪乐观。

注意劳逸结合，参加适当的劳动和活动，注意盆底肌肉的锻炼，打太极拳、练气功等以锻炼身体。

同时根据个人的情趣和爱好，或种花养鱼、习字作画、游山玩水，或含饴弄孙、谈诗会友，加强社会交往，自寻快乐，保持乐观的情绪，培养开朗的性格。

四、运动指导

围绝经期妇女应积极参与体育锻炼，根据自己的身体状况选择适宜的运动项目，并持之以恒。

在选择运动项目时，围绝经期妇女应充分考虑自己的兴趣爱好和身体状况。一般来说，较长时间的低强度有氧运动是较为适合的选择，如慢跑、步行、跳舞、游泳、骑车等。这些运动不仅可以帮助女性提高心肺功能，还能促进身体的新陈代谢，有助于维持健康的体重和体态。

此外，中国的传统保健术也是围绝经期妇女锻炼的好选择。太极拳、太极剑、长拳、五禽戏、八段锦等传统保健术不仅具有深厚的文化底蕴，而且具有独特的锻炼效果。这些运动强调身心合一，注重调息和意念的集中，对于改善围绝经期妇女的睡眠质量、缓解精神抑郁等方面具有显著的效果。

在锻炼过程中，围绝经期妇女应注意劳逸结合，合理安排运动时间和强度，避免过度劳累和受伤。一般来说，每次运动时间以30分钟左右为宜，可以根据自己的身体状况适当调整。同时，锻炼前后应进行适当的拉伸和放松，以避免肌肉疲劳和损伤。

运动对于围绝经期妇女的骨骼健康也具有重要意义。通过促进钙在骨骼中的沉积，运动能够预防骨质疏松的发生。同时，运动还能促进机体代谢，降低血胆固醇和三酰甘油水平，从而降低动脉粥样硬化和冠心病的发生率。

综上所述，围绝经期妇女应积极参加体育锻炼，选择适合自己的运动项目，并持之以恒。通过锻炼，女性不仅能够改善身体和心理状况，还能够提高生活质量，实现健康长寿的目标。因此，我们呼吁广大围绝经期妇女重视体育锻炼，积极参与其中，享受运动带来的健康和快乐。

五、中医小技巧

1. 失眠多梦时可按揉神门穴、安眠穴，并揉搓耳部，刺激心、肾、枕、神门、交感穴等耳穴。

2. 予艾灸肾俞、命门、神阙、涌泉等穴以温阳补肾。

3. 可以进行睡前15～20分钟的泡脚，水面需没过三阴交，水温不宜过高。

4. 注意腰、腹、背部保暖，有冷痛时可以热敷或温灸。

第六章

加速康复外科理念在妇科临床的应用

第一节 加速康复外科理念概述

一、加速康复外科的概念

加速康复外科（Enhanced Recovery After Surgery，ERAS），是以循证医学证据为基础，通过外科、麻醉、护理、营养、康复等多科室协作，对围术期处理的临床路径予以优化，从而缓解围术期应激反应，减少术后并发症，缩短住院时间，促进患者康复。这一优化的临床路径贯穿于住院前、手术前、手术中、手术后、出院后的完整诊疗过程，其核心是强调以服务患者为中心的诊疗理念。

二、ERAS 的发展及在我国的应用现状

1997 年，丹麦哥本哈根大学 Henrik Kehlet 教授首次在医疗领域提出 ERAS 概念，2007 年，黎介寿院士正式将 ERAS 引入我国，开始研究适宜我国国情的本土化的 ERAS 理念。在黎介寿院士的带领下，中国在加速康复外科的临床应用及推广领域取得巨大进展。2012 年第一届全球 ERAS 年

会在法国召开，同年，ERAS 的概念被写入我国《普通外科学》。2015 年，我国正式成立第一个 ERAS 协作组，召开第一届 ERAS 大会，发表第一个"结直肠手术应用加速康复外科中国专家共识"。近年来，我国各个医疗学科领域涌现大量学者进行相关研究，这些研究分布在结直肠外科、胃肠外科、肝胆胰外科、食道外科、心胸外科、骨科、泌尿外科、妇科、儿科、产科、眼科、外科麻醉、围手术期营养支持及用药等领域，制定了相应的 ERAS 指南共识。

近二十年来，微创理念的普及、腔镜技术的广泛应用、循证医学模式的建立等，都为 ERAS 提供了临床应用的可能性与可行性。ERAS 在病理生理学、麻醉危重病学、器官移植、微创外科学、内科学以及康复医学等多学科领域中都有相关深入研究及实践应用，目前，国内针对 ERAS 相关研究已经非常丰富。

第二节　加速康复外科理念在妇科的应用

中华医学会妇产科学分会加速康复外科协作组从临床实际出发，参考国内外临床研究的结果，并结合其他学科 ERAS 指南/共识，于 2019 年制定"妇科手术加速康复的中国专家共识"，同年妇科护理专家们发布了第一个"妇科围手术期护理中国专家共识"。

妇科手术方式的选择提倡在精准、微创及损伤控制理念下完成手术，以减少创伤性应激。根据患者的个体情况、所患疾病以及术者的技术水平等，选择腹腔镜、机器人手术系统或开腹等手术路径。相比开腹手术，腹腔镜手术联合 ERAS 使患者获益更多。两共识中建议的妇科手术及围术期护理 ERAS 主要核心内容包括以下几个方面：

第六章 加速康复外科理念在妇科临床的应用

一、术前部分

1. 术前评估：妇科手术医师及麻醉医师应在术前仔细询问患者病史，全面筛查患者的营养状态及术前并发症，评估手术指征以及麻醉、手术的风险，初步确定患者是否具备进入 ERAS 相关路径的基础和条件，必要时请相关科室会诊并予以针对性治疗。

2. 术前健康教育：术前健康教育应当由主管医师、麻醉医师以及护士共同完成，可采用口头、文字、图片以及视频等多种形式，对 ERAS 预期目的、入院前准备、围手术期处理流程（包括手术及麻醉过程）、患者需要配合完成的内容和步骤、术后康复、出院标准等内容进行详细介绍，推荐向每位患者发放宣传手册。入院后可根据患者病情及手术方式采用适宜形式进行一对一健康教育，术前教育可缓解患者焦虑、恐惧与紧张情绪，获得患者、家属或照顾者的理解、配合，有助于围手术期疼痛管理、术后早期进食、早期活动等 ERAS 项目的顺利实施。

3. 术前优化措施

（1）建议患者术前 4 周开始戒烟、戒酒。

（2）纠正贫血：术前应充分识别贫血及其原因，并予以纠正。

（3）营养状况评估：术前营养不良会延误胃肠功能恢复，延长住院日是术后并发症发生的独立危险因素。术前营养状态与围手术期结局密切相关，术前可采用营养风险筛查评分简表（NRS 2002）对患者进行全面的营养风险评估，当患者合并以下任何 1 种情况时，需警惕重度营养不良：6 个月内体重下降 ≥ 10%；进食量<推荐摄入量的 60%，持续 > 10 天；体质指数 < 18.5 kg/m^2；人血白蛋白 < 30 g/L。对重度营养不良的患者进行术前营养支持，其术后并发症发生率可降低 50%。营养支持首选肠内营养，如无法满足基本营养需求时，可考虑联合肠外营养，治疗时间一般为 7～10 天。

（4）血糖控制：围手术期血糖＞11.1 mmol/L 与不良手术结局相关，应密切监测患者血糖值的变化，建议将血糖控制在 10.0～11.1 mmol/L 以下较为理想。当血糖超过理想范围时，可使用胰岛素，但须警惕低血糖的发生。术后应结合患者的饮食、活动及用药等情况，密切监测血糖值变化，调整治疗方案，并警惕低血糖的发生。

（5）血压管理：高血压患者应监测血压，如患者血压维持稳定，围手术期应继续常规口服降压药物。如血压不稳定，及时调整用药，并加强监测。

4. 避免术前常规机械性肠道准备：术前机械性肠道准备（口服泻剂或清洁灌肠），不能减少手术部位感染（SSI）及吻合口瘘的发生，反而可导致患者焦虑、脱水及电解质紊乱。对妇科良性疾病的手术，建议取消术前常规肠道准备；预计有肠损伤可能，如深部浸润型子宫内膜异位症、晚期卵巢恶性肿瘤，病变可能侵及肠管，或患者存在长期便秘时，可给予肠道准备，并建议同时口服覆盖肠道菌群的抗生素（但用药方案尚无定论，可选择红霉素、甲硝唑、喹诺酮类药物）。

5. 术前禁食禁饮：摄入碳水化合物饮料对于无胃肠功能紊乱（如胃排空障碍、消化道梗阻、胃食管反流或胃肠道手术史等）的非糖尿病患者，推荐术前（麻醉诱导前）6 小时禁食乳制品及淀粉类固体食物（油炸、脂肪及肉类食物需禁食 8 小时以上），术前 2 小时禁食清流质食物。术前 2 小时摄入适量清饮料（推荐 12.5% 碳水化合物饮料，饮用量应 ≤ 5 mL/kg，或总量＜ 300 mL，可选择复合碳水化合物，如含麦芽糖糊精的碳水化合物饮料，可促进胃排空），有助于缓解术前口渴、紧张及焦虑情绪，减轻围手术期胰岛素抵抗，减少术后恶心与呕吐（PONV）及其他并发症的发生。

6. 术前镇静：药物的使用应避免在术前 12 小时使用镇静药物，对于存在严重焦虑症状的患者，可使用短效镇静药物，但需注意短效镇静药物作用时间可持续至术后 4 小时，也有可能影响患者早期进食及活动。

7. 静脉血栓风险评估及术前抗凝治疗：国内妇科手术后无预防措施的患者中深静脉血栓形成（DVT）的发生率较高，约为 9.2%～15.6%，DVT 者中肺栓塞（PE）的发生率高达 46%，因此 VTE 的预防工作尤为重要。

（1）患者入院后，建议使用 Caprini 血栓风险评估表进行血栓风险评估，并给予不同风险程度的患者相应的标准化预防。预防措施包括：①建议低危患者采取基本预防：内容包括向患者宣传预防知识；建议患者改善生活方式，如戒烟、戒酒、控制血糖及血脂等；在病情允许的情况下，鼓励患者多饮水；正确指导和协助患者床上活动；避免下肢行静脉穿刺；定时评估患者双下肢情况，发现异常及时处理等。②中危患者采取基本预防和物理预防，包括弹力袜或间歇充气加压装置的使用，并根据病情需要采取药物预防。③高危和极高危患者在病情允许的情况下，3 种预防方法联合使用。

（2）对于手术时间超过 60 分钟、妇科恶性肿瘤患者，以及其他 VTE 中、高危患者（Caprini 评分 ≥ 2 分），建议使用梯度压力袜（又名"弹力袜"）或间歇充气加压装置，预防性皮下注射低分子肝素。用药期间密切观察，定期监测凝血、肝肾功能等。

（3）对于接受激素补充治疗的患者，建议术前 4 周停用或改为雌激素外用贴剂，正在口服避孕药的患者应更换为其他避孕方式。对于持续使用激素的患者，应当按照 VTE 高风险人群处理，给予预防性抗凝治疗。

8. 术前皮肤准备及预防性使用抗生素：推荐术前沐浴清洁，不推荐常规剃除会阴部毛发，如手术需要，可使用剪短毛发的方法进行备皮。推荐术中使用氯己定为皮肤消毒剂。清洁手术（Ⅰ类切口）无须预防性应用抗生素，但妇科手术多为清洁-污染切口（Ⅱ类切口），预防性使用抗生素有助于减少手术部位感染（SSI），应按照原则选择抗生素，并在切皮前

30 分钟至 1 小时静脉滴注完毕。对于肥胖（体质指数＞35 kg/m² 或体重＞100 kg）患者，应增加剂量。当手术时间超过 3 小时或超过抗生素半衰期的 2 倍或术中出血量超过 1500 mL 时，应重复给药。

9. 术前疼痛管理：疼痛是手术应激的主要因素之一，可加重胰岛素抵抗、延迟患者术后早期活动、增加术后并发症发生率、延长住院时间，并可能发展为慢性疼痛，降低患者术后的生命质量，因此，围手术期疼痛管理是 ERAS 的重要内容。

（1）推荐预防性镇痛：术前预先给予患者镇痛药物，抑制中枢和外周痛觉敏化，从而预防或减轻术后疼痛，并抑制急性疼痛向慢性疼痛的转化。

（2）推荐术前对患者进行疼痛教育：护理人员在疼痛管理中应担当评估者、实施者、协调者和教育者等重要角色。指导患者了解疼痛评估方法，如 VAS、数字等级评分法及面部表情评分等，让患者阅读疼痛教育材料，了解术后无痛的重要性。

二、术中部分

1. 麻醉：麻醉方式可采用全身麻醉、区域阻滞或两者联合。麻醉诱导阶段可选用丙泊酚、芬太尼、瑞芬太尼等，维持阶段可使用静脉麻醉或吸入麻醉，前者 PONV 发生率较低。术中应尽量减少阿片类镇痛药物的应用，必要时可以辅助小剂量短效阿片类药物，如瑞芬太尼。肌松药推荐使用罗库溴铵、维库溴铵及顺阿曲库铵等中效药物。应对麻醉深度进行监测，避免麻醉过浅导致术中知晓，以及麻醉过深导致苏醒延迟、麻醉药物不良反应的发生率增加。

（1）术前及术中：应调节室温至 24 ℃～26 ℃给予预保暖，推荐使用暖风机和保温毯；静脉补液前应当对液体适当加温。

（2）术后：继续使用保温措施，保证患者离开手术室时体温＞36 ℃

回病房后需要继续监测体温。此外,需警惕术中体温过高,手术时间较长特别是接受肿瘤细胞减灭术的患者,可能因继发全身炎症反应出现体温过高,同样可导致术后不良结局。

2. 术中补液:补液首选平衡盐溶液,可减少高氯性代谢酸中毒的发生。对于妇科中、大型手术可以配合适量胶体溶液,但需警惕其潜在的出血及肾功能损伤的风险。对于妇科中、小型手术,可给予 $1\sim 2L$ 平衡盐溶液,并根据患者的血压、呼吸频率、心率和血氧饱和度调整补液量及补液速度。对于妇科大型手术,如肿瘤细胞减灭术,推荐采用"目标导向液体治疗"策略,即建立连续血流动力学监测(包括每搏输出量、心排血量、收缩压变异率、脉压变异率及每搏输出量变异率等),以 $1\sim 2mL\cdot kg^{-1}/h$ 平衡盐晶体液为基础,动态监测和调整补液量,维持血压下降幅度 $\leq$ 正常的 20%,心率加快幅度 $<$ 正常的 20%,尿量 $> 0.5 mL\cdot kg^{-1}/h$,血乳酸 $\leq 2 mmol/L$,中心静脉血氧饱和度($ScvO_2$)$> 65\%$,每搏出量变异度 $\leq 13\%$。对于硬膜外阻滞麻醉引起血管扩张导致的低血压,可以使用血管活性药物进行纠正,避免盲目补液。腹腔镜手术中的头高足低位以及气腹压力可干扰血流动力学监测结果的判断,该类手术中补液量常少于开腹手术。护理人员术中应遵医嘱进行液体治疗,根据患者生命体征,动态调整补液量及速度。

3. PONV 的预防与治疗:PONV 在妇科手术患者中较为常见,术后恶心的发生率为 22%～80%,术后呕吐的发生率为 12%～30%。

(1) PONV 的高危因素包括:年龄 > 50 岁、女性患者、妇科手术、腹腔镜手术、晕动病、既往 PONV 史、非吸烟者、使用吸入性麻醉剂或 NO、麻醉时间长、使用阿片类药物、肥胖等。

(2) PONV 的预防与治疗包括:尽量减少高危因素、预防性用药及 PONV 发生后的药物治疗。一线止吐剂包括 5- 羟色胺 3 受体抑制剂(如昂丹司琼）、糖皮质激素；二线止吐剂包括丁酰苯类、抗组胺类药物、抗胆碱能药物以及吩噻嗪类药物。对于所有接受腹部手术以及致吐性麻醉剂或止痛药的患者，建议在术中预防性使用止吐剂，推荐两种止吐剂联合应用。PONV 发生后，推荐使用 5- 羟色胺 3 受体抑制剂，如用药效果欠佳，可联合应用其他止吐剂。

4. 鼻胃管的放置：放置鼻胃管不能减少术后肠瘘的发生，反而会增加术后肺部感染的风险，以及患者术后的不适感。如胃胀气明显，可考虑术中置入鼻胃管，以减少气腹针或穿刺套管（trocar）穿刺时损伤胃的风险，但应在手术结束前取出。

5. 腹腔引流管的放置：放置腹腔引流不能减少吻合口瘘等并发症的发生，也不能早期识别 SSI 及腹腔内出血，反而会影响患者术后的早期活动，延长住院时间，因此，不推荐常规放置引流管。在子宫广泛性切除术中，以及存在手术创面感染、吻合口张力较大、血运不佳或其他影响切口愈合的不良因素时，可考虑留置引流管，但术后应尽早拔除。

6. 留置尿管：留置尿管可影响患者术后活动，延长住院时间，并且增加泌尿系统感染的风险。因此，除子宫广泛性切除术外，不推荐留置尿管，如需放置，也应尽早拔除。

三、术后部分

1. 疼痛管理：术后疼痛管理是 ERAS 的重要内容，ERAS 通过多模式镇痛，即多种镇痛方式、多种非阿片类药物联合使用，在减少阿片类药物用量的同时，达到理想的镇痛效果：即运动相关性疼痛视觉模拟评分法（VAS）≤ 3 分；减少止痛药物相关的不良反应；促进患者术后肠道功能的恢复，促进术后早期经口进食及离床活动。

（1）基础镇痛方案：建议术后继续联合使用对乙酰氨基酚、NSAID 如氟比洛芬注射液、加巴喷丁或普瑞巴林作为基础镇痛方案，若镇痛效果欠佳，可加用阿片类药物（如吗啡、羟考酮）。当患者 24 小时内阿片类药物静脉给药超过 2 次时，可考虑使用自控式镇痛泵（patient control analgesia，PCA）。

（2）疼痛护理：包括动态评估患者的疼痛感受，鼓励患者主动表达疼痛感受、根据实际情况综合选择"VAS""数字等级评分法"以及"面部表情评分"等多种方法持续性动态评估、准确记录患者疼痛感受，为医生进行无痛治疗提供依据。患者使用止痛药物后，建议静脉给药后 15～30 分钟和口服用药 1～2 小时后评估疼痛缓解情况。

2. 术后抗凝治疗：VTE 高风险的患者术后需继续抗凝治疗，可考虑使用低分子肝素联合弹力袜或间歇性充气压缩泵。对于接受开腹手术的妇科恶性肿瘤患者，建议使用低分子肝素至术后 28 天。妇科微创手术中，如患者无恶性肿瘤、肥胖、VTE 病史及高凝状态时，不推荐延长抗凝治疗时间。

3. 促进术后肠道功能恢复：妇科手术患者术后肠麻痹及肠梗阻是影响患者术后恢复的主要因素之一。因而，需促进肠道功能的恢复，具体措施包括：多模式镇痛、减少阿片类药物用量、控制液体入量、实施微创手术、不留置鼻胃管、咀嚼口香糖、早期进食和离床活动，以及使用番泻叶、硫酸镁、乳果糖等缓泻剂。目前尚无明确证据支持使用胃肠动力药物可促进肠道功能的恢复。

4. 术后饮食补液：术后早期进食不会增加肠瘘、肺部感染的发生率，并且能够保护肠黏膜功能，防止菌群失调和异位，促进肠道功能的恢复，减少围手术期并发症。术后应对患者进行恰当的饮食指导及补液。

（1）建议常规妇科术后患者麻醉清醒后无恶心、呕吐即可饮温开水 10～15 mL/h 至可进食，4～6 小时开始进流质饮食或半流质饮食。对于妇科恶性肿瘤患者，也应在术后 24 小时内开始进食流质饮食逐渐过渡到普食。

（2）建议术后患者清醒后咀嚼口香糖，以促进肠蠕动功能恢复，缩短首次排气排便时间，预防肠梗阻。

（3）经口能量摄入不足（少于推荐摄入量的60％）时，应遵医嘱添加口服肠内营养制剂，缩短术后恢复正常饮食的时间，必要给予静脉补液。

（4）如果患者能耐受经口进食，同时口服止痛药能达到理想镇痛可考虑在术后24小时撤除静脉通道。

5. 术后早期离床活动：术后早期离床活动有助于减少呼吸系统并发症、减轻胰岛素抵抗、降低VTE风险、缩短住院时间。充分的术前教育、理想的术后镇痛、早期拔除鼻胃管和引流管等均有助于患者术后早期离床活动。应帮助患者制订合理的活动计划，每天记录活动情况，鼓励患者在术后24小时内尽早离床活动，并逐渐增加活动量。

6. 出院标准：基本的出院标准包括：恢复半流质饮食；停止静脉补液；口服镇痛药物可良好止痛；伤口愈合良好，无感染迹象；器官功能状态良好，可自由活动。缩短住院时间及早期出院，并非ERAS的最终目的，应结合患者的病情及术后恢复情况，制定个体化的出院标准。

7. 随访：出院后24～48小时内应常规对患者进行电话随访，包括出院后指导、疼痛评估、伤口护理、排尿排便情况、个性化生活指导（包括性生活）、出院后并发症的监测、复查和治疗的提示等。术后7～10天患者应至门诊回访，回访内容包括伤口拆线、查询病理检查结果、制订后续治疗计划。随访至少应持续至术后30天，主要关注出院后并发症及再次住院事件。

四、结语

值得注意的是，妇科手术加速康复在临床中的应用不可机械、教条地简单化理解ERAS理念及各种优化措施。目前，ERAS在我国妇科手术中的应用正处于探索阶段，仍有诸多问题亟待解决。共识中多数证据来源于外科 ERAS 研究以及国外证据支持，部分临床措施缺乏高质量证据的支持，特别是缺乏国内临床研究的数据，尚需不断更新。随着国内多中心妇科 ERAS 积极开展随机对照研究以及真实世界研究，随着临床应用与实践的深入，能够更加客观地评价 ERAS 在妇科手术中应用的安全性，有助于进一步发现问题、解决问题。此外，ERAS 的成功实施须依靠多学科间通力合作，应制定可供临床遵循的规范及流程，但同时需充分结合各医疗机构的实际条件及患者的具体情况，在标准化的同时做到个体化、最优化，使患者实际获益。

第四篇　妇科应急预案

第一章

妇科化疗药物应急预案

第一节 化疗药物外渗应急预案

一、防范措施

1. 护士应了解化疗药物的名称、剂量、输注的方法及相关药物知识。

2. 评估和识别化疗药物外渗的危险因素，采取相应的预防措施。

3. 根据化疗药物性质、化疗方案、患者血管条件等选择血管通路及工具。化疗患者尽量使用中心静脉导管，因各种原因不能置管者，每次化疗应更换注射部位，选择条件好的血管进行注射。

4. 化疗时加强巡视，评估血管通路装置是否通畅。

5. 做好化疗患者的健康宣教。

（1）对患者和照顾者进行健康教育，告知患者起床活动时，应注意保护好导管。

（2）告知患者若出现疼痛、发红、肿胀、烧灼感、输液不畅等异常情况时报告医护人员。

（3）按医嘱顺序注射化疗药物，每次输液前后应对外周和中心血管装置的穿刺部位进行评估，化疗前通过输入 0.9% 氯化钠注射液确定导管在静脉内，化疗后再输入0.9%氯化钠注射液冲管，拔针时按压针眼10分钟。

二、处理措施

1. 发生化疗药物外渗时，应立即停止输液，保留导管，尽量回抽外渗药物，拔除外周静脉导管或输液港无损伤钢针，并报告医生和护士长。

2. 护理人员准确评估外渗药物的损失量，如损失量超过原药量的10%，再重新输注时应遵医嘱补足损失量。

3. 深部组织发生中心静脉化疗药物外渗时，应遵医嘱行X线检查确定导管尖端位置。

4. 评估肿胀范围及外渗液体量，确定外渗的边界并标记；观察外渗区域的皮肤颜色、温度、感觉、关节活动和外渗远端组织的血运情况。

5. 根据外渗药物的种类，遵医嘱使用相应的解毒剂和治疗药物。发疱性药物外渗时，应遵医嘱进行局部封闭，封闭时应避免损伤中心静脉血管通路装置。

6. 化疗药物外渗24～48小时内，蒽环类、表柔比星等抗肿瘤药物宜给予冷敷，草酸铂类（如奥沙利铂）、长春花碱类抗肿瘤药物发生外渗选择干热敷（40～60℃），儿童患者热敷温度不超过42℃。每次15～20分钟，每天3～4次，外敷面积大于渗出面积。多数抗肿瘤药物外渗最初都可以通过非药物干预来恰当地控制。

7. 抬高患肢，避免局部受压，局部肿胀明显，可给予50%硫酸镁外敷、如意金黄散湿敷。外渗引起的直径＞0.5 cm的水泡，宜在无菌技术操作下抽出疱液，用无菌敷料包扎；新生水泡待水泡皮肤张力降低后再行处理。

8. 记录症状和体征，外渗发生时间、部位、范围、局部皮肤情况、输液工具、外渗药物名称、浓度和剂量、处理措施等。

三、应急处理程序

立即停止应用化疗药物→了解化疗药物的性质→评估外渗药物损失量→评估肿胀情况及皮肤外渗的范围→冷敷（奥沙利铂和植物碱类热敷），局部肿胀也可给予50%硫酸镁或中药外敷→酌情局部封闭或使用相应解毒剂→抬高患肢→记录→做好心理护理。

第二节 配制化疗药物外溢应急预案

一、防范措施

1. 备好溢出包:防水隔离衣、一次性口罩、帽子、乳胶手套、薄膜手套、护目镜、鞋套、吸水垫（纱布、毛巾、棉垫）、医疗垃圾袋、清洁碎片的小扫帚、警示牌、锐器盒。

2. 化疗药物在运输过程中要避免颠簸、撞击。

3. 拿取化疗药物要小心、仔细，防止掉落。

4. 配制化疗药物人员责任意识要强、工作认真，调配技术掌握熟练，避免对输液瓶口进行反复穿刺。

二、处理措施

1. 药物外溢立即标明污染范围，避免其他人员接触。

2. 评估外溢的范围及情况，做好个人防护：

（1）小量外溢（≤5 mL或≤5 mg）：戴双层手套（内层PE手套，外层橡胶手套）、口罩。

（2）大量外溢（>5 mL或>5 mg）：打开溢出包，做好个人防护。

3.药物外溢的处理

（1）药液溅到桌面或地上处理：

①若为粉剂用湿纱布轻轻擦抹，以防药物粉尘飞扬，污染空气；②若为水剂或配制的药液，用纱布吸附药液，再用清洁剂擦洗3遍，用清水冲洗干净，最后用75%乙醇擦拭3次，范围由小到大；③如有玻璃碎片用小扫帚清扫干净，放入锐器盒中，再清洗桌面或地上。

（2）药液溅到皮肤：用大量清水冲洗，再用肥皂清洗皮肤。

（3）药液溅到眼睛：用大量生理盐水反复冲洗眼睛至少15分钟，并尽快到眼科接受治疗。

（4）药液溅到有破口的皮肤：应挤出破口处的血液,边挤边用清水冲洗。

（5）药液溅到工作服上：立即更换、冲洗。

（6）生物安全柜中药物溢出：<150mL同以上处理方法，如≥150mL的处理方法如下：①将玻璃碎片放入位于生物安全柜内的锐器盒中；②安全柜的内表面包括凹槽之内都必须用清洁剂彻底的清洗；③如溢出物污染了高效过滤器，则将整个高效过滤器封存；④将处理废弃物用双层塑料袋密闭封口，放入医疗废物桶内。

4.记录外溢的药名、药量、处理方法、溢出环境、人员，上报相关部门并登记。

三、应急处理程序

评估溢出环境中的人员接触药物情况→标明污染范围，避免其他人员接触→报告值班医师及护士长→戴一次性口罩、帽子、鞋套、护眼镜、双层手套，穿防护衣→应用纱布吸附（将纱布覆盖在溢出的药液上）；若为粉剂则用湿的吸水纱布处理，防药物粉尘飞扬。

如皮肤、衣服接触到药物必须立即处理：将打破的玻璃瓶及一次性污染材料放入双层黄袋内密封处理→标明警示标识→外溢区域用酒精擦拭3遍，再用清水清洗干净→去除全部的防护用具，彻底洗手并沐浴→详细记录溢出情况、药物名称、处理过程。

第三节　紫杉醇过敏性应急预案

一、防范措施

1.护士应了解紫杉醇剂量、输注的方法及相关药物知识。实施化疗的医护人员应接受专业的培训，能快速识别过敏反应症状并立即做出处理。

2.预处理：口服地塞米松片，分别于输注紫杉醇前12小时和前6小时服用。地塞米松片20mg，治疗前30～60分钟给予地塞米松20mg静脉注射或者静脉滴注。

3.使用专用的输液器（含过滤网的）。

4.输注紫杉醇30分钟前肌注苯海拉明和静脉输入西咪替丁或其他护胃的药物。

5.输注紫杉醇前准备好抢救盒、氧气、心电监护仪，做好监护，告知管床医生。输注前询问并评估患者的过敏史，充分告知患者及家属紫杉醇输注过程中可能出现的相关过敏反应，使患者有足够的心理准备，在出现过敏反应后及时反馈。

6.输注第一瓶紫杉醇（0.9％氯化钠注射液100mL+紫杉醇30mg）前10分钟稍慢，无不良反应再调成正常速度，此100mL药液需静滴0.5小时。

7.开始滴入紫杉醇后每15分钟监测一次生命体征（血压、脉搏、呼吸、血氧饱和度）等。0.5小时后每1个小时监测一次，监测3小时。

8.由于紫杉醇较贵，一定要先给试验量，快输完时确认无不良反应，再配余量的紫杉醇。

9. 发生过敏反应及时处理。

二、处理措施

1. 发现患者出现心悸、气短、头痛、腹部不适、四肢麻木，自觉面部烧灼感，有窒息感，呼吸急促，脉搏增快，口唇面部发绀、大汗淋漓，血压升高或下降，血氧饱和度下降等症状，立即停止滴注紫杉醇，更换输液器及输注生理盐水，使用鼻导管吸氧，调节氧流量为 4 L/min。

2. 观察患者症状或体征，给予适当的处理措施并记录。

（1）患者症状减轻或消失，继续滴注紫杉醇。通常需要减慢输液速度，仔细观察，多数患者可以继续用药，甚至可以将余下的药物稀释，在 24 小时内用完。

（2）患者症状加重，迅速建立另一条静脉通道，复方氯化钠或乳林 500 mL 快速输入。遵医嘱予肾上腺素 0.5 mg 肌肉注射，地塞米松注射液 20 mg 静脉注射。

3. 继续监测血压变化，给予适当的处理措施并记录。

（1）患者不适症状消失，血压升高，持续吸氧 2 小时。

（2）患者血压不升，持续心电监护，遵医嘱给予多巴胺 20 mg + 5% 葡萄糖注射液 250 mL 静脉滴注，密切观察。

4. 持续监测患者的生命体征，给予及时处理并记录。

（1）患者生命体征平稳，症状消失，持续吸氧 6 小时，监测生命体征 24 小时。

（2）患者出现心脏骤停，立即行心肺复苏，必要时气管切开及电除颤。直到生命体征平稳。

5. 护士在整个紫杉醇过敏处理过程中，要关心体贴患者，做好心理护理，减轻患者的恐惧、不安情绪，以取得患者的合作。

三、应急处理程序

立即停止输注紫杉醇→更换输液器及0.9%氯化钠注射液→鼻导管吸氧→观察患者症状加重→建立另一条静脉通路，复方氯化钠或乳林500 mL快速输入→遵医嘱肾上腺素0.5 mg肌肉注射，地塞米松20 mg静脉注射→患者血压不升→持续心电监护，遵医嘱给予多巴胺20 mg+5%葡萄糖注射液250 mL静脉滴注→患者心脏骤停→立即心肺复苏，必要时气管切开及电除颤→做好心理护理。

第二章

妇科急重症应急预案

第一节 人流综合征应急预案

一、防范措施

1. 加强预防，消除患者恐惧，避免过分饥饿、疲劳。

2. 曾发生过人流综合征的患者：可术前 20～30 分钟予阿托品 0.25 mg 肌内注射。

二、处理措施

1. 行人工流产时或其他宫腔操作过程中，注意观察患者的情况，若出现恶心、呕吐、头晕、胸闷、气喘、面色苍白、大汗淋漓、四肢厥冷、心动过缓、血压下降等症状时，现场医务人员立即停止手术，同时第一时间报告科室主任或上级医师。

2. 建立有效静脉通路，保持输液通畅。

3. 立即吸氧 2～4 L/min，保持患者呼吸道通畅，注意观察给氧效果。

4. 严密监测生命体征，观察腹痛、阴道流血情况。心率减慢者，遵医嘱予阿托品 0.5～1 mg 静脉推注。必要时请内科会诊。

第二章 妇科急重症应急预案

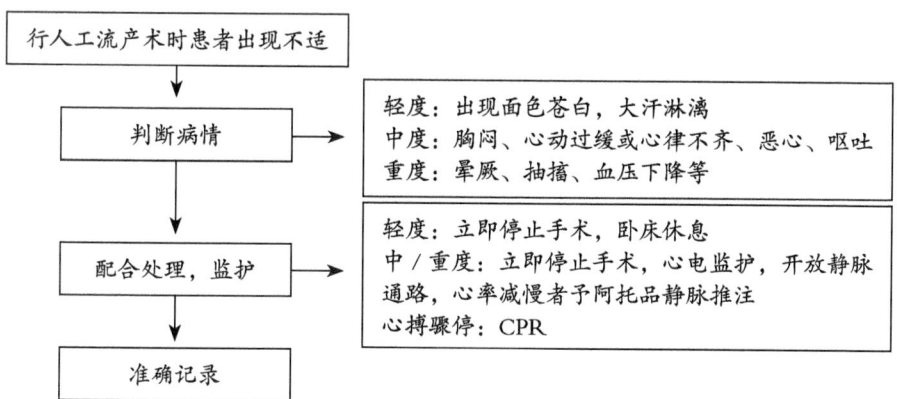

图 4-2-1 人流处理流程

三、应急处理程序

立即停止手术→开放静脉通路→氧气吸入→对症处理→严密观察病情。

第二节 失血性休克应急预案

一、防范措施

1. 监测生命体征，正确估计失血量，立即通知医生。

2. 判断有无休克症状及休克程度，给予抗休克处理，置患者头部抬高 15°，下肢抬高 20°，注意保暖。

二、处理措施

1. 迅速扩容，18～22# 留置针穿刺建立 2 条以上静脉通路，快速补充晶体液（生理盐水、平衡盐液）。

2. 心电监测、氧气吸入，吸氧过程中注意保持患者呼吸道通畅，及时观察生命体征和给氧效果。

3. 严密观察病情变化，测量体温、脉搏、呼吸、血压，认真观察患者意识改变，皮肤黏膜的颜色、温度、尿量的变化。

4. 与家属谈话及签字，备血，做好输血准备，完善术前准备。

5. 找出出血原因，对症止血。

（1）异位妊娠：立即手术治疗。

（2）产后出血常见因素及应对：①宫缩乏力：缩宫药、按摩子宫、填塞宫腔，必要时行子宫切除；②胎盘因素：人工剥离胎盘、缩宫药、清宫术；③产道损伤：迅速缝合出血点及裂伤，压迫止血；④凝血功能障碍：输血、补充凝血因子、抗 DIC。

6. 完善相关检查。

三、应急处理程序

立即通知医生→迅速扩容→氧气吸入→严密观察病情→术前准备→找出出血原因→对症止血→完善相关检查。

第三节　急腹症应急预案

一、防范措施

腹痛患者就诊，应监测患者病情变化，尽早识别急腹症。

二、处理措施

1. 明确诊断（b 超或 CT 等辅助诊断）。

2. 迅速扩容：留置针穿刺建立 2 条以上静脉通路，予平衡液、低分子右旋糖酐或羟基淀粉快速输液。

3. 予氧气吸入、心电监测、严密观察病情变化：每 10～30 分钟测量体温、脉搏、呼吸、血压一次，认真观察患者意识改变以及皮肤黏膜的颜色、温度、尿量的变化。

4. 必须及时做好术前准备，嘱患者禁食、禁饮，抽血送实验室急查血常规、凝血时间、备皮配血、留置尿管、更换手术衣等，尽快护送患者进手术室。

5. 严格查对制度，做好"三查八对"，从而杜绝差错事故的发生。

6. 心理护理：由于需手术治疗，患者对手术有恐惧感，常不知所措。因此应耐心开导患者，使患者坦然地接受手术治疗。

7. 组织手术人员，急诊手术。

三、处理流程

立即通知医师→建立静脉通路→严密观察病情→配合医师做好各项检查→术前准备→及时手术→做好术后护理。

第四节　羊水栓塞应急预案

一、防范措施

1. 合理应用宫缩剂，防止宫缩过强，尤其死胎、胎膜早破者，严格掌握用药指征。

2. 严格掌握羊水穿刺的指征，避免多次反复穿刺，避免羊水栓塞。

3. 宫缩过强、急产者，适当使用宫缩抑制剂，防止羊水栓塞的发生。

4. 严格掌握剖宫产、扩张宫颈、人工破膜的适应证以及时机。

5. 尽量避免创伤性阴道操作，如高中位产钳毁胎术。

二、处理措施

羊水栓塞应急预案处理措施如图 4-2-2。

```
呼救,快速组织多学科团队,启动三级抢救,建立静脉通道、心电监护。
                            ↓
```

改善低氧状态	保持气道通畅,面罩吸氧,必要时气管插管辅助呼吸。
血流动力学支持	升压和正性肌力药物:去甲肾上腺素 0.05～3.30μg/kg/min 静脉泵入,或多巴酚丁胺 2.5～5.0μg/kg/min 静脉泵入(多巴酚丁胺 200mg+生理盐水 30mL,2～4.5mL/h),据血压调节滴速;加磷酸二酯酶抑制剂(米力农)0.25～0.75μg/kg/min 静脉泵入。
	解除肺高压:前列环素 10～50ng/kg/min 吸入,或者 1～2ng/kg/min 静滴,逐步增加直至达到效果。西地那非 20mg,每日三次口服,或通过鼻饲胃管给药。 或:罂粟碱 30mg+10%葡萄糖注射液 20mL 静脉滴注,续 60mg+10%葡萄糖注射液 100mL 静脉滴注。氨茶碱 250mg+10%葡萄糖注射液 250mL 静脉滴注(不宜静推)。阿托品 1mg+5%葡萄糖注射液 10mL 静脉注射,每次 15～30 分钟,可重复(心率减缓,若>120 次/分慎用)。酚妥拉明 10mg+10%葡萄糖注射液 100mL 静脉滴注。
	液体管理:注意管理液体出入量,避免左心衰和肺水肿。
抗过敏	氢化可的松 200mg+10%葡萄糖注射液 100mL 静脉滴注,续 500mg+5%葡萄糖注射液 250ml 静脉滴注(每日剂量可达 50～1000mg)。或地塞米松 20mg+25%葡萄糖注射液 20mL 静脉注射,续 20mg+5%～10%葡萄糖注射液静脉滴注。或甲泼尼龙 80～160mg/d 静脉滴注。
纠正 DIC	包括:积极预防及处理产后出血,积极合血备血;及时补充各种凝血因子包括大量输注新鲜血、血浆、冷沉淀、纤维蛋白原(助产机构必备)等;必要时可静脉输注氨甲环酸;不推荐使用肝素。补充目标:维持 PT(凝血酶原时间)、APTT(活化部分凝血活酶时间)<1.5 倍平均值,FIB(纤维蛋白原)在 1.5g/L 以上。
全面监测	包括神志、面色、末梢循环,血压、呼吸、心率、血氧饱和度,尿量、原发与继发出血量、出入水量,中心静脉压,动脉血气和凝血功能,心电图、床旁超声心动图,血栓弹力图等;明确分工、记录。
产科处理	发生在分娩前,孕产妇发生心脏骤停,立即行心肺复苏,复苏成功,尽快终止妊娠:宫口未开全或无阴道助产条件,立即剖宫产,术中无产后出血,可保留子宫,但应采取适当的止血措施如局部胎盘剥离面缝合等。如有凝血功能障碍并产后出血,及时行子宫切除术;有助产条件,立即助产分娩并仔细检查软产道及胎盘;凝血异常伴产后出血,果断切除子宫。 妊娠 23 周以上,心肺复苏 4 分钟仍无自主心律,评估是否行即刻剖宫产术。
支持及维护脏器功能(多学科团队)	神经系统保护;稳定血流动力学,血氧饱和度,血糖;维持心、脑、肝、肾、胃肠、凝血功能等治疗;积极防治感染;对于血管活性药物无效的顽固性休克的孕产妇,ECMO 和主动脉内球囊反搏等已被证明有效,有条件者可使用。

图 4-2-2 羊水栓塞应急预案处理措施流程图

三、应急处理程序

立即呼救→启动三级抢救→建立静脉通道、心电监护→改善低氧状态→血流动力学支持→抗过敏→纠正 DIC→全面监测→产科处理→支持及维护脏器功能（多学科团队）。

第三章

妇科其他类型应急预案

第一节 导管脱落应急预案

一、防范措施

1.所有管道都必须妥善固定好,由置管者做好标记,详细记录管道名称、留置时间、部位、长度;观察和记录引流管引流液的量、颜色、性质,发现异常,及时处理。

2.加强对高危患者(如意识障碍、躁动、有拔管史、依从性差的患者)的观察,在取得患者家属同意后可采取适当的约束措施,防止意外拉出导管。应作为重点交接班内容详细交接。

3.做好患者及家属的健康宣教,提高其防范意识及管道自护能力。

4.严守操作规程,治疗、护理中动作轻柔,注意保护导管,防止导管脱落。

5.加强培训,提高护士防导管脱出移位的风险意识:如PICC的置管,穿刺时尽量避开肘窝;应以透明敷料固定体外导管,也可使用固定翼加强导管固定；更换敷料时，避免将导管带出体外。

二、处理措施

根据脱落导管的类别采取相应的措施，监测生命体征，密切观察病情变化。查找原因，做好记录和交接班，防止再次脱管。

1. 伤口引流管：立即报告医师，将脱出的引流管交医师查看是否完整，如有管道断裂在体内，须进一步处理；观察伤口渗出情况，需要再次置管时，协助医师做好相关准备。

2. 胸腔闭式引流管脱落：引流管与引流瓶连接处脱落或引流瓶损坏，立即夹闭引流管并更换引流装置；引流管从胸腔滑脱，立即用手捏闭伤口处皮肤，通知医师并协助医师处理。

3. "T"管脱落：立即报告医师，密切观察腹痛情况，告知患者暂禁食禁饮，必要时协助医师重新插管。

4. 胃管脱落：观察患者有无窒息表现，是否腹胀；如病情需要，遵医嘱重新置管。

5. 导尿管脱落：观察患者有无尿道损伤征象，是否存在尿急、尿痛、血尿等现象；评估患者膀胱充盈度，评估患者是否能自行排尿，必要时遵医嘱重新置管。

6. 气管导管脱落：对气管切开患者立即用止血钳撑开气管切开口，确保气道通畅，同时报告医师，给予紧急处理。

7. PICC 置管/深静脉置管脱落：

（1）导管部分脱出：观察导管脱出长度，用无菌注射器抽回血，如无回血，报告医师，遵医嘱用肝素钠液或尿激酶通管，如果导管不通畅则拔管；如有回血，用生理盐水冲管通畅，重新固定，严禁将脱出的导管回送。

（2）导管完全脱出：测量导管长度，观察导管有无损伤或断裂；评估穿刺部位是否有血肿及渗血，用无菌棉签压迫穿刺部位，直到完全止血；消毒穿刺点，用无菌敷贴覆盖；评估渗出液性状、量；根据需要重新置管。

（3）导管断裂：如为体外部分断裂，可修复导管或拔管。如为体内部分断裂，立即报告医师并用止血带扎于上臂；如导管尖端已飘移至心室，应制动患者，协助医师在X线透视下确定导管位置，以介入手术取出导管。

8.自控镇痛泵（PCA）导管脱落：立即检查导管末端是否完整，报告医师及麻醉师进行处理，密切观察病情及生命体征变化。

9.上报护理不良事件。

三、处理流程

发生导管脱管→应急处理并立即报告医师→协助医师处理，必要时重新置管→密切观察病情变化→查找原因→做好记录及交接班→防止再次脱管→上报护理不良事件。

第二节　晕针/晕血应急预案

一、防范措施

1.进行抽血、静脉滴注、肌内注射等创伤性操作前，医护人员必须对患者进行详细耐心的解释。

2.操作中医护人员与患者交谈，或抚摸患者，以分散患者注意力。

3.避免在患者紧张、饥饿、疲劳时进行操作，空腹采血情况除外。

4.医护人员应做到技术娴熟、操作"两快一慢"，减少患者疼痛。

5.治疗室、手术室常规备50％葡萄糖注射液。

二、处理措施

1. 晕针一旦发生,立即停止操作,通知值班的其他医护人员。判断患者的生命体征,如出现呼吸、心跳停止,立即进行心肺复苏。

2. 立即把患者移至安静、通风良好处,让患者平卧,头偏向一侧并取头低足高位,松衣解扣,注意保暖,必要时进行吸氧,并观察生命体征:血压、脉搏、呼吸、心率等。

3. 喂服温开水或糖开水或葡萄糖水,按压人中穴。

4. 数分钟后仍未恢复者可皮下注射 1∶1000 肾上腺素,成人 0.5～1.0 mL,10 岁以下儿童 0.3～0.5 mL。

5. 转急诊留观治疗,监护患者生命体征。

6. 做好与患者及家属的解释沟通工作,做好整个过程的记录。

三、处理流程

发生晕针、晕血→立即停止操作→通知值班医生→判断生命体征→将患者移植安静、通风处,头偏向一侧→喂服温开水或糖开水或葡萄糖水→数分钟后仍未恢复者采取急救措施→转急诊科→做好解释工作,完善相关记录。

第三节 雷火灸烫伤应急预案

一、防范措施

1. 加强职业安全防护培训,规范雷火灸操作流程,强化烫伤后应急措施培训。

2. 及时、正确评估患者治疗区域皮肤无红肿与破损,告知进行雷火灸的药效反应以及药物作用并做好健康教育。

3. 治疗时，随时注意患者表情，询问患者对热力忍受的程度，以避免灼伤。施灸时，火头应与皮肤保持用灸距离，切忌火头接触皮肤，以免烫伤。

二、处理措施

1. 紧急处理：治疗中如有皮肤烫灼伤，迅速脱离热源，可用75%乙醇消毒降温、冷敷，或用紫草油涂抹烫伤处，再涂以烫伤膏。必要时需盖消毒纱布。不宜用手抓烫伤处。

2. 报告医师和护士长，根据烫伤程度、面积大小给予适当处理。

（1）Ⅰ度烫伤：属于表皮烫伤，皮肤有发红、疼痛现象。处理措施：冷敷，可用紫草油或湿润烫伤膏等。

（2）Ⅱ度烫伤：浅Ⅱ度烫伤伤及表皮和真皮浅层，产生水泡，色素沉着；深Ⅱ度烫伤伤及表皮下方的真皮层。

处理措施：正确处理水泡，可在无菌操作下低位刺破放出水泡液；已破的水泡，必要时可盖消毒纱布，外涂紫草油或湿润烫伤膏。

3. 查找原因，采取针对性整改措施，防止类似事件再次发生。

三、处理流程

发生烫伤→立即脱离热源，用75%乙醇消毒降温或冷敷→正确处理创面→寻找原因→及时整改上报→追踪烫伤结局。

第四节 电灼伤应急预案

一、防范措施

1. 仪器使用时应遵循正规操作流程，仪器设备定期检查维护。

2. 操作者准确评估患者情况，对患者及家属进行预防灼伤的健康教育。

3. 强化对产妇和老人的安全教育。

4. 安全使用各类医疗电器，防止因局部潮湿（汗水、血液等）导致电灼伤。

5. 使用温疗仪时，密切监测温度变化，观察治疗部位的局部情况。

6. 指导患者和家属在仪器使用过程中切勿自己调节能量和触碰电源。

二、处理措施

1. 脱离电源采取冷疗法。立即用洁净冷水或冰水冲洗浸泡或冷敷灼伤部位 30～60 分钟，终止热力对组织的继续损伤，可有效减轻损伤程度和疼痛。

2. 报告医师和护士长，根据灼伤程度、面积大小给予适当处理，必要时请烧伤科医师会诊，进行创面处理、指导治疗。

（1）Ⅰ度灼伤：灼伤皮肤有发红、疼痛的现象。

处理措施：冷敷，可用水胶体敷料（如透明贴或湿润烧伤等）。

（2）Ⅱ度灼伤：浅 1 度伤及表皮和真皮浅层，产生水泡，色素沉着。深 1 度灼伤伤及表皮下方的真皮层。

处理措施：正确处理水泡，避免小水泡破损。大水泡可在无菌操作下低位刺破放出水泡液；已破的水泡或污染较重者，应彻底消毒、清洗创面外敷水胶体敷料或湿润烧伤膏。

（3）Ⅲ度灼伤：灼伤直达皮下组织，皮肤有发硬、发白或发黑的现象，虽然疼痛感并不明显，但却是非常严重的灼伤。

3. 查找发生原因，采取针对性整改措施，防止类似事件的再次发生。

三、处理流程

发生灼伤→立即脱离电源,迅速用洁净冷水或冰水冲洗,浸泡或冷敷烫伤部位30～60分钟→正确处理创面→遵医嘱用药→寻找原因→及时整改。

附 录

一例外阴恶性肿瘤合并重度贫血的案例分享及循证

一、病例介绍

患者,女,67岁,因"外阴瘙痒30⁺年,发现外阴赘生物溃疡4⁺月"入院。患者自诉外阴瘙痒30⁺年,间断在外院行药物治疗,患者未重视及进一步就诊。4⁺月前外阴可扪及赘生物,直径约2⁺cm,伴有瘙痒症状较前明显加重,并伴有破溃,于2024年3月12日就诊于当地医院,宫颈HPV:26种分型阴性,TCT阴性,予以药物治疗后无好转,为进一步诊治,4月16日于我院就诊。行阴道镜检查:外阴上皮内瘤变(vulvar intraepithelial neoplasia, VIN)?恶变待删?行左侧外阴活检,病理提示:(左外阴)角化型鳞状细胞癌,HPV非依赖型。于4月22日门诊以"外阴恶性肿瘤"收住院。患者既往身体状况良好,无高血压、冠心病、糖尿病,无药物及其他过敏史及手术史。入院查体,体温为36.6℃,脉搏为73次/分钟,呼吸为18次/分钟,血压为123/64 mmHg,内科查体:贫血貌。消毒下妇科检查:双侧大阴唇内侧、小阴唇、会阴体皮肤色素减退,左侧大阴唇下段可扪及一大小约2.5 cm×2.5 cm×0.5 cm大小肿块,表面可见溃烂面,表面无脓性分泌物及活动性出血,质脆,少许渗液,肿块边界尚清,活动度欠佳,无压痛,外阴皮肤黏膜弹性降低,尿道外口色素减退,未扪及明显异常结节,表面光滑,阴道壁软,未扪及肿块及结节;宫颈萎缩,光滑,未见明显异常赘生物,宫体萎缩,活动度尚可,质中,无压痛;双附件区未扪及明显异常,无压痛。实验室检查:血红蛋白为 59 g/L。为纠正贫血,患者于 4 月 23 日、4 月 24 日各输入去白细胞悬浮红细胞 2U,输血过程顺利,无输血反应。4 月 25 日复查血红蛋白为 102 g/L。遵医嘱给予琥珀酸亚铁片口服抗贫血治疗。完善术前准备后,患者于 4 月 26 日在全麻下行"广泛外阴切除术 + 双侧腹股沟淋巴结清扫术 + 外阴修复整形术"。术后诊断:外阴鳞状细胞癌 IB 期。手术过程顺利,术中生命体征平稳,无手术并发症,术毕安全返回病房,予抗生素预防感染、补液治疗,严密观察生命体征、尿量、会阴伤口情况等。于 5 月 17 日康复出院。

二、护理

1. 病情观察

(1) 病情评估:使用摩尔斯(Morse)跌倒评分表对患者进行跌倒风险评估,为中风险,在床旁行跌倒风险标识,对患者及家属进行防跌倒健康宣教,采取跌倒预防措施。通过 Carprini 血栓风险评估表,评估患者为 VTE 高风险,在床旁行高风险标识。密切观察患者是否有肢体肿胀、疼痛等异常情况,观察患者呼吸以及自觉症状,遵医嘱落实物理及药物预防措施,及早发现异常并及时处理。

(2) 病情变化监测:患者重度贫血,注意监测生命体征,必要时吸氧,维持心功能及血压正常,以保持重要脏器氧供。术后严密观察生命体征及病情变化,遵医嘱予心电监护,观察患者有无全身麻醉不良反应,发现异常及时处理。

2. 基础护理

（1）术前护理

①心理护理：由于行广泛外阴切除手术，患者常担心手术后会影响躯体的完整性、手术切口处的瘢痕挛缩。护士应让患者正确认识疾病和手术，主动配合治疗；做好家属工作，为患者提供心理及生活方面的支持。

②全身情况准备：评估患者的全身情况，做好并发症的护理。

③肠道准备：手术前三日进食无渣半流质食物，并遵医嘱口服肠道抑菌剂，如庆大霉素、甲硝唑等，术前一日进食流质食物，遵医嘱口服灌肠液，术前一日晚及术晨行清洁灌肠。

④皮肤准备：手术当日备皮，备皮后洗净皮肤。需植皮者，遵医嘱做好供皮区皮肤准备。

⑤阴道准备：手术前三天行阴道准备，术晨行宫颈阴道消毒。

⑥特殊用物准备：广泛外阴切除者需准备腹带、棉垫、小软枕等。

（2）术后护理

①体位：患者取平卧位，双下肢屈膝外展，膝下垫软枕，以减少腹股沟及外阴部皮肤的张力，利于伤口的愈合。

②皮肤及肢端的观察：观察受压部位皮肤状况，预防压力性损伤。患者术后腹股沟处予以加压包扎，需及时观察双下肢皮肤温度、颜色及足背动脉搏动情况，避免发生下肢血供不足和下肢深静脉血栓形成。

③伤口观察：保持外阴清洁、干燥，每日行外阴抹洗。密切观察伤口敷料有无渗血、渗液，观察会阴部缝合处有无渗血、分泌物，肛门如有排便，及时告知医生更换敷料。

④管道的护理：保持导尿管及引流管通畅，避免硅胶引流球过度塌陷，观察引流液的颜色、性状及量，留置尿管期间做好尿管的护理。

⑤饮食指导：为了减少伤口感染的概率，患者术后 3～4 天可由流质饮食过渡到营养丰富的无渣饮食。为防止大便对伤口的污染及排便时对伤口的牵拉，应控制首次排便的时间。

⑥疼痛护理：护理人员应在正确评估患者疼痛的基础上，予以多模式、个体化充分镇痛，采取有效的镇痛措施，如遵医嘱使用镇痛泵或给予止痛药物。

⑦避免增加腹压：告知患者腹部压力增加会影响伤口的愈合，应避免增加腹压的动作，如长期下蹲、用力排便、咳嗽等。

3. 治疗

（1）输血治疗：患者为重度贫血，遵医嘱输入去白细胞悬浮红细胞。输血时应严格落实双人查对制度，确保输血安全。严密观察并记录患者有无输血反应。

（2）抗感染治疗：围术期遵医嘱给予抗生素治疗，预防感染。

（3）肠外营养支持：患者禁食期间遵医嘱给予肠外营养支持，合理补充维生素、钾等电解质。输注脂肪乳、钾等药物，动态评估输液部位皮肤情况，避免发生静脉炎、药物外渗等输液不良反应。

4. 健康教育

（1）营养指导：贫血患者应注意食物多样化和合理搭配，增加食物中铁的摄入，对口服补铁的患者进行用药指导，告知其可能出现的不良反应及应对措施等。鼓励患者增加富含维生素 C 食物的摄入以促进铁的吸收。

（2）功能锻炼及康复指导：术后根据患者年龄及病情制订个性化的功能锻炼及康复计划。早期协助患者翻身活动，减少压力性损伤及下肢静脉血栓的发生。术后第 5 天行功能锻炼，如双腿合拢、分开、前屈、后伸、伸展、内收等，每日 2 次，每次 10～20 分钟，动作需轻柔、缓慢，活动范围由小到大。

（3）防跌倒：患者为跌倒中风险，护士应对患者及其家属进行防跌倒健康宣教，并落实各项预防措施。

（4）出院指导：全休 3 个月，禁性生活及盆浴 3 个月，禁重体力劳动半年，术后 1 月门诊复查，术后 2 年内每 3～6 个月随访 1 次，第 3～5 年每 6～12 个月随访 1 次，5 年后每年随访 1 次。

三、循证证据

1. 外阴恶性肿瘤的预防

（1）一级预防（疫苗）：持续 HPV16 和 HPV18 亚型感染与外阴鳞癌发病有关。

（2）二级预防（筛查）：当出现任何与外阴疾病相关的症状和体征时，须尽早做活检评估。鼓励硬化性苔藓患者进行自检。在已确诊宫颈、阴道及肛门部位鳞状上皮内病变的患者在阴道镜随访中，须同时检查外阴部位。

（3）三级预防（癌前病变的管理）：及时治疗与外阴恶性肿瘤有关的癌前病变。

2. 外阴恶性肿瘤的诊治

外阴恶性肿瘤的治疗方式主要根据组织病理和分期决定。其他影响因素还包括年龄、一般情况和并发症。目前的治疗方法首选手术，特别是对于鳞状细胞癌。另外，有效治疗方法还有同步放化疗。外阴恶性肿瘤必须遵循个体化治疗。

附表 1-1　外阴恶性肿瘤的 FIGO 分期

FIGO 分期（期）	肿瘤范围
Ⅰ	肿瘤局限于外阴
ⅠA	病变≤2cm，且间质浸润≤1.0mma
ⅠB	病变>2cm，或间质浸润>1.0mma
Ⅱ	任何大小的肿瘤蔓延到邻近的会阴结构（下1/3尿道、下1/3阴道和下1/3肛门），且淋巴结阴性
Ⅲ	任何大小的肿瘤蔓延到邻近的会阴结构的上部，或存在任何数目的不固定、无溃疡形成的淋巴结转移
ⅢA	任何大小的肿瘤蔓延到上2/3尿道、上2/3阴道、膀胱黏膜、直肠黏膜或区域淋巴结转移≤5mm
ⅢB	区域淋巴结b转移>5mm
ⅢC	区域淋巴结b转移且扩散到淋巴结包膜外
Ⅳ	任何大小的肿瘤固定于骨质，或固定的、溃疡形成的淋巴结转移，或远处转移
ⅣA	病灶固定于骨盆，或固定的或溃疡形成的区域淋巴结转移
ⅣB	远处转移

注：a.浸润深度的测量是从邻近最表浅真皮乳头的皮肤—间质结合处至浸润的最深点
b.区域淋巴结指腹股沟和股淋巴结

3. 术前贫血诊疗专家共识

术前贫血会增加患者手术风险及术后感染率，影响患者术后活动和功能恢复，诊断贫血的主要指标为血红蛋白。目前常用的贫血诊断分级标准主要有 WHO 标准和中国标准。对于贫血患者，应尽快明确病因并开始治疗。根据疾病、手术类型，权衡贫血与推迟手术的利弊，决定贫血的治疗方法和手术时间。

附表 1-2　贫血严重程度分级

贫血分级	分级标准（Hb, g/L）	
	WHO 标准	中国标准
0级（正常）	成年男性≥130	成年男性≥120
	成年女性≥120	成年女性≥110
1级（轻度）	110～正常参考值下限	91～正常参考值下限
2级（中度）	80～109	61～90
3级（重度）	<80	31～60
4级（极重度）	—	≤30

备注："—"表示无此项。

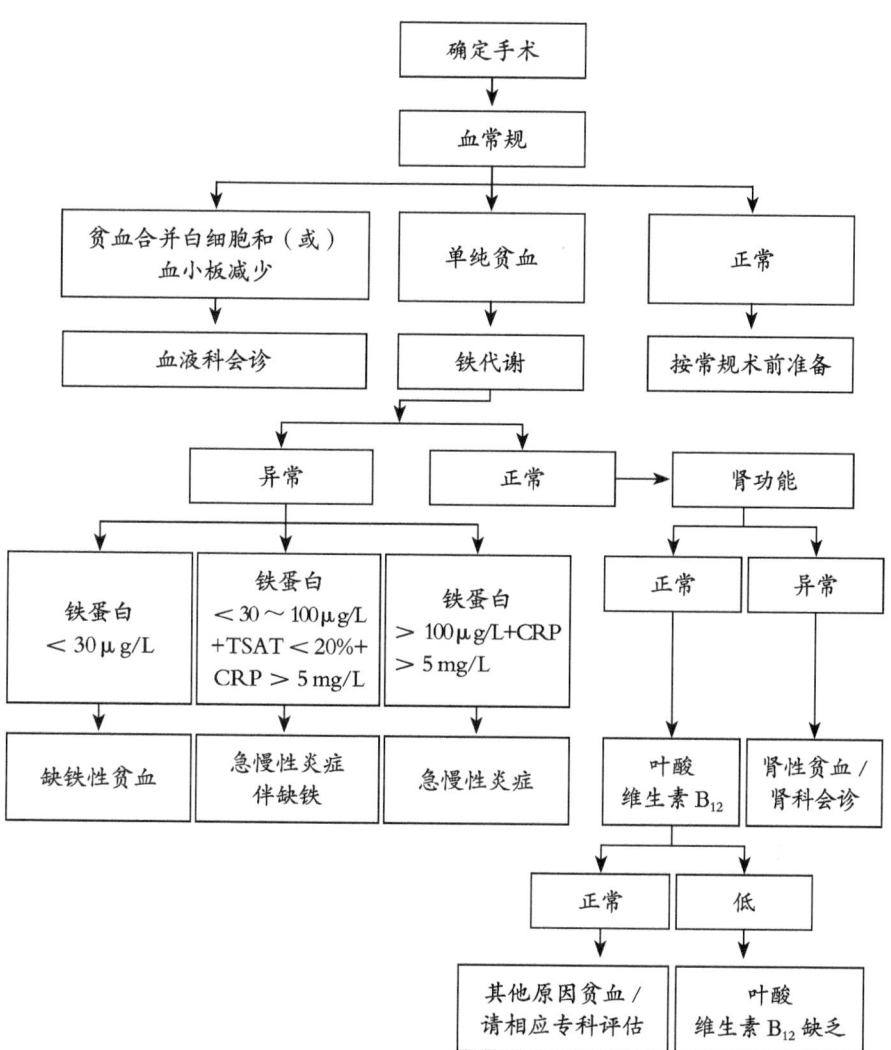

附图1-1 术前贫血评估流程

一例子宫脱垂合并高血压及慢性支气管炎的案例分享及循证

一、病例介绍

患者,女,86岁,患者 2+ 年前发现外阴肿物脱出,质软,约鹌鹑蛋大小,偶尔脱出,质软、平卧、休息后可自行回纳,患者近 3+ 月阴道口脱出肿物增大,现脱出物约鸡蛋大小,平卧、休息后仍可回纳,与裤子摩擦后有不适感,并有摩擦出血,患者自诉平时咳嗽后无漏尿,肿物脱出后有排尿困难,需要回纳后解小便,无小便不净感,无尿频、尿痛等,尿量无改变,夜尿 3~4 次。有尿急时未达卫生间漏尿的现象,无不自主漏尿。患者无阴道流血,无性生活出血,无畏寒及发热,无头晕及眼花,无胸闷及气促等不适,门诊以"盆底功能障碍性疾病"收入院。

既往:自诉慢性支气管炎 20+ 年,感冒时发作,平素口服茶碱及枇杷止咳露控制病情;发现高血压 10+ 年,血压最高 160+/80+ mmHg,现服用苯磺酸左氨氯地平片 2.5 mg/ 天,血压控制情况不详。否认肝炎、结核、伤寒等传染病病史,无肾病病史,无食物药物过敏史,预防接种史不详,无输血史。

二、护理

1. 病情观察

（1）病情评估：对患者使用摩尔斯跌倒评分表对患者进行跌倒风险评估，为中风险，在床旁行跌倒风险标识，对患者及家属进行防跌倒健康宣教，采取跌倒预防措施。通过 Carprini 血栓风险评估表，评估患者为 VTE 中风险，在床旁行中风险标识。密切观察患者是否有肢体肿胀、疼痛等异常情况，观察患者呼吸以及自觉症状，遵医嘱落实物理及药物预防措施，及早发现异常并及时处理。评估患者子宫脱垂的程度及范围；评估患者心理状态，焦虑程度及有无采取应对措施。

（2）病情变化监测：患者高血压，严密监测血压，遵医嘱按时服降压药。观察呼吸及自觉症状。术后严密观察生命体征及病情变化，遵医嘱予心电监护，观察患者有无全身麻醉不良反应，发现异常及时处理。

2. 基础护理

（1）术前护理：

①术前一天清淡饮食，晚餐进流食，遵医嘱口服灌肠液，做好肠道准备。术前过氧化氢稀释阴道抹洗消毒，保持外阴清洁，备皮。

②控制血压、血糖，使其保持正常范围，必要时雾化治疗。

③术前给予患者实施常规健康宣教，并给予心理疏导，缓解患者对手术的恐惧和焦虑，以消除其不良心理情绪，帮助患者调节术前的心理和生理状态。

（2）术后护理：

①严密观察生命体征变化，控制液体入量及速度，防止心衰。

②保持呼吸道通畅，必要时镇咳、祛痰。

③按加速康复外科要求进行护理。督促患者尽早翻身活动四肢，鼓励

其尽早下床活动,促进其术后肠道蠕动,缩短排气时间及术后住院时间。

④固定好尿管,保持通畅。拔尿管后观察患者是否有排尿不尽感,告知患者多饮水,勤排尿,防治发生尿潴留。

⑤保持会阴部伤口干燥,如有渗血、渗液及时通知医生。

⑥注意评估疼痛,可使用音乐治疗,分散患者注意力,使患者保持舒适。个别痛阈低的患者遵医嘱给予止痛药物。

⑦术后气压治疗按摩双下肢,那屈肝素钙治疗预防深静脉血栓。病情平稳后鼓励患者早期下床活动,一旦下肢疼痛、肿胀,及时通知医生早期处理。

⑧心理护理:为患者提供精神上的支持和心理治疗。

⑨保持环境安静、清洁,合理安排治疗和护理,以保证患者充足的休息(卧床休息),满足生活所需。

⑩术后制订康复计划。

3. 治疗

手术治疗:患者因高龄等因素,手术方案为行阴道封闭术。阴道封闭术是将阴道管腔部分或全部关闭从而使脱垂的器官回放至阴道内,属于非生理性恢复,但具有创伤小、手术时间短、恢复时间快等优点。阴道封闭术的成功率高达90%～100%,并能明显改善症状,满意度为90%～95%,对无阴道性生活要求且有并发症、手术风险大的年老虚弱人群尤为适合。

4. 健康教育

(1)指导患者注意休息,加强营养,保持大便通畅,术后三个月内避免增加腹压及负重。

(2)保持外阴部清洁,维持良好的卫生习惯,术后规律随访,终身随访,及时发现复发和处理手术并发症。

（3）改善生活方式，进一步管理血压水平。

（4）避免吸入有害气体和其他有害颗粒。

（5）增强体质，预防感冒。

三、循证证据

盆底功能障碍又称之为盆底缺血或盆底支持组织松弛，是由多种因素造成的盆底支持薄弱，引起患者盆腔内脏器官移位，最终造成其他盆腔器官功能及位置异常。盆底功能障碍性疾病包括盆腔器官脱垂、压力性尿失禁等，会对患者体力活动、性生活及日常社交活动产生影响。近年来加速康复外科理念在我国已被广泛应用，其是以循证医学、多学科合作为理论基础，尽可能保障患者各项生理功能状态的稳定，加速其术后机体恢复速度，降低术后并发症及不良反应发生率。

ERAS应用于盆底功能障碍性疾病围手术期可提升患者生活质量，减轻负性情绪，促进术后恢复，减少并发症，值得推广。

一例复合妊娠的案例分享及循证

一、病例介绍

患者，女，34岁，已婚，孕5产0，末次月经为2022年7月20日，2022年8月27日因"继发不孕、输卵管因素"于外院移植两枚冻囊胚，移植后予地屈孕酮2片（每天两次）、黄体酮2粒（一天一次）、补佳乐2片口服（每天两次），黄体酮3粒（每天两次）阴道上药保胎治疗；环孢素2粒口服（每天两次）改善免疫环境；患者自移植以来无腹胀腹痛，无阴道流血，无恶性呕吐无心慌心悸，无头晕乏力等不适。患者于2023年9月26日（移植术后29天）生殖中心常规检查，行B超提示宫腔内探及孕囊：35 mm×25 mm×37 mm，卵黄囊可见，胚芽长7 mm，心管搏动可见。左侧宫角外侧见一混合性包块26 mm×27 mm×28 mm，向外凸出，与宫腔间无明显关联，边界欠清，形态不规则，未见明显包膜，内见一暗区12 mm×11 mm×14 mm，卵黄囊可见，胚芽长5.3 mm，心管搏动可见。患者以"异位妊娠合并宫内孕、体外受精—胚胎移植术后"入住我院妇科，9月26日行全麻腹腔镜下左侧输卵管间质部妊娠物清除术+肠粘连松解术+盆腔粘连松解术，手术顺利，术后予以预防感染、补钾补液、间苯三酚静脉滴注抑制宫缩、黄体酮肌肉注射保胎等治疗，患者术后恢复尚可，10月1日予出院。

既往：2022年6月28日在我院因双侧输卵管积水及女性不孕行腹腔镜下双侧输卵管结扎术+双侧输卵管造口术+右侧卵巢囊肿剥除术+左侧输卵管系膜囊肿剥除术+子宫内膜活检术，手术顺利，术后病检良性。2019年、2021年各生化妊娠1次，未清宫，恢复尚可，2018年因"右侧异位妊娠"于湖南省妇幼保健院行右侧输卵管妊娠物清除术（具体不详）；2020年因"左侧异位妊娠"在湖南省中医附一行左侧输卵管妊娠物清除术（具体不详）。

二、护理

1. 病情观察

患者异位妊娠同时合并宫内妊娠且要求继续宫内妊娠，输卵管间质部妊娠随时可能发生破裂、腹腔内大出血，导致失血性休克，甚至危及生命，需积极处理。

（1）评估患者腹痛的情况，有无腹痛加重，肛门坠胀感。

（2）严密观察阴道流血的量、色、持续时间。

（3）严密观察血压、脉搏、神志的情况。

（4）评估患者妊娠的时间、早孕反应及B超情况。

（5）评估患者心理状态、焦虑程度及有无采取应对措施。

2. 基础护理

（1）术前护理：

①建立静脉通道，配血，做好输血准备，备好急救药。

②密切观察血压、脉搏、呼吸、体温、腹痛、阴道流血及肛门坠胀。

③做好手术准备，如备皮、脐部护理、留置尿管等。

④为患者提供心理及生活方面的支持，做好家属的工作。

（2）术后护理：

①按加速康复外科要求进行护理。

②固定好尿管，保持通畅。

③遵医嘱按时进行保胎治疗，注意用药反应，发现异常情况及时汇报医生。避免各种增加腹压的动作出现，如腹泻、大笑、哭泣等。

④观察患者阴道流血、腹痛、有无组织排出等情况，当流血过多时，密切观察生命体征。

⑤保持伤口敷料干燥，如有渗血、渗液及时通知医生更换。

⑥心理护理：为患者提供精神上的支持和心理治疗，缓解焦虑。

⑦保持环境安静、清洁，合理安排治疗和护理，以保证患者充足的休息（卧床休息），满足生活所需。

⑧保持外阴清洁，预防感染。

3. 治疗

（1）异位妊娠：密切观察病情变化，适时行全麻腹腔镜下左侧输卵管间质部妊娠物清除术＋肠粘连松解术＋盆腔粘连松解术。

（2）宫内妊娠：遵医嘱予以消炎药预防感染、补钾补液、间苯三酚静脉滴注抑制宫缩、黄体酮肌肉注射保胎等治疗。

4. 健康教育

（1）指导患者注意休息，加强营养，保持大便通畅，禁性生活及盆浴。

（2）保持外阴部清洁，维持良好的卫生习惯，及时就诊。

（3）出院后继续黄体酮20 mg，每天2次，肌肉注射及滋肾育胎丸（每次5 g，一天3次）＋黄体酮软胶囊（每次100 mg，一天2次）口服保胎治疗。

（4）出院5～7天于生殖中心复查，孕10～13^{+6}周进行第一次产前筛查，孕 15 ～ 20^{+6} 周进行第二次产前筛查。

（5）若腹痛或阴道流血增多，需及时到医院就诊。

三、循证证据

复合妊娠（heterotopic pregnancy，HP）指宫内妊娠合并异位妊娠。HP 的自然发生率较低，随着辅助生殖技术的广泛应用，其发病率呈明显上升趋势。由于存在多部位妊娠，临床上 HP 易出现漏诊、误诊。有意愿继续维持宫内妊娠者，尤其辅助生殖技术助孕患者，其胚胎珍贵，HP 的处理较为棘手，易出现宫内妊娠丢失、子宫外妊娠破裂出血，甚至危及生命。

随着辅助生殖技术的应用，HP 的发病率相对增高。对于辅助生殖技术患者应加强管理，关注宫内妊娠的同时警惕是否存在 HP，减少 HP 漏诊、误诊，以利早发现、早治疗。关注辅助生殖技术中引起 HP 的相关因素，提倡减少移植胚胎的数目，对合适患者进行选择性单胚胎移植，可有效减少 HP 的发生。HP 的诊治应联合妇科、产科、生殖科、麻醉科、影像科等多学科合作进行综合评估，制定个体化治疗方案。HP 一经诊断，应在首先保证患者生命安全的基础上，个体化处理不同部位的异位妊娠，同时改善宫内妊娠的预后，并在 HP 手术后注意围术期及孕期管理。

HP 的早期诊断和治疗是临床医生最大的挑战之一，延迟诊断会增加输卵管破裂的可能性，导致失血性休克和紧急输血。

一例围绝经期综合征及骨质疏松的案例分享及循证

一、病例介绍

患者，女，50岁，于2023年5月12日首次就诊围绝经期保健门诊。

主诉：月经周期延长8月，潮热出汗、骨关节痛2月。

现病史：近8月，无明显诱因出现月经周期延长至40～60天，经量及经期无明显改变，末次月经（last menstrual period，LMP）为2023年5月2日，前次月经（past menstrual period，PMP）为2023年3月13日，患者未重视。近2月，无明显诱因出现潮热出汗，6～7次/天，持续约10～20秒，可耐受。同时出现骨关节疼痛，以肩膝关节为著，伴全身肌肉酸胀不适，劳累后加重。病程中，饮食、睡眠尚可，情绪易波动可自我调节，大小便正常，近半年体重增加2 kg。

既往史：既往体健，否认传染病及药物食物过敏史，否认遗传病史。

月经婚育史：既往月经规律，5～7/28～30天，孕3产1。

家族史：母亲髋部骨折常年卧床。

体格检查：身高160 cm，体重55 kg，BMI为21.4 kg/m^2。

妇科检查：外阴发育正常，已婚已产型；宫颈大小正常，柱状上皮外翻Ⅰ度，无接触性出血；子宫前位，正常大小，质中，活动度好，无压痛；双侧附件区未触及明显异常。

辅助检查：

1. 性激素：卵泡刺激素为 42.2 mIU/L，黄体生成素为 33.5 mIU/L，雌二醇为 30.3 pmol/L，抗米勒管激素为 0.06 ng/mL。

2. 生化全项：甲状腺功能及血糖、血脂、肝肾功能、血常规、尿常规、心电图均无显著异常。

3. 乳腺 B 超：轻度乳腺增生，BI-RADS 2 级。

4. 盆腔 B 超：内膜 3 mm，其他无异常。

5. 宫颈 TCT、HPV：正常。

6. 骨密度 T 值：$-2.6\,g/cm^2$。

7. Kupermannp 评分：20 分。

8. 焦虑抑郁量表：13 分。

诊断：

1. 围绝经期综合征。

2. 骨质疏松症。

3. 轻度乳腺增生。

治疗：雌二醇片/雌二醇地屈孕酮片，2 mg 口服，睡前 1 次；阿仑膦酸钠，70 mg 口服，每周一次；维 D_2 磷葡钙片，2 片口服，每天 2 次。

患者具备激素补充治疗的适应证，排除了激素治疗的禁忌证。与患者充分沟通，告知激素治疗利弊，知情同意后，于 2023 年 5 月 15 日开始绝经激素治疗（menopausal hormone therapy，MHT）。

二、护理

1. 病情观察

（1）使用 Kupermannp 评分表进行围绝经期症状评估，该患者评分为 20 分，症状程度为中度。根据焦虑抑郁量表了解患者心理情况，测试结果：焦虑总分为 7 分，抑郁总分为 6 分，无焦虑抑郁症状。睡眠障碍：晚上反复潮热，出汗影响睡眠。骨质疏松，有骨折风险。疼痛评估：了解疼痛部位与频次；患者不喜运动。

（2）病情变化监测：

随访：患者是否遵医嘱用药；症状是否缓解；了解有无药物不良反应，以及不规则阴道流血等其他不适。

复诊：辅助检查评估患者用药后身体情况，评估药物疗效和副作用，每年进行一次全面体检，决定是否继续用药。

2. 基础护理

（1）调整生活状态：建立健康的生活方式，转变消极的生活态度。晚上入睡前要保持良好的心情，避免进行易引发精神兴奋、紧张的活动；避免参加重体力劳动，做到劳逸结合。

（2）饮食护理：调整饮食结构，保证均衡营养，饮食宜清淡，增加钙质摄入；注意减少胆固醇和脂肪含量高的食物摄入；忌烟忌酒，少喝咖啡。除了食物补充，多晒太阳也可促进钙和维生素 D 的吸收。

（3）运动指导：鼓励患者加强体育锻炼，保持一定运动量，如散步、打太极拳、八段锦和五禽戏等低强度运动，能有效增加骨密度，减少肌肉流失。运动可改善机体敏捷性、力量、姿势及平衡等，还有助于提高钙质和营养物质的吸收，但要避免对抗性运动和过于剧烈的运动，防止骨折。

（4）用药护理：

①绝经激素治疗：雌二醇片/雌二醇地屈孕酮片2 mg口服睡前1次，28天为一个疗程。前14天每日口服砖红色片，后14天每日口服米黄色片，一个疗程结束后，应于第29天起继续开始下一个疗程。服用药物期间注意观察服用性激素的副作用，出现不规则阴道流血，应及时就诊，并进行诊断性刮宫以排除子宫内膜病变；定期随访有无乳腺病变、子宫内膜过度增生，血脂、血压变化以及有无血栓等表现。

②阿仑膦酸钠：早餐前至少30分钟用200 mL温开水送服，用药后至少30分钟方可进食；在服用药物前后30分钟内不宜饮用牛奶、奶制品和含较高钙的饮料；不宜卧床，有可能引起食道刺激或溃疡性食管炎；与橘子汁和咖啡同时服用会显著影响药物的吸收。

（5）心理护理：与患者建立良好相互信任的关系，认真倾听，让患者表达自己的困惑和忧虑，帮助患者及其家属了解绝经过渡期的生理和心理变化，以减轻患者焦虑和恐惧的心理，并争取家人的理解和配合，护患双方共同努力，缓解患者的症状。鼓励患者增加社交和脑力活动，能够有效缓解围绝经期女性焦虑、抑郁等不良情绪。

（6）随访：开始MHT治疗后一个月、三个月、半年，以及每一年对患者进行随访，了解患者是否遵医嘱用药、症状是否缓解、有无药物不良反应，以及不规则阴道流血等其他症状。指导患者按时复诊，以保证用药的安全性。

3. 健康教育

（1）讲解用药目的、剂量、方法、可能出现的副作用。

（2）使用MHT时注意保持长期规律服药，定期随访、复诊（开始激素补充治疗后一个月、三个月、半年、一年）。

（3）服药期间出现不规则阴道流血应及时就诊；保持外阴清洁、干燥，重视异常阴道流血，及时就诊。

（4）指导患者科学避孕，强调围绝经期避孕的重要性。

（5）指导患者进行提肛肌的锻炼，定期进行妇科检查。

三、循证证据

目前的证据表明，MHT 是唯一能够解决由于绝经后雌激素缺乏所带来的各种相关问题的方案，MHT 的本质就是弥补增龄引起的卵巢功能衰竭而采取的一项治疗措施。经过国内外近几十年来不断研讨和实践后，MHT 已日趋成熟。在医生指导下应用 MHT 既可以缓解绝经相关症状，也能在一定程度上延缓或避免中老年慢性代谢性疾病的发生，改善和提高中老年女性的生命质量。MHT 必须遵循医疗规范，严格掌握适应证并排除禁忌证，在适宜人群中推广使用但又要避免滥用，才能使绝经过渡期和绝经后期女性在低风险下获得最大的利益。

MHT 可作为预防 60 岁以下及绝经 10 年内女性骨质疏松性骨折的一线选择。MHT 通过抑制破骨细胞活性及降低骨的转化，预防绝经后骨量加快丢失及骨质疏松，降低骨折的风险。绝经后或雌激素缺乏任何阶段，尽早启用获益更大，可获骨折风险的一级预防。

老年骨质疏松症患者的康复治疗极为重要，并有其特殊性。康复治疗方式主要分为生活方式干预和医疗干预。在生活方式干预中，建议老年骨质疏松症患者进行低强度运动增强肌肉强度和预防跌倒。推荐太极拳、八段锦和五禽戏，以及游泳、广场舞等运动方式。此外，骨质疏松症患者除了遵医嘱在饮食、运动方面注意调整外，还可通过电疗、磁疗等理疗方式减缓患者疼痛，改善躯体运动功能，促进骨钙沉积。骨质疏松症的治疗过程漫长且复杂，康复作为预防和治疗的措施，对患者健康有积极的影响。

对于骨折高风险人群，在一级预防干预措施的基础上，可规律使用抗骨质疏松药物，开展康复治疗。抗骨质疏松药物和康复治疗可增加骨密度，改善骨质量，降低骨折风险。抗骨质疏松药物对不同部位骨折风险的影响不同。能降低脊柱、髋部和非椎体骨折风险的药物称之为"广谱"抗骨质疏松药物，包括阿仑膦酸钠、唑来膦酸和地舒单抗。地舒单抗、唑来膦酸、特立帕肽降低骨折风险的作用更强，为强效抗骨质疏松药物。对于髋部骨折高风险或极高风险患者，建议首选地舒单抗或唑来膦酸；对椎体骨折高风险或极高风险患者，建议起始特立帕肽治疗，也可以选择地舒单抗或唑来膦酸治疗。

一例 OAB 患者康复的案例分享及循证

一、病例介绍

患者，女，38 岁，已婚，职业销售，2023 年 4 月 20 日就诊于盆底康复门诊。

主诉：尿频、尿急 10$^+$ 年，加重 1$^+$ 年。

现病史：患者 10$^+$ 年前出现尿频、尿急，每日排尿 8～9 次，夜尿 1～2 次，无排尿困难、排尿痛、血尿，无尿道口刺痛，无下腹痛、腰痛等。当时未予重视，近一年来尿频症状明显加重，排尿次数 15～20 次/天，夜尿 5～6 次/天，为求治疗入我院盆底康复门诊就诊。发病以来大便正常，小便如上，睡眠欠佳，近期体重无明显下降。

既往史：既往体健，否认糖尿病、冠心病、高血压，否认外伤史，否认乙肝、结核传染病史。月经史：13，4～5/28～30，月经量正常，无血块，无痛经，经前无不适。

婚育史：已婚，孕 7 产 2，有 5 次的流产经历，分别于 2008 年、2012 年行剖宫产，新生儿出生体重分别为 4 kg 和 4.2 kg。

个人史：生于湖南益阳，近 10 年生活在长沙，无疫区生活史，喜喝茶，否认烟酒等不良嗜好。

家族史：家族中无类似疾病史，无遗传性疾病史。

体格检查：体温为36.2℃，脉搏为78次/分钟，呼吸为20次/分钟，血压为118/78 mmHg，心率为78次/分钟，身高155 cm，体重61 kg，MBI为25.4 kg/m²。

专科检查：

外阴发育正常，阴道通畅，黏膜色泽正常，分泌物无异味，宫颈大小正常，光滑，无触血，宫颈管内无出血。宫体前位，形态大小正常，质中，表面光滑，无压痛，左右附件未扪及异常。

辅助检查：

1. 实验室检查：尿常规（−）、尿沉渣（−）。

2. 泌尿系超声检查：双肾、双输尿管、膀胱未见异常。

3. 尿垫试验：（−）。

4. 盆底检查：POP-Q评估：Aa为0 cm，Ba为0 cm，C为−2 cm，gh为3.5 cm，pb为3 cm，TVL为7.5 cm，Ap为−1.5 cm，Bp为−1.5 cm，D为−4.5 cm，提示阴道前壁膨出Ⅱ度，阴道后壁膨出Ⅰ度，子宫脱垂Ⅰ度。盆底肌力评估：深层Ⅰ类肌力为2级，深层Ⅱ类肌力为1级，浅层Ⅰ类肌力为2级，浅层Ⅱ类肌力为1级，盆腹协调性差，提示盆底肌功能下降。

5. 排尿日记：排尿次数15～20次/天，夜尿5～6次/天，尿量50～100 mL/次，总尿量1500～1800 mL/天，饮水量1800～2000 mL/天。

6. 尿动力学检查：膀胱充盈期持续出现多次逼尿肌收缩，逼尿肌不自主收缩最大20 cmH₂O。膀胱逼尿肌过度活跃，初始尿意60 mL，灌注过程膀胱区出现明显胀痛等不适。最大尿流率：10 mL/s，最大尿道压：68 cmH₂O，考虑膀胱逼尿肌过度活跃。

诊断：膀胱过度活动症（overactive bladder，OAB）

治疗方案：

1. 行为训练、生活指导。

2. 物理治疗：磁电联合治疗，盆底电刺激治疗10次、磁刺激治疗5次（每周2～3次，间隔2天1次）。

3. 中医治疗：针灸、手法治疗3次（每周1次）。

二、护理

1. 病情观察

（1）评估患者排尿次数、量、伴随症状，如尿急、尿痛、尿失禁及排尿后有无排空感等。

（2）评估患者每日饮水量、饮用品种。

（3）评估患者睡眠情况。

（4）评估患者心理状况、焦虑程度及有无采取应对措施。

2. 基础护理

（1）心理护理：进行有关盆底健康的教育，让患者了解疾病和治疗方法，树立信心，积极治疗。护士应亲切对待，及时回应患者的疑问，做好心理疏导。

（2）行为训练指导：

①膀胱训练：患者排尿正常但存在尿频，指导其适当推迟一段时间再排尿，从而缓慢增加膀胱容量，降低膀胱兴奋性。

②定时排尿：患者可采用闹钟定时来提醒排尿，当尿意过频和过强时，可尝试分散注意力，减淡尿意。

③盆底肌训练：即Kegel运动，是一种抑制盆底反射、减少逼尿肌收缩的治疗方法，同时能改善子宫脱垂情况。

（3）液体摄入管理：患者职业是销售，饮水时间无规律，指导规律饮水，控制饮水量，尽量白天饮水，20：00以后减少饮水量及饮水次数以减少夜尿次数。患者喜欢喝茶，指导减少浓茶的摄入，尽量喝白开水。

（4）生活方式指导：患者超重，建议减轻体重，改变饮食结构，可改善症状。

3. 治疗

（1）行为训练是OAB的一线治疗方案。

（2）盆底电刺激能抑制膀胱逼尿肌过度活跃，改善控尿功能。磁刺激治疗能抑制膀胱逼尿肌的不稳定收缩，提高膀胱容量。

（3）盆底生物反馈可增强盆底肌的收缩强度和持久性，增加尿道阻力，对抗逼尿肌的非抑制性收缩，同时能够上提膀胱尿道连接部，从而减少尿频的发生，使患者有更好的控尿能力。

（4）训练A3反射，通过盆底肌收缩，启动A3反射抑制副交感神经，降低膀胱逼尿肌兴奋性，达到抑制排尿作用。

（5）膀胱的过度活跃与腹部、臀部、盆底的肌肉、筋膜韧带的张力增加有关。运用针灸手法治疗放松肌肉、筋膜和韧带，从而缓解患者不适症状。

4. 健康教育

（1）教育与自我管理：控制体重、放松心情、规律作息。

（2）按时治疗，居家循序渐进盆底肌肉收缩锻炼。

（3）规律随访，以评估患者的依从性、疗效、不良反应及其他可能的治疗方案。

三、循证证据

根据国际尿控协会（Internation Continence Society，ICS）对OAB的定义为：一组以尿急症状为特征的综合征，尿动力学表现为逼尿肌过度活动或其他尿道—膀胱功能障碍，常伴尿频和夜尿症状，可伴或不伴急迫性尿失禁。我国 OAB 在 18 岁以上成人人群中患病率为 6%，OAB 在年龄 ≥ 40 岁的成年人中约占 20%。

膀胱过度活动症的诊断由于病因不明，临床医师应参与 OAB 诊断过程，记录其相关症状、体征，并排除可导致患者出现 OAB 症状的其他疾病；对于此诊断过程的最低检查标准包括病史采集、体格检查及尿常规检查。在部分患者中，可能需要进行进一步检查，以明确 OAB 诊断，排除其他疾病并帮助制定治疗方案。依据医师的评估判断结果，可能需要的进一步检查包括尿培养和（或）残余尿测定、排尿日记和（或）症状评分量表。辅助检查：病原学检查对于怀疑有泌尿或生殖系统感染者应进行相应的病原学检查。细胞学检查若怀疑肿瘤者应行尿液细胞学检查排除尿路上皮肿瘤。尿动力学检查是全面评估下尿路功能障碍的重要手段，但因其是一项侵入性检查，临床并未将其作为 OAB 的常规诊断方法。

对于 OAB 的治疗，应首先认识到 OAB 并非一种疾病，只是一类可能影响患者生活质量的下尿路症状的一组综合征，并不会威胁到患者生命。对 OAB 治疗应将行为训练，如膀胱训练、盆底肌训练、液体摄入管理等作为一线治疗方案提供给所有 OAB 患者。应将口服抗胆碱能药物，包括托特罗定、曲司氯胺、索利那新及奥昔布宁等（排序不分先后）作为二线治疗方案提供给所有 OAB 患者。对于一线、二线治疗失败或者不适用一线、二线治疗的 OAB 患者，可酌情选用 A 型肉毒杆霉毒素膀胱注射、膀胱扩大术等。

一例不孕症合并高催乳素血症的案例分享及循证

一、病例介绍

患者,女,32岁,因"未避孕未怀孕3年,月经稀少至闭经半年,头晕头痛2个月"就诊。患者月经初潮13岁,平素月经规律,经量中等,无痛经。近一年无明显诱因出现月经40~50天一个周期,最后闭经,最近一个月经常头痛,无发热,咳嗽等不适。体格检查:发育正常,营养中等,无胡须,无痤疮,甲状腺不肿大,心、肺正常,双乳发育好,无结节,双乳均可挤出乳汁。腹软,肝、脾肋下未触及,腹部无压痛,未触及包块,双下肢无肿,全身无多毛。就诊后予溴隐亭口服治疗。

二、护理

1.病情观察

(1)高危因素评估:有研究显示,吸烟、酗酒、缺乏运动、高脂饮食、熬夜是引起高PRL血症的高危因素。另外,不能按时就餐、常吃夜宵、焦虑、抑郁、睡眠质量较差也与高催乳素血症的发生有关。经过详细的评估后可知，该患者平素喜食油炸荤食，经常吃夜宵，因工作繁忙，未进行体育锻炼，且经常熬夜。近期由于生育压力大，睡眠差。因此，在患者诊疗过程中，应注意对患者高危因素的干预。

（2）病情变化监测：观察患者月经情况、溢乳情况，观察有无性功能改变。诊疗期间，应定期监测血清PRL。

2. 基础护理

（1）安全指导：溴隐亭可导致直立性低血压，护理人员需加强患者的自我保护意识，用药前做好宣传工作，告知患者改变体位时动作宜慢。开始服药时嘱患者睡前服用，以减少夜间活动，避免突然体位改变引起的跌倒或晕厥。嘱患者穿防滑拖鞋，卧床时拉起床档。一旦有头晕、眩晕等症状，应立即平卧。

（2）饮食管理：鼓励患者保持健康的饮食习惯，避免高糖、高脂肪的食物，禁暴饮暴食，勿有偏嗜。指导患者多摄入新鲜果蔬、薯类、未加糖的豆类及奶类等低升糖指数的食物，戒烟限酒。

（3）运动指导：增加体育锻炼，帮助患者减轻体重，改善内分泌功能。

3. 治疗

（1）溴隐亭的用药指导：溴隐亭是治疗高PRL血症最常用的药物。溴隐亭的副作用主要有恶心、呕吐、便秘、眩晕、疲劳和直立性低血压等，用药数日后可自行消失，故治疗时从小剂量开始，根据患者对药物的敏感性和耐受性逐渐加量。应指导患者在晚餐后或睡前服药，等患者耐受后，可逐渐增加剂量，改为餐前服用。指导患者加强自我监测，有异常情况时及时到医院就诊。在IVF-ET前给予雌孕激素替代治疗3个月，以调整甲状腺功能和高泌乳素血症，直至相关指标稳定至正常水平。根据医嘱使用促排卵药物，如HMG联合HCG，以改善排卵障碍。

（2）PRL测定：因某些生理状态，如妊娠、哺乳、夜间睡眠、长期刺激乳头乳房、性交、过饱或饥饿、运动和精神应激等，PRL会轻度升高，临床上测定PRL时，应嘱患者早晨空腹或进食纯碳水化合物早餐后，于9:00～11:00时到达，先清醒静坐半小时，然后取血，采血时力求"一针见血"，尽量减少患者应激。

4. 健康教育

（1）心理护理：定期与患者进行心理沟通，了解其心理需求，提供情绪支持和咨询服务。组织小组活动或个别辅导，帮助患者缓解焦虑和压力，护理人员应向患者及其家属讲解疾病相关知识及治疗成功案例，增强患者治愈的信心。护理过程中鼓励患者表达自己的情绪，耐心解答患者的疑问，提供情感支持等心理干预措施，消除其焦虑、恐惧等负面心理，使其充分感受家属及医务人员的温暖，积极主动配合治疗与护理。

（2）随访指导：高PRL血症患者应长期严密随访血PRL水平，以决定药物治疗方案，对于伴有肥胖、多毛、痤疮等症状的患者，提供相应的皮肤护理和治疗建议。

三、循证证据

2016年，中华医学会妇产科学分会内分泌学组发布了《女性高乳素血症诊治共识》，对高PRL血症的定义、发病原因、临床表现、诊断和治疗作出了规范。

根据血清学检查，PRL持续异常升高，同时出现月经紊乱及不育、溢乳、闭经等临床表现，辅以影像学检查和眼底检查，即可诊断高PRL血症，具体的诊断流程如下图：

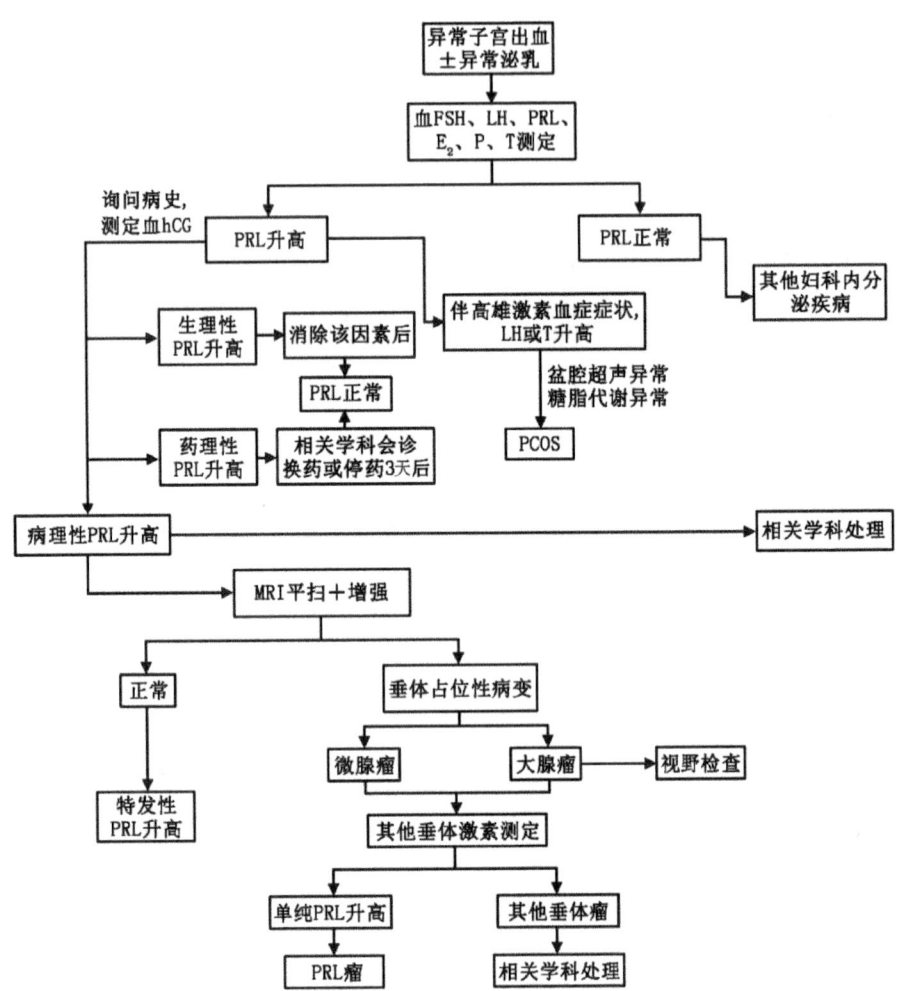

注：PRL，催乳素；E_2，雌二醇；P，孕酮；T，睾酮；PCOS，多囊卵巢综合征。

附图1-2 高PRL血症的病因及诊断步骤

参考文献

[1] 葛均波，徐永健，王辰. 内科学 [M]. 第 9 版. 北京：人民卫生出版社，2018.

[2] 马乐，王雪影，张蕾. 女性膀胱过度活动症的诊治进展：2012 美国泌尿外科学会膀胱过度活动症指南解读 [J]. 中华妇幼临床医学杂志（电子版），2012，8（05）：561-567.

[3] 北京医学会输血医学分会，北京医师协会输血专业专家委员会. 患者血液管理——术前贫血诊疗专家共识 [J]. 中华医学杂志，2018，30（98）：2386-2392.

[4] 中华医学会妇产科分会绝经学组. 绝经管理与绝经激素治疗中国指南 [J]. 协和医学杂志，2018，9（06）：19-32.

[5] 盛国滨，苏航，刘长燕，等. 老年膀胱过度活动症病人的治疗策略：2017 版加拿大指南解读 [J]. 实用老年医学，2019，33（01）：99-104.

[6] 中华医学会妇产科学分会妇科盆底学组. 盆腔器官脱垂的中国诊治指南（2020 年版）[J]. 中华妇产科杂志，2020，55（05）：300-306.

[7] 中国抗癌协会妇科肿瘤专业委员会. 外阴恶性肿瘤诊断和治疗指南（2021 年版）[J]. 中国癌症杂志，2021，31（06）：533-545.

[8] 中国优生科学协会生殖道疾病诊治分会，中国优生科学协会肿瘤生殖学分会.复合妊娠诊治中国专家共识（2022年版）[J].中国实用妇科与产科杂志，2022，38（12）：1207-1212.

[9] 中华医学会妇产科学分会绝经学组.中国绝经管理与绝经激素治疗指南2023版[J].中华妇产科杂志，2023，58（01）.

[10]《中国老年骨质疏松症诊疗指南（2023）》工作组，中国老年学和老年医学学会骨质疏松分会，中国医疗保健国际交流促进会骨质疏松病学分会，等.中国老年骨质疏松症诊疗指南（2023）[J].中华骨与关节外科杂志，2023，16（10）：865-885.

[11] 毛岚，詹辉，栾婷，等.尿动力学在女性膀胱过度活动症诊疗中的应用研究进展[J].昆明医科大学学报，2023，44（04）：154-158.

[12] Vollstedt A，Rubin R.Letter：The AUA/SUFU Guideline on the Diagnosis and Treatment of Idiopathic Overactive Bladder[J]. Journal of Urology，2024，212（01）：11-20.